中德合作双元制老年护理专业人才培养精品教材

老年日常生活照护

U0362822

主　编　董莲诗　李　冬
副主编　肖靖琼　张　果
编　委　（按姓氏笔画排序）
王　丹　盘锦职业技术学院
王艳华　盘锦职业技术学院
王智申　盘锦职业技术学院
付敬萍　盘锦职业技术学院
李　冬　盘锦职业技术学院
肖靖琼　盘锦职业技术学院
张　果　盘锦职业技术学院
范　华　盘锦职业技术学院
金　丹　盘锦职业技术学院
郑敏娜　盘锦职业技术学院
董莲诗　盘锦职业技术学院

華中科技大學出版社
http://press.hust.edu.cn
中国·武汉

内 容 简 介

本教材是中德合作双元制老年护理专业人才培养精品教材。

本教材共分为十个项目，包括认识老年照护职业、老年健康综合评估、老年人居家照护环境设计与改造、老年人舒适与照护、老年人行动照护、老年人饮食照护、老年人排泄照护、老年人睡眠照护、老年人医疗问题和安全用药，以及老年照护机构、伦理法规与风险管理。

本教材可供护理专业（老年护理方向）等相关专业教学使用。

图书在版编目(CIP)数据

老年日常生活照护/董莲诗，李冬主编. —武汉：华中科技大学出版社，2020.8（2024.12 重印）
ISBN 978-7-5680-6519-1

Ⅰ. ①老… Ⅱ. ①董… ②李… Ⅲ. ①老年人-护理学-教材 Ⅳ. ①R473.59

中国版本图书馆 CIP 数据核字(2020)第 151671 号

老年日常生活照护 董莲诗 李 冬 主编
Laonian Richang Shenghuo Zhaohu

策划编辑：居 颖
责任编辑：居 颖
封面设计：廖亚萍
责任校对：阮 敏
责任监印：周治超
出版发行：华中科技大学出版社（中国·武汉） 电话：(027)81321913
武汉市东湖新技术开发区华工科技园 邮编：430223
录 排：华中科技大学惠友文印中心
印 刷：武汉科源印刷设计有限公司
开 本：889mm×1194mm 1/16
印 张：16.5
字 数：517 千字
版 次：2024 年12月第 1 版第 7 次印刷
定 价：59.80 元

华中出版

Preface 前言

随着社会及科学的发展和医疗技术水平的不断提高，人类的平均寿命不断延长，人口老龄化问题已经成为当今社会的热点问题。习近平总书记在党的十九大报告中提出：积极应对人口老龄化，构建养老、孝老、敬老政策体系和社会环境，推进医养结合。

随着老龄化社会的快速到来，我国已经成为世界上老年人口最多的国家，巨大的养老服务需求与专业化服务提供不足的矛盾日益突出。老年人值得全社会尊敬和爱戴，更需要关心和帮助。积极应对人口老龄化、为老年人提供有尊严的专业照护服务，从而提升老年人的生活水平和生命质量是全社会的共同愿望。

2015年盘锦市获批为老工业基地产业转型技术技能双元培育试点城市，拉开了盘锦职业教育学习德国双元制办学模式，进行本土化改革的序幕。

2017年开始，盘锦职业技术学院与德国AHK合作，开始了双元制护理专业（老年护理方向）教学研讨，先后开发了人才培养方案和双元制课程教学设计、教学方法。

本教材的编写以目前正在进行的中德双元制教学为主线，以培养实用型人才为目标。编写上，突出职业教育“工学结合”的理念，基于工作过程进行课程设计，以解决养老护理具体问题为线索，根据养老护理工作过程和工作情境设置教学项目和内容。

相关研究认为，在教师讲授教学的学习过程中，学生难以持续在一节课的时间内保持良好的注意力，学生能够集中精力学习的平均时间为10～20分钟，之后注意力下降。因此，课前利用学习通布置学习任务，课堂教学采用情境教学，每个项目通过案例引导，指导具体任务实施，引起学生注意，提高学生的学习兴趣。通过具体任务实施的训练，学生能正确掌握各项老年照护技术。

经过两年的教学实践与探索，课程项目组老师与德国专家、养老机构人员共同开发各种教学情境，由盘锦职业技术学院老师组织编写《老年日常生活照护》教材。内容包括认识老年照护职业、老年健康综合评估、老年人居家照护环境设计与改造、老年人舒适与照护、老年人行动照护、老年人饮食照护、老年人排泄照护、老年人睡眠照护、老年人医疗问题和安全用药，以及老年照护机构、伦理法规与风险管理。

本教材定位准确，力图从多个角度帮助学员理解和掌握老年照护专业技能和质量要求，有利于学生掌握老年照护的基本技能。

尽管我们在主观上力求把教材编写得更好，但由于编者的学识和水平有限，疏忽之处在所难免，敬请广大师生批评指正。

董莲诗

目 录

MULU

项目一　认识老年照护职业

学习目标

能力目标

能够认识老年照护职业，分析老年照护工作任务。

知识目标

熟悉：老年照护的相关概念、老化的概念。

了解：老年照护的工作内容及职业鉴定范围。

素质目标

能够正确认识老年照护职业、热爱这个职业，在职业学习和操作练习中，培养爱心、耐心、细心。

任务一　了解老年照护相关知识

情境导入 1-1

小王，女，19 岁，2017 年考入盘锦职业技术学院护理专业（老年方向）中德合作试点班，在进入这个班级后，小王对于老年照护这个职业非常好奇，迫切想了解有关老年照护的相关问题及老年照护与普通护理专业有哪些不同。

【任务实施】

步骤一　阅读情境内容，4～6 人为一组，分组讨论王同学存在哪些疑惑，并将讨论的内容写在卡片上，粘贴到黑板上。

步骤二　请独自思考，根据生活经验，你对老年照护工作有哪些认识，并记录下来。

步骤三　请回想一下，你是否有照护老年人的经验。请同学们一起分享自己照护老年人的心得体会。

步骤四　阅读下述资料，了解有关老年照护的更多信息，并记录相关概念、理念、原则。

【任务分析内容】

一、老年照护的相关概念

（一）健康、老化和健康老化

个体的衰老是生命的自然过程，要做好老年照护（aged care）工作，就要正确认识健康、老化及如何促进健康老化。

Note

1. 健康(healthy) 世界卫生组织(WHO)将健康定义为不仅没有疾病和身体虚弱，而且还要有完整的生理、心理和社会的安适状态。所谓安适是生命充满活力和完美感觉的主观感受。因此，健康不是绝对的，患病时也并非完全失去健康。

2. 老化(ageing) 老化即个体衰老或功能衰退的过程，指人体随着年龄的增长在生理上所产生的变化。衰老是不可逆的自然规律，每个人都无法逃避，但老化来临的早晚和衰老速度的快慢却因人而异。个体老化又根据其产生的原因分为正常老化和病理性老化，前者指个体在没有疾病的情况下因年龄增长而自然产生的机体功能衰退，后者指个体因患病或意外伤害所产生的机体功能衰退或丧失。

3. 健康老化(healthy aging) 延缓正常老化过程和防止病理性老化，从而使个体能够健康地进入老年，而且在进入老年之后还能相应地延长老年时期的健康岁月，在躯体、社会、经济、心理和智力五种功能方面，能较长时期地保持良好状态。这种在老年期的余寿阶段中，保持身心健康的岁月延长、带病的时间缩短、劳动力和社会参与的时期延长、生活不能自理和病残的岁月缩短的状态，就是健康老化的真正内涵。

(二)养老

养老(pension)又称老年支持。老年人随着年龄增长，躯体功能逐渐衰退，日常生活自理能力减弱，需要外界的支持。养老包括经济供养、生活支持和精神慰藉三个基本内容。

1. 经济供养 又称经济支持，包括两个方面，即货币支持和实物支持。货币支持包含收入方面的支持及医疗费用方面的支持。实物支持包括食物、衣服、日用品、住房等方面的支持。

2. 生活支持 包括日常生活支持和社会生活支持。

(1) 日常生活支持

①躯体功能方面的支持，包括吃饭、穿衣、洗澡、如厕、大小便控制等方面的支持。

②日常生活方面的支持，包括做饭、洗衣服、打扫卫生、采购物品、外出、管理钱物等方面的支持。

③健康维护方面的支持，包括就诊、体检、健康宣传、保健等方面的支持。

(2) 社会生活支持：包括文化娱乐、劳动就业、社会活动及社会交往等方面的支持。

3. 精神慰藉 又称心理情感支持，包括多种方式，如倾听诉说、交谈、陪伴、咨询、关心、宽慰等。

(三)照料、护理和照护

说到养老问题通常会涉及三个概念，分别为照料、护理和照护。人们往往会将这三者混为一谈，其实三者是有区别的。

1. 照料 照料是指在日常生活方面的服务，通常在研究社会问题时使用。

2. 护理 护理是指诊断和处理人类对现存的或潜在的健康问题的反应，这是1980年美国护士学会对护理的定义，通常是在研究医疗保健问题时使用。

3. 照护 照护是一个综合概念，包含照料和护理的全部内容，是指对因高龄患病导致生活不能自理或只能半自理甚至生活不便的老年人提供的生活照顾和医疗护理。广义的照护不仅指因生理疾病所需要的照护，而且还包括狭义的因健康所引起的心理和社会适应性等方面的疾病和受损所需要的照护。

二、老年照护的重要理念

(一)整体照护(Holistic care)的理念

在老年照护过程中，不仅要关注老年人的身体健康，还要注重心理和社会等全方位的健康。照护工作不只是为老年人提供单纯技术性的照护，还应该了解他们复杂的心理活动，尊重并理解他们，及时给予安慰、支持和心理疏导，调整不良情绪，解除或缓解各种压力，使老年人处于最佳的心理状态。

(二)持续照护(Continuous care)的理念

老年照护是一个持续性的过程，从开始照护的那一刻起，一直到生命的终止。要做好医院照护、家庭照护、社区照护等多方面照护的无缝衔接。

（三）重视自我照顾的理念

传统观念一直将老年人看成衰弱、无价值的社会边缘人群，是家庭和社会的负担。现代老年照护是以老年人为主体，从老年人身心及社会文化需求出发。绝大多数老年人都有自我照顾的需要，经由自我照顾而满足自身生活需求有助于其生理、心理及社交的健康。因此，老年照护应重视强化个体自我照顾能力，在尽可能保持个人独立及自尊的情况下提供协助，适时给予高质量、个性化的老年照护，真正提高老年人的生活质量。

（四）重视安宁疗护的理念

临终老年人虽临近死亡，但其仍有思维、意志、情感、个人的尊严和权利。安宁疗护强调临终老年人的个人尊严不应以生命活力的降低而递减，个人的权利也不可因身体衰竭而被剥夺。照护者应注意维护和保持临终老年人的价值和尊严，尽量满足其合理要求，使其能安详舒适地度过人生的最后阶段。安宁疗护应充分显示人类对生命的尊重与热爱。

（五）重视健康教育的理念

我国大多数老年人文化程度偏低、生活观念传统陈旧，缺乏保健意识及常见病、慢性病常识，许多人有不良生活方式和行为习惯。健康教育应从老年人的常见疾病、老年人用药、老年人生活卫生、心理卫生、饮食营养、保健、家庭护理和体育锻炼等多方面着手，力争达到无病早防、有病早治的目的。

三、老年照护的原则

老年照护工作有其特殊的规律和专业的要求，为了实现照护目标，在照护实践中应遵循相关的照护原则。

（一）满足需求

人的需要满足程度与健康成正比。因此，首先应满足老年人的多种需求。照护者应当增强对老化过程的认识，将正常及病理性老化过程中，老年人独特的心理社会特性与一般的照护知识相结合，及时发现老年人现存的和潜在的健康问题和各种需求，使照护活动能够满足老年人的各种需求，真正有助于其健康发展。

（二）整体照护

由于老年人在生理、心理、社会适应能力等方面与其他人群有所不同，尤其是老年人往往有多种疾病共存，疾病之间彼此交错和影响。因此，照护者必须树立整体照护的理念，研究多种因素对老年人健康的影响，提供多层次全方位的照护服务。这就要求照护者对老年人全面负责，在照护过程中注重其身心健康的统一，解决其整体健康问题。

（三）个体化照护

衰老是全身性的、多方面的、复杂的退化过程，老化程度因人而异。影响衰老和健康的因素也错综复杂，特别是出现病理性改变后，老年人个体的状况差别很大，加上性别、病情、家庭、经济等各方面情况不同。因此，既要遵循一般性照护原则，又要注意因人施护，执行个体化照护的原则，做到针对性和实效性照护。

（四）早期防护

衰老起于何时，尚无定论。一些老年病发病演变时间长，如高脂血症、动脉粥样硬化、高血压、糖尿病、骨质疏松症等一般均起病于中青年时期。因此，一级预防应该及早进行，老年照护的实施应从中青年时期开始入手，进入老年期后应更加关注。要了解老年人常见病的病因、危险因素和保护因素，采取有效的预防措施，防止老年疾病的发生和发展。对于慢性病患者、残疾老年人，根据情况实施康复医疗和护理的开始时间也应越早越好。

（五）持续性照护

老年疾病病程长、并发症多、后遗症多，多数老年人的生活自理能力下降，有的甚至出现严重的生理

Note

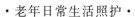

功能障碍，对照护工作有较大的依赖性，需要持续性照护。因此，开展长期照护是必要的。对各年龄段健康老年人、患病老年人均应做好细致、耐心、持续性的照护，减轻老年人因疾病和残疾所遭受的痛苦，缩短临终依赖期，在生命的最后阶段提供系统的照护和社会支持。

步骤五 4～6人一组，绘制思维导图。每一组派一名代表，介绍其思维导图，并比较结果。

步骤六 将你的结果与其他小组的结果进行比较，判断你的结论是否合理。

步骤七 独立完成自我检测。

（董莲诗　李　冬）

认识老年照护自我检测单一

<table>
<tr><td>单元标题</td><td colspan="3">了解老年照护相关知识</td><td>任课教师</td><td></td></tr>
<tr><td>班级</td><td></td><td>学号</td><td></td><td>姓名</td><td></td></tr>
<tr><td>学习情境</td><td colspan="3">小王，女，19岁，2017年考入盘锦职业技术学院护理专业（老年方向）中德合作试点班，在进入这个班级后，小王对于老年照护这个职业非常好奇，迫切想了解有关老年照护的相关问题及老年照护与普通护理专业有哪些不同</td><td>学习时间</td><td></td></tr>
<tr><td>学习情境分析</td><td colspan="5"></td></tr>
<tr><td rowspan="6">列举老年照护相关知识</td><td colspan="5">健康：</td></tr>
<tr><td colspan="5">老化：</td></tr>
<tr><td colspan="5">健康老化：</td></tr>
<tr><td colspan="5">养老的三个基本内容：</td></tr>
<tr><td colspan="5">老年照护的重要理念：</td></tr>
<tr><td colspan="5">老年照护的原则：</td></tr>
<tr><td>本次课主要收获</td><td colspan="5"></td></tr>
</table>

（董莲诗）

Note

任务二 分析老年照护服务模式

情境导入 1-2

小王在盘锦职业技术学院护理专业（老年方向）中德合作试点班学习了一段时间，对于老年照护和普通护理专业有了一定了解。学校组织同学们分别到养老机构和医院参观，培养学生的识岗爱岗意识，在老年机构，老师让小王观察并分析老年照护服务的模式。

【任务实施】

步骤一 独自思考，根据自己的经验写出你所知道的老年照护模式。

步骤二 分享，讨论其他人的经验，提出疑惑。

步骤三 阅读以下资料，用画线法找出老年照护的模式。

【任务分析内容】

随着全球老龄化的加剧，老年照护服务需求日益增加。老年照护服务模式是当今社会老年人实现健康生活的必要保障，且随着全球老龄化问题的日益严重而显示出越来越独特的作用。为了适应不断增长的老年健康服务需求，建立具有中国特色的老年照护服务模式已是人心所向、大势所趋。

1. 根据为老年人提供照护服务的场所分类 老年照护分为居家式、社区式及机构式照护三种。

(1) 居家式照护(home care)：包括居家服务、居家护理家庭随访、社区工作员探访、居家物理治疗、居家职能治疗、居家营养、居家呼吸治疗、居家乐事服务、居家沐浴走动式居家服务等。

(2) 社区式照护(community care)：包括日间托老、日间照护、住宅修缮补助、关怀访视、电话问安、送餐服务、中低收入补助、健康促进活动、老年人文体活动、社区关怀站点服务、独居老年人关怀、社区职能治疗、心理指导、辅具租借补助、家庭托管、社区安宁疗护等。

(3) 机构式照护(institution care)：包括慢性病房、安养机构、养护机构、长期照护机构、护理之家、康复医疗、重残养护机构、生活单位型机构、临时收容所、庇护所等。

2. 根据为老年人提供照护服务的时期分类 老年照护又可分为急性期照护、中期照护和长期照护三大类。

(1) 急性期照护(acute care)：患者在疾病急性期治疗期间所得到的照顾与护理。提供照护的人员主要为在临床工作的专业护理员，即提供传统的医疗护理服务。急性期照护的主要目的是帮助患者在疾病治疗期间处理现存的或潜在的健康问题，促进康复，使患者早日出院。

(2) 中期照护

①中期照护的定义：中期照护(intermediate care)指在患者疾病急性期与恢复期之间，慢性功能缺损患者入住机构协助末期患者达到最佳的舒适状态的照护。其发展是建立在国家老年健康服务架构的基础之上。英国卫生署将中期照护定义为通过扩大和发展社区健康和社会公共服务，以"贴近家庭的照护"为目标的服务模式。

②中期照护的模式：中期照护是一种探索新型工作方法的宝贵工作系统，采用多学科跨专业的工作模式，更趋向于无分级的管理模式，由不同专科的人员进行相互监督。以综合的老年评估为基础，对实施中期照护的人群进行短期的干预，使其保持或重建独立居家生活能力。执业医生有时更像是中期照护的"看门人"，按照中期照护的准入、准出标准，将各个病种、各种病情的患者纳入、转出中期照护，这种照护模式可以在很多地方进行，如疗养院、医院和社区中心等。在美国，中期照护又称为急性期后照护(PAC)，主要是指急性病房出院后对患者的照护，以协助患者尽快恢复功能并顺利回到社区，避免短期再入院为目标。美国卫生医学研究与质量机构报道，PAC 在美国住院患者中的使用率已大幅上涨，超过 1/3 的成年患者出院后使用 PAC，30％为专业护理机构(SNFS)，17％为中间设施康复疗养院(FRS)，

53%为家庭医疗保健(HHC)。在加拿大,中期照护作为延续急性医疗的人性化照护,其目标包括疼痛控制、增进日常生活功能控制并发症及降低病死率;在日本,中期照护主要采用急性期后医疗体系,重点在于急性医疗之后的出院准备,根据患者功能状态以制订适合的后续治疗计划,并以完整的中期照护来衔接长期照护。

(3) 长期照护

①长期照护(long term care)的定义:长期照护的概念有多种解释。在美国长期照护相关的保险词汇表中是这样解释的:长期照护是为体力上和精神上不能独立照料自身的人们提供广泛的医疗和非医疗服务。我国倾向于将长期照护定义如下:为失能或失智者提供不同程度的健康护理、个人照料和社会服务,使其尽可能独立、自主,具有自尊,享受有品质的生活。

长期照护的概念起源于西方发达的老年社会,其服务对象是患有慢性病者和残障者,而老年人则是构成此类人中的绝大多数。长期照护的目标是满足那些患有各种疾病或身体残疾的人对保健和日常生活的需求,其内容包括从饮食起居照料到急诊或康复治疗等一系列正规和长期的服务。长期照护的时限暂无统一标准,是相对于临时照护、短期照护和中期照护而言的。有学者认为较为合理的长期照护应在 6 个月以上。

②老年长期照护的定义:老年长期照护是涵盖老年人日常生活服务和医疗服务的一种照料服务,具体是指老年人由于生理或心理受损,生活不能完全自理,因而在一定时间内甚至终身都需要他人在日常生活中给予广泛帮助,包括日常生活照料、医疗护理和社会服务。医疗护理包括在医院中的临床护理,愈后的康复护理和临终关怀等。老年长期照护疾病转归的程度依其原因而彼此不同,有的时好时坏,有的基本维持原状,而大多数则是越来越坏,也有一些个案例外,会发生戏剧性的恢复。

③长期照护服务的特点

a. 正规和专业:这是长期照护最显著的特点。提供照护的场所可能是有专门设施的机构,如医院、护理院和社区护理机构等,也可以是家庭。以家庭为场所的长期照护服务应由有组织和经过培训的居家照护服务者来提供,这是因为仅依靠传统的非专业照护(如一般家庭照护),已经不足以使患病或失能老年人维持正常的生活状态。但由于我国目前还没有建立比较完善的老年长期照护服务体系,因此我国的老年长期照护服务还未完全步入正轨。

b. 持续时间长:长期照护一般持续时间很长,数月或数年,甚至是无期限的。长期照护者通常指患有短期内难以治愈的多种疾病或长期处于残疾和失能状态。

c. 具有连续性:老年人因患病或失能程度或其他治疗的不同而需要不同的照护。如一位老年人因患病住进了医院,急性期在医院接受手术治疗后,还需要到中期照护机构接受综合性的医疗康复和护理服务;有些人恢复得比较缓慢或者难以完全治愈,在这种情况下,他们可能需要家庭病床服务或住进护理院,接受长期照护服务,经长期照护的部分患者,如处于生命末期,便应接受临终关怀与舒缓治疗服务。

d. 医疗护理和生活照料相结合:长期照护所提供的服务,已经超出了传统医疗护理或单纯生活照料的范畴,它是两者有机的结合和应用。在护理院和养老院服务中这个特点比较明显,社区服务中的上门服务和对长期住院患者的照护也属于长期照护的范围。正如前面谈到的,有些老年人,特别是高龄老年人,处于患病和日常生活能力退化两种状况同时存在且相互影响的状态,单一的医疗保健服务不能满足他们的需求,他们需要的是集医疗和生活照护于一体的综合性服务。

步骤四 分别请两位同学到前面为大家讲解老年照护服务有哪些模式,并回答同学们的疑惑。

步骤五 独立完成自我检测。

(董莲诗 李 冬)

Note

认识老年照护自我检测单二

单元标题	分析老年照护模式		任课教师	
班级		学号	姓名	
学习情境	小王在盘锦职业技术学院护理专业(老年方向)中德合作试点班学习了一段时间,对于老年照护和普通护理专业有了一定了解。学校组织同学们分别到养老机构和医院参观,培养学生的识岗爱岗意识,在老年机构,老师让小王观察并分析老年照护服务的模式		学习时间	
学习情境分析				
根据为老年人提供照护服务的场所	居家式照护:			
	社区式照护:			
	机构式照护:			
根据为老年人提供照护服务的时期	急性期照护:			
	中期照护:			
	长期照护:			
本次课主要收获				

(董莲诗)

Note

任务三　老年照护的范围与执业标准

情境导入 1-3

小王和同学们在老年机构见习一周时间，由于还没有正式学习各种老年照护技术，学校老师给实习同学布置的见习任务主要围绕老年照护机构的运行，了解每位带教老师照护的工作对象、工作内容和注意事项，学习老年照护范围和职业标准。尤其是每天早上交班时，楼层组长总是强调"大家一定要记住自己的岗位职责"。小王对自己未来的老年照护工作越来越感兴趣，请为小王分析老年照护范围与执业标准。

【任务实施】

步骤一　独立阅读以下资料，找出老年照护范围与执业标准。

【任务分析内容】

老年照护是涵盖老年人日常生活服务和医疗服务的一种照料，具体含义是指老年人由于生理、心理或社会问题，在一段时间内或终身需要他人在日常生活中给予广泛帮助的一种模式，包括日常生活照护、医疗护理照护和社会支持照护。为了满足老年人及家属的照护需求，并达到持续性、整体性的照护目标，老年照护者需明确照护的范围和执业标准，从而为老年人提供精确和优质的照护服务。

一、老年照护的范围

老年照护服务范围横跨慢性与亚急性医疗、社区服务、机构式服务和家庭照护，其服务对象包括健康老年人、亚健康老年人、急性病老年人、慢性病老年人、出院后老年人和长期失能老年人，提供的服务包括生活照护服务、医疗护理服务和长期照护服务。目前照护服务项目繁多，大致分为生活照护类、医疗护理类、精神慰藉类，常见服务如下。

1. 住院延伸服务　主要侧重非治疗性的健康照料服务，包括居家护理技术指导、社区医院照料、老年照护机构的追踪照护、康复护理等。

2. 急性住院照护　包括内外科住院照护、康复住院照护、专业团队照护、疾病健康咨询服务等。

3. 走动服务　包括各类门诊、社区诊所、心理咨询、日间医院、日托服务等。

4. 居家照护　主要为居家期间个人日常照料，包括居家护理服务、安宁疗护、家庭医生、医疗器材服务、居家探视、卫生整顿及生活照料、居家照护者培训等。

5. 外展服务　包括代办服务、陪同看病服务、紧急救援系统、交通服务、社区小饭桌等。

6. 住所服务　提供持续照顾服务的退休社区、养老院、老年人独立住宅、共居设施、安养所等。

7. 社会心理服务　包括提供咨询、精神慰藉、退休规划等。

二、老年照护的执业标准

老年照护是老龄化社会背景下的一种新兴职业，目前我国约有 3250 万老年人需要不同形式的长期护理，照护服务市场供不应求，发展前景广阔，但服务人员的素质参差不齐、服务行为不规范、护理质量不高等问题也较为普遍，老年照护的数量和质量远不能满足市场需要，因此加强老年照护人员的专业化、正规化培训，实行统一的职业资格准入制度，对规范养老市场有重要意义。职业标准可以被用来作为护理员在特殊专业领域中确认个人责任的指引，它是一个概念框架，同时职业标准着重指出职业内容，提供了价值导向，明确职业中最重要的因素。2011 年我国修订了《养老护理员国家职业技能标准》，正式将养老护理纳入职业范畴。

Note

（一）老年照护人员基本要求

（1）遵守职业道德，遵守以人为本、敬老爱老、爱岗敬业、自律奉献的基本职业操守，遵循基本的服务礼仪规范，包括服务用语规范、着装规范、沟通交流规范等。

（2）掌握养老护理基础知识，如老年人身心特点、日常照护知识、常见病护理知识、营养与膳食服务知识、心理护理知识、安全卫生与环境保护知识、消毒隔离及意外事件预防知识等。

（3）掌握老年人照护的基本技能，如饮食照护、排泄照护、睡眠照护、清洁卫生照护、心理照护、安全保护、应急救护、功能锻炼、安宁疗护等。

（4）掌握相关法律法规知识，如老年人权益保障法、劳动法、消防法等。

（二）老年照护人员职业鉴定范围

目前老年照护人员职业分为四个等级，即初级、中级、高级和技师，各等级知识和技能要求依次递进，高级别涵盖低级别的要求。各级养老护理员职业鉴定范围及比重见表 1-1 和表 1-2。

表 1-1　各级养老护理员职业鉴定范围及比重(基础知识)

项目		初级/(%)	中级/(%)	高级/(%)	技师/(%)
基本要求	职业道德	5	5	5	5
	基础知识	20	15	15	10
相关知识	生活照护	50	30	15	—
	基础照护	20	40	40	25
	康复照护	5	10	10	20
	心理照护	—	—	10	20
	照护管理	—	—	—	10
	培训制度	—	—	5	10

表 1-2　各级养老护理员职业鉴定范围及比重(操作技能)

项目		初级/(%)	中级/(%)	高级/(%)	技师/(%)
技能要求	生活照护	60	40	20	—
	基础照护	30	45	40	40
	康复照护	10	15	15	20
	心理照护	—	—	15	20
	照护管理	—	—	—	10
	培训制度	—	—	10	10

（三）美国老年护理标准

美国护理学会于 20 世纪末制定了老年护理标准，明确护理员在提供老年护理服务需承担的责任，下面介绍该标准具体内容，为我国老年护理标准提供参考。

1. 老年护理服务的组织　所有的老年护理服务必须是有计划、有组织的，且是由专业护理员管理，执行者需具有本科以上学历且具有老年护理及老年长期照护或急救机构的相关工作经验。

2. 理论基础　老年护理员参与理论的发展和检验，并以此作为临床决策的基础，护理员使用理论概念指引有效的护理工作。

3. 收集资料　老年人的健康状况需要定期进行完整、详尽、正确、系统的评估。在健康评估中所获得的资料可以和健康照护小组成员共享，也包括老年人和家属。

4. 护理问题　护理员根据健康评估资料为老年人提出正确的护理问题。

5. 护理计划　护理员与老年人及照护者共同制订护理计划。计划应包括共同的目标、优先顺序、护理方式和评价方法，达到满足老年人治疗性、预防性、恢复性和康复性的需求。护理计划可帮助老年人

Note

达到和维持最高程度的健康、安宁、生活质量和平静的死亡，并提供给老年人不同情境下的持续照顾，且在必要时可以修改。

6. 护理措施 护理员按照护理计划为老年人提供护理措施，以恢复老年人的功能性能力并且预防并发症或残障的发生。护理措施必须针对护理问题且以老年护理理论为指导。

7. 护理评价 护理员持续地评价老年人及其家属对护理措施的反应情况，以决定实现目标的进度，并根据评价结果及时修正护理问题和护理计划。

8. 团队协作 护理员与健康护理小组成员合作，在各种不同情况下给予老年人照顾服务。小组成员定期评价反馈老年人及其家属对护理计划执行的有效性，并根据需要及时改变、调整护理计划。

9. 护理研究 护理员参与科学研究，以发展系统的老年护理理论知识，宣传研究成果并应用于临床。

10. 护理伦理 护理员使用《护理员守则》作为临床伦理抉择的指引。

11. 专业发展 护理员承担专业发展的责任，并且应对健康照护小组成员的专业成长做出贡献。护理员参与团队的评价以及其他评价方式，确保老年护理的工作质量。

步骤二 4～6 人一组，各小组讨论分析，并做出老年照护的范围和职业标准的思维导图。

步骤三 各小组用展览会法展示比较小组的工作成果。

步骤四 进行任务总结，并独立完成自我检测。

（董莲诗　李　冬）

认识老年照护自我检测单三

<table>
<tr><td>单元标题</td><td colspan="3">分析老年照护范围与执业标准</td><td>任课教师</td><td></td></tr>
<tr><td>班级</td><td></td><td>学号</td><td></td><td>姓名</td><td></td></tr>
<tr><td>学习情境</td><td colspan="3">小王和同学们在老年机构见习一周时间，由于还没有正式学习各种老年照护技术，学校老师给实习同学布置的见习任务主要围绕老年照护机构的运行，了解每位带教老师照护的工作对象、工作内容和注意事项，学习老年照护范围和职业标准。尤其是每天早上交班时，楼层组长总是强调“大家一定要记住自己的岗位职责”。小王对自己未来的老年照护工作越来越感兴趣，请为小王分析老年照护范围与执业标准</td><td>学习时间</td><td></td></tr>
<tr><td>学习情境分析</td><td colspan="5"></td></tr>
<tr><td>老年照护的范围</td><td colspan="5"></td></tr>
<tr><td rowspan="2">老年照护的执业标准</td><td colspan="5">老年照护人员基本要求：</td></tr>
<tr><td colspan="5">老年照护人员职业鉴定范围：</td></tr>
<tr><td>本次课主要收获</td><td colspan="5"></td></tr>
</table>

（董莲诗）

任务四　老年照护者的职业需求、作用及团队支持

情境导入 1-4

某老年照护机构护士小王，在工作中为了提高工作效率，经常在照护过程中，很多事情替老年人做主，不与照护组长和其他护士协商。例如，她会按照自己的意愿为老年人安排娱乐活动，按照自己的想法与老年人的子女联系等，领导、同事和老年人家属对她颇有微词，领导认为她缺乏团队意识，请同学们分析老年照护者的职业需求、作用及团队支持，并组成老年照护服务团队，对老年人进行照护。

【任务实施】

步骤一　独立阅读以下资料，找出老年照护者的职业需求、作用及团队支持。

【任务分析内容】

随着老龄化社会的到来，越来越多的护理员加入老年照护者的行列。老年照护者不仅是传统意义上的照顾者，还承担着咨询者、教育者、协调者、管理者和研究者的任务。老年照护的服务场所也进一步扩展至家庭、养老院、日间照顾中心、敬老院、康复部门、保护性服务机构和老年人门诊等。照护场所和照护内容的扩展，使老年照护者的职业需求进一步提高。

一、老年照护者的职业需求及作用

（一）提供医学护理服务的能力

主要包括对各种慢性病的护理、常见留置管道（如引流管、静脉通道、胃管、导尿管、造瘘管）的护理、常见护理操作（如换药、服药、吸氧、吸痰、鼻饲、口腔护理、会阴护理、皮肤护理）、常见老年综合征和老年照护问题的护理等。

（二）提供日常生活照护服务的能力

提供日常生活照护服务的能力。一是提供生活照顾，满足老年人的基本生活需求，包括日常生活起居、协助翻身或下床、移位、如厕、梳洗和大小便等；二是提供生活服务，如购物、洗衣、理财、备餐、使用交通工具等方面的照护；三是提供清洁照护，包括头颈部清洁、四肢躯干清洁、排泄清洁、指甲修剪、衣服和寝具更换等。

（三）提供康复照护的能力

主要是针对脑血管后遗症的老年人进行肢体、语言、心理等康复照护服务，提高老年人生命质量。

（四）提供心理照护的能力

老年人易产生孤独、沮丧、愤怒、抑郁等情绪，老年人家属内心也承受着严重的刺激和巨大的压力。学习一些心理学知识，掌握一些沟通技巧，提供心理照护，给老年人及家属以心理支持，经常与老年人及家属谈心，促进护患良好的互动，为老年人创造健康、融洽的生活氛围。

（五）提供安宁疗护服务的能力

在老年人生命最后的时刻，给予最温情的照护。一是维护身体舒适，给予生活照护和心理支持，控制疼痛；二是维护老年人尊严，维护和支持老年人权利，保护其隐私，让老年人参与护理方案制订，并选择死亡方式等；三是提高临终生活质量，不能消极等待死亡，不可出现态度、语言生硬，操作粗鲁；四是共同面对死亡，死亡是一种自然的生命现象，需指导老年人树立正确死亡观，坦然面对，维护生命最后的尊严。

二、老年照护的团队支持

高质量的老年照护是多学科人员相互协作、共同努力的结果。团队各成员具有同等地位且独立地在其专业领域中设立治疗目标、计划及提供服务。老年照护团队由医生、护理员、社会工作者、康复师、营养师、药学师和志愿者等多学科成员共同组成。根据团队的目的、目标及规范等制定团队服务内容，成员间沟通方式一般包括正式渠道和非正式渠道，如病历记录、电话、电子记录及书面便条等，使团队成员都能快速掌握老年人目前的照护状况，为老年人提供及时、合理的医疗照护。

（一）老年专科医生

老年专科医生的主要职责如下。

（1）对接受长期照护服务的老年人进行综合评估，根据评估结果制订和调整治疗方案，为照顾对象提供医学治疗建议。

（2）治疗和管理老年人并存的多种疾病，处理各种并发症，负责控制老年人症状。

（3）坚持定期的访视制度，及时处理发现的问题，预防不良事件的发生。

（4）关注老年人生活环境和精神心理需求，必要时协同消除对疾病的不良影响。

（5）及时进行老年人病历资料采集，确保老年人病历资料的完整性。

（二）护理员

护理员在照护中承担主要角色，除直接提供照护外，还是老年人的管理者及协调者，是老年人、照护者及照护体系间的桥梁，协调并帮助整合照护资源。护理员主要包含三类：助理护士、注册护士和专科护士（临床护理专家），三类人员分工不同。

1. 注册护士　注册护士须具备护士执业资格证书，拥有从事护理工作的资格，其主要职责如下。

（1）完成日常护理工作，观察老年人病情变化，落实护理措施，确保老年人舒适。

（2）对老年人进行连续性评估，发现现存的或潜在的护理问题。将针对老年人的评估结果在团队会议上讨论，及时修改照护计划。

（3）分享所掌握的资料，整合来自医疗、康复、营养等多学科成员的意见，针对护理问题参与规划和制订方案。

（4）掌握老年人的心理特点，针对老年人心理特征提供情感支持。

（5）为老年人提供健康教育及支持。

2. 临床护理专家　临床护理专家是老年人照护团队中的协调者，其主要职责如下。

（1）定期组织召开团队会议，进行团队成员间的协调工作。

（2）组织指导注册护士及助理护士拟定老年人护理计划及护理措施提高老年人生活质量。

（3）进行老年人症状管理的随访，与老年人充分沟通，了解老年人的身心需求，并给予协调及落实处理。

（4）解决疑难护理问题，提供高质量的护理。

3. 助理护士　助理护士主要是在注册护士的带领下对老年人进行生活护理，其主要职责如下。

（1）基础护理工作：包括整理或更换床单位，保持老年人的清洁卫生，测量和记录老年人的生命体征，协助老年人更换体位，留取尿便和痰标本，协助老年人进食和活动，护送老年人检查和专科治疗等。

（2）非技术性护理工作：包括整理、清洁、维护各类护理仪器设备和用品，参与环境的管理，保持老年人房间的整洁、干净与通风，做好接听电话、会诊、复查等的联系工作，并协助老年人办理各类手续。

（3）其他：工作中随时观察老年人的情况，发现问题及时汇报。

（三）社会工作者

社会工作者通常简称为“社工”，是指在社会福利、社会救助、社会慈善、残疾康复、优抚安置、医疗卫生和司法服务等机构中，从事专门性社会服务工作的专业技术人员。社会工作者的主要职责如下。

（1）协助老年人入院和转诊咨询服务，协调老年人及家属与医护人员的沟通，处理因疾病引发的情

Note

绪与适应问题，提供与疾病相关的家庭问题磋商。

(2) 评价老年人生活状况，包括生活方式、家庭、经济、雇佣史、社区资源等情况，评估老年人的健康状况，了解其身体、心理、社会、文化、环境和精神状况。

(3) 为老年人提供社会心理支持服务，缓解老年人心理压力，帮助老年人、家属和护理员正确对待疾病和生活。

(4) 协助贫困老年人申请经济补助，解决交通运输方面的需求及语言上的障碍。

(5) 负责为老年人提供解决生活问题的方案，如联系服务人员或老年公寓等。

(四) 康复师

根据康复师制订的方案对老年人进行具体的康复治疗和康复训练。根据治疗目标的不同又可以将康复师分为物理治疗师、职业治疗师、语言治疗师和音乐治疗师。其主要职责如下。

1. 物理治疗师 主要通过物理因子(光、热、水、力等)改善老年人的身体功能、缓解疼痛、预防或减少疾病对老年人活动的影响。负责老年人活动能力的训练，包括上、下肢肌肉力量的训练，日常生活活动能力的训练和心肺功能的训练等。

2. 职业治疗师 主要是帮助建议辅助治疗工具的使用、改造日常生活用品及环境，解决和降低老年人日常生活中存在的问题和风险，以提高老年人日常生活活动能力，解决老年人吃饭、穿衣、洗澡、打扫卫生和购物等服务需求问题。

3. 语言治疗师 对有语言障碍和吞咽功能障碍的老年人进行有针对性的训练，改善老年人语言功能。

4. 音乐治疗师 组织进行相关娱乐活动，如唱歌、跳舞、练体操、下棋、打牌等，为老年人提供相互交流和学习的机会。

(五) 营养师

营养师能够科学地帮助老年人解决营养健康方面最迫切的问题，指导老年人合理饮食，提高老年人的健康水平和生活质量。营养师的主要职责如下。

(1) 及时评估老年人的营养状况，为老年人制订合理的营养支持计划，并跟进反馈疗效。

(2) 科学合理地解决老年人提出的营养问题，给予专业的饮食指导。

(3) 积极参与团队查房工作，善于与医生护士沟通，共同为老年人制订照护方案。

(4) 指导与营养相关的各项工作。

(六) 药剂师

药剂师的主要职责如下。

(1) 为老年人提供在治疗和症状控制等方面用药的各种信息，宣教药理机制和作用，指导并保证老年人用药安全。

(2) 参与临床药物治疗方案的设计与实施，协助临床医生科学选药、合理用药，尽量避免或减少老年人的药源性损伤。

步骤二 4～6 人一组，各小组讨论分析，并做出老年照护团队的思维导图。

步骤三 各小组用展览会法展示小组的工作成果。

步骤四 根据学到的内容，同学们组队，成立老年照护团队。

步骤五 每个团队模拟完成各个团队的工作职责。

步骤六 观察、评价角色扮演。

步骤七 全班讨论如何做一个优秀的老年照护工作者，教师点评。

步骤八 进行任务总结，并独立完成自我检测

(董莲诗　李　冬)

Note

认识老年照护自我检测单四

单元标题	组成老年照护团队			任课教师	
班级		学号		姓名	
学习情境	某老年照护机构护士小王，在工作中为了提高工作效率，经常在照护过程中，很多事情替老年人做主，不与照护组长和其他护士协商。例如，她会按照自己的意愿为老年人安排娱乐活动，按照自己的想法与老年人的子女联系等，领导、同事和老年人家属对她颇有微词，领导认为她缺乏团队意识，请同学们分析老年照护者的职业需求、作用及团队支持，并组成老年照护服务团队，对老年人进行照护			学习时间	
学习情境分析					
老年照护者的职业需求及作用					
老年照护的团队					
本次课主要收获					

（董莲诗）

Note

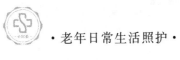

项目二　老年健康综合评估

学习目标

能力目标

1. 运用日常生活活动评估表、精神状态评估表、感知觉与沟通评估表、社会参与评估表对老年人进行能力评估。

2. 运用有效量表对老年人进行专项评估：跌倒、疼痛、水肿、压疮、吞咽功能、焦虑。

3. 运用有效量表评估认知障碍老年人的认知功能、日常和社会功能。

知识目标

1. 列举一般老年人照护评估的基本内容。

2. 列举老年人能力评估的基本内容。

3. 列举老年人健康评估的基本内容。

素质目标

在为老年人进行健康评估过程中，沟通态度和蔼，语气亲切，获得老年人的认可。

任务一　老年人健康评估信息收集

情境导入 2-1

王爷爷，65 岁。5 年前从局级领导岗位退休后，不愿意参与社会活动，每天自己待在家中，脾气越来越不好，王爷爷有高血压病史 10 年，3 个月前突发脑出血，导致左侧肢体瘫痪，肌力 3 级，部分日常生活无法自主完成。家人忙于工作，无法对王爷爷进行照护，于是将王爷爷送到老年照护机构，王爷爷入院后，需要进行入院健康评估，请完成王爷爷健康评估信息收集。

【任务实施】

步骤一　阅读情境内容，4～6 人为一组，分组讨论王爷爷存在哪些健康问题，并将大家讨论的内容写在卡片上，张贴到黑板上。

步骤二　请独立思考，根据你的生活经验，你认为应该为王爷爷评估哪些内容，并记录下来。

步骤三　请为王爷爷设计一个人际关系的网络图，找出在为王爷爷评估过程中，可能遇到的人际关系问题。

步骤四　阅读下述资料，了解有关老年综合评估的更多信息，并记录以下相关概念、目标人群、实施步骤。

Note

【任务分析内容】

一、相关概念、目标人群

(一) 相关概念

1. 老年综合征(geriatric syndrome) 这一术语被用于描述老年人群的常见健康问题,这些问题往往不是由单一的器官或者系统改变所致,而是多病因共同导致的临床综合征。老年综合征包括以下临床情况:认知障碍、谵妄、失禁、营养不良、跌倒、步态异常、压疮、睡眠障碍、感知异常、衰弱和头晕等。这些临床问题是影响老年人生活质量、造成失能的主要原因。

2. 老年综合评估(CGA) CGA 是现代老年医学模式中极为重要的基本概念和必不可少的工具,多学科团队通过全面收集老年人的躯体、功能、心理和社会状况信息并制订和启动以维护和改善老年人健康和功能状态为目的的治疗计划,最大程度改善老年人的生活质量。

3. 老年人的健康管理(health management of the elderly) 老年人的健康管理超越了疾病的传统医疗管理模式,它需要评估所有涉及老年人健康的问题,包括身体、认知、情感、社会、经济、环境和精神因素。因此,CGA 与一般的专科评估显著不同的特点如下:以改善并维持自我生活照顾能力为最终目的;通常需要多个临床学科医师参与;评估的主要内容为筛查影响老年人疾病预后和增加死亡率的老年综合征。CGA 建立在医学专家团队对衰弱老年人进行筛查为前提,尽早发现可治性疾病,从而导致更好的临床结局。CGA 通常由初级保健医生或者是医疗机构的医生发起。

(二) 目标人群

尽管目前尚缺乏判定 CGA 获益人群统一的标准,但是更多的证据显示以下人群可以从 CGA 中获益:①年龄>75 岁。②多种临床问题并存同时伴有老年综合征。③存在心理问题(抑郁)或者社会问题(独居、受虐、无社会支持)。④出现具体的老年专科情况,如认知症,跌倒或者失能。⑤反复入住医疗机构或者医疗资源使用率高。⑥生活状态发生变化,如从独立生活到老年照护机构或出现家庭照护者。

二、老年综合评估的实施步骤和评估工具

(一) 评估实施步骤

主要包括以下 5 个步骤:①收集数据。团队成员讨论评估结果,目前越来越多的患者和(或)照护者也加入到团队中来。②与患者和(或)照护者共同制订治疗计划。③治疗计划的实施。④监测患者对治疗计划的反应。⑤修改治疗计划。完整实施以上步骤是保证成功完成 CGA 并达到最大健康获益的必要条件。目前已经有几个 CGA 模式在不同的医疗保健机构实施。由于住院时间的缩短,越来越多的 CGA 依赖于出院以后的评估。此外,大多数早期的 CGA 项目主要关注疾病的康复和功能的恢复(三级预防),而一些新的项目则以一、二级预防为目标。

(二) 评估工具

获得重要信息的数量对于评估结果至关重要,规范和便捷的评估工具可以有效减轻临床医师初始评估时的负担。评估之前对患者或者照护者进行问卷调查(表 2-1)是一种既能节约时间又能获得大量信息的有效方法,这些问卷不仅可以采集常规病史(例如:既往疾病史、用药史、社会背景以及系统回顾),还能获得专门针对 CGA 所需的信息,如:①执行功能任务的能力以及对外界帮助的需求;②跌倒史;③失禁;④疼痛;⑤社会支持的来源,尤其是来自家庭或朋友;⑥抑郁症状;⑦视听障碍;⑧患者是否享有法定的医疗保健服务。

步骤五 请设计老年人常规健康问题问卷。

Note

表 2-1 老年人常规健康问题问卷

功能状态	内容	评分
日常生活活动能力(ADL)	能独立完成洗澡、穿衣、如厕、移动、大小便的控制、进食吗	不需要帮助，独立完成
		能完成但比较困难
		不能独立完成
工具性日常生活活动能力(IADL)	在使用电话购物、准备食物、做家务、洗衣服、使用公共交通工具或者驾驶、服药和财务处理方面能独立完成吗	能独立完成
		不能独立完成
视力障碍	由于视力原因，即使佩戴了眼镜，你在驾驶、看电视、阅读或者其他日常活动时有困难吗	回答“是”则表示阳性 使用视力表
听力障碍	你的年龄超过 70 岁了吗 你是男性吗 你的文化程度低于高中文化吗 你曾经因为听力问题看过医生吗 没有助听器，如果有人在对面房间对你低声说话，在看不见脸的情况下，你能听见并理解对方所说的话吗	1 分 1 分 1 分 2 分 如果回答“不”，1 分
	没有助听器，如果有人在对面房间用正常音量说话，在看不见脸的情况下，你能听见并理解对方所说的话吗	如果回答“不”，2 分
		总分≥3 分，结果判断为阳性
尿失禁	你有没有尿失禁的症状并且非常困扰，以至于你想知道怎么才能够治疗	回答“是”则为阳性
营养不良	在过去 1 年，你的体重下降了吗	体重下降 5%则为阳性
步态、平衡跌倒	在过去的 12 个月，你跌倒的次数达到两次及以上吗 自从最近一次看了医生后，你曾跌倒并受伤过吗 有没有因为平衡或者行走问题使你担心跌倒	如果回答“是”则为阳性
认知问题	三项回忆测试画钟试验：	<2 项则为阳性 有以下任一错误都判为阳性：时间错误、无指针、数字缺失、数字重复、拒绝测试
居家环境问题	居家安全检查清单：	

步骤六 根据导入的情境，编辑情景剧，收集王爷爷健康评估信息。

步骤七 各小组进行角色扮演，其他小组监督、点评。

步骤八 独立完成自我检测单。

（董莲诗　张　果）

Note

老年健康综合评估自我检测单一

单元标题	老年健康综合评估			任课教师	
班级		学号		姓名	
学习情境	王爷爷，65 岁。5 年前从局级领导岗位退休后，不愿意参与社会活动，每天自己待在家中，脾气越来越不好，王爷爷有高血压病史 10 年，3 个月前突发脑出血，导致左侧肢体瘫痪，肌力 3 级，部分日常生活无法自主完成。家人忙于工作，无法对王爷爷进行照护，于是将王爷爷送到老年照护机构，王爷爷入院后，需要进行入院健康评估，请完成王爷爷健康评估信息收集			学习时间	
学习情境分析					
列举出收集的健康评估信息					
本次课主要收获					

（董莲诗）

任务二　分析老年综合评估的主要内容

情境导入 2-2

王爷爷到了老年照护机构后，护士小王接收王爷爷后，及时与王爷爷及其家属进行沟通，了解王爷爷的基本情况，并收集相应信息，目前，需要为王爷爷建立个人档案和确定王爷爷的照护等级，请同学们根据王爷爷的身体状况，了解老年综合评估的各种评估量表，为王爷爷进行入院健康评估。

【任务实施】

步骤一　阅读情境内容，4～6 人为一组，分组讨论为王爷爷进行健康评估，有哪些评估量表，并将大家讨论的内容写在卡片上，粘贴到黑板上。

步骤二　阅读下述资料，了解有关老年综合评估的各种评估量表。

【任务内容分析】

CGA 的核心内容如下：①功能状态。②跌倒风险。③认知功能。④情绪状态。⑤多药共用。⑥社会支持。⑦经济状况。⑧治疗目标。⑨治疗预嘱。

以下附加的项目也建议纳入评估内容：①营养状况/体重变化。②尿失禁。③性功能。④视力/听力。⑤口腔。⑥居住情况。⑦宗教信仰。

Note

一、疾病状态

美国 65 岁以上的老年人中，大约三分之二患有两种或两种以上的慢性疾病，三分之一的老年人患有三四种或者更多的慢性疾病。多病共存所造成不良的临床后果常超越了单病所致结果的简单叠加，包括死亡、功能受限和失能、衰弱、医疗机构入住率增加、生活质量下降、治疗并发症等。因此通过询问的方式了解老年人目前的医疗情况是老年综合评估的第一步。

二、躯体功能

躯体功能是指对日常生活中各种活动的执行能力。躯体功能直接受健康状态的影响，尤其是与老年人的生活环境和社会支持密切相关。躯体功能的改变（如不能独立完成洗澡）预示需要进一步的诊断性评估和干预。躯体功能评估也有利于治疗反应的监测及为长期照护计划提供有效的预后信息。

（一）日常生活活动能力（ADL）

老年人的功能状况可以由以下三方面来评估：基本日常生活活动能力（BADLs）、工具性日常生活活动能力（IADLs）以及高级日常生活活动能力（AADLs）。

1. BADLs BADLs 指的是自我照护的执行能力，包括：洗澡、穿衣、如厕、控制大小便、整理个人仪容、进食和移动。目前用于 BADLs 的常用评估工具主要包括 Barthel 指数（表 2-2）和 Katz 指数（表2-3）两种。

表 2-2 改良 Barthel 指数评定量表

项目	完全依赖（1 级）	最大帮助（2 级）	中等帮助（3 级）	最小帮助（4 级）	完全独立（5 级）
修饰	0	1	3	4	5
洗澡	0	1	3	4	5
进食	0	2	5	8	10
如厕	0	2	5	8	10
穿衣	0	2	5	8	10
大便控制	0	2	5	8	10
小便控制	0	2	5	8	10
上下楼梯	0	2	5	8	10
床椅转移	0	3	8	12	15
平地行走	0	3	8	12	15
坐轮椅	0	1	3	4	5

表 2-3 Katz 日常生活活动能力指数评价量表

活动	自理	依赖
1 分或 0 分	1 分（无需他人帮助）	0 分（需要他人帮助完成）
洗澡	完全独立完成或者只有身体的某一部分（如后背、会阴部或者残肢）的清洗需要帮助	需要帮助的部位超过一个；或者需要帮助进出浴缸或淋浴；或者全程需要帮助
穿衣	能独立从衣橱取出衣服穿上并扣上外套的纽扣；允许他人帮助穿鞋	不能独立完成，包括部分或者完全依靠他人完成

Note

续表

活　动	自　理	依　赖
1 分或 0 分	1 分(无需他人帮助)	0 分(需要他人帮助完成)
如厕	独立去厕所、穿脱衣服及整理衣服、清洁会阴部	需要他人帮助移动至厕所、清洁或使用便盆
转移	无需帮助上下床或座椅,可接受机械性的辅助设施	需要帮助上下床或座椅
大小便控制	无大小便失禁	大小便部分或者完全失禁
进食	独立将食物从盘子里进食到嘴里,允许由他人准备食物	部分或完全需要帮助进食或者需要肠外营养
总分		

评分说明:6 分为最高分,说明患者生活完全自理;0 分为最低分,说明患者日常生活呈完全依赖状态。

1)基本的评级标准(表 2-4)　每个活动的评级可分 5 级(5 分),不同的级别代表了不同程度的独立能力,最低的是 1 级,而最高是 5 级。级数越高,代表独立能力越高。

表 2-4　基本的评级标准

评　级	标　准
1	完全依赖别人完成整项活动
2	某种程度上能参与,但在整个活动过程中需要别人提供协助才能完成 注:"整个活动过程"是指有超过一半的活动过程
3	能参与大部分的活动,但在某些过程中仍需要别人提供协助才能完成整项活动 注:"某些过程"是指一半或以下的工作
4	除了在准备或收拾时需要协助,患者可以独立完成整项活动;或进行活动时需要别人从旁监督或提示,以策安全 注:"准备或收拾"是指一些可在测试前后去处理的非紧急活动过程
5	可以独立完成整项活动而无需别人在旁监督、提示或协助

2)个别活动的评分标准

(1)进食　进食是用合适的餐具将食物由容器送到口中,进食包括咀嚼及吞咽(表 2-5)。

表 2-5　进食活动的评分标准

评　分	评 分 标 准
0 分	完全依赖别人帮助进食
2 分	某种程度上能使用餐具,通常是勺子或筷子。但在进食的整个过程中需要别人提供协助
5 分	能使用餐具,通常是勺子或筷子。但在进食的某些过程中仍需要别人提供协助
8 分	除了在准备或收拾时需要协助,患者可以自行进食;或在进食过程中需有人从旁监督或提示,以策安全
10 分	可自行进食,而无需别人在场监督、提示或协助

①先决条件:患者有合适的座椅或有靠背支撑,食物准备好后放置于患者能伸手可及的桌子上。

②进食方式:经口进食或使用鼻胃管进食。

③准备或收拾活动:如戴上及取下进食辅助器具。

④考虑因素:患者进食中如有吞咽困难、呛咳,则应被降级;不需考虑患者在进食时身体是否能保持平衡,但如安全受到影响,则应被降级;鼻胃管进食的过程不需考虑插入及取出胃管。

Note

(2) 洗澡　洗澡包括清洁、冲洗及擦干由颈至脚的部位(表 2-6)。

表 2-6　洗澡活动的评分标准

评　分	评分标准
0 分	完全依赖别人协助洗澡
1 分	某种程度上能参与，但在整个活动的过程中需要别人提供协助才能完成
3 分	能参与大部分的活动，但在某些过程中仍需要别人提供协助才能完成整项活动
4 分	除了在准备或收拾时需要协助，患者可以自行洗澡；或过程中需别人从旁监督或提示，以策安全
5 分	患者可用任何适当的方法自行洗澡，而无需别人在场监督、提示或协助

①先决条件：患者在洗澡的地方内进行测试，所有用具都须放于洗澡相应范围内。

②洗澡方法：盆浴(浴缸)、淋浴(花洒)、抹身、用桶或盆、冲凉椅或浴床。

③准备或收拾活动：如在洗澡前后准备或更换清水、开启或关闭热水器。

④考虑因素：包括在浴室内的体位转移或步行表现，但不需考虑进出浴室的步行表现，不包括洗头、携带衣物和应用物品进出浴室及洗澡前后穿脱衣物。

(3) 个人卫生　个人卫生包括洗脸、洗手、梳头、保持口腔清洁(包括义齿)、剃须(适用于男性)及化妆(适用于有需要的女性)(表 2-7)。

表 2-7　个人卫生的评分标准

评　分	评分标准
0 分	完全依赖别人处理个人卫生
1 分	某种程度上能参与，但在整个活动的过程中需要别人提供协助才能完成
3 分	能参与大部分的活动，但在某些过程中仍需要别人提供协助才能完成整项活动
4 分	除了在准备或收拾时需要协助，患者可以自行处理个人卫生；或过程中需别人从旁监督或提示，以策安全
5 分	患者可自行处理个人卫生，不需别人在场监督、提示或协助。男性患者可自行剃须，而女性患者可自行化妆及整理头发

①先决条件：患者在设备齐全的环境下进行测试，所有用具伸手可及，如电动剃须刀通电，并插好刀片。

②活动场所：床边，洗漱盆旁边或洗手间内。

③准备或收拾活动：例如，事前将一盆水放在床边或在使用过程中更换清水，事先用轮椅将患者推到洗漱盆旁边，准备或清理洗漱的地方，戴上或取下辅助器具。

④考虑因素：不需考虑进出洗手间的步行表现；化妆只适用于平日需要化妆的女士；梳洗不包括设计发型及编结发辫。

(4) 穿衣　穿衣包括穿上、脱下及扣好衣物；有需要时也包括佩戴腰围、假肢及矫形器(表 2-8)。

表 2-8　穿衣活动的评分标准

评　分	评分标准
0 分	完全依赖别人协助穿衣
2 分	某种程度上能参与，但在整个活动的过程中需要别人提供协助才能完成
5 分	能参与大部分的活动，但在某些过程中仍需要别人提供协助才能完成整项活动
8 分	除了在准备或收拾时需要协助，患者可以自行穿衣或过程中需有人从旁监督或提示，以策安全
10 分	自行穿衣而无需别人监督、提示或协助

①先决条件：所有衣物必须放在伸手可及的范围内。

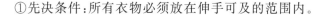

Note

②衣物的种类：衣、裤、鞋、袜及有需要时包括腰围、假肢及矫形器，可接受改良过的衣服，如鞋带换上魔术贴；不包括穿脱帽子、胸围、皮带、领带及手套。

③准备或收拾活动：例如穿衣后将纽扣扣上或拉链拉上，穿鞋后把鞋带系好。

④考虑因素：到衣柜或抽屉拿取衣物将不作评级考虑之列。

（5）大便控制　大便控制是指能完全地控制肛门或有意识地防止大便失禁（表 2-9）。

表 2-9　大便控制的评分标准

评　分	评分标准
0 分	完全大便失禁
2 分	在摆放适当的姿势和诱发大肠活动的技巧方面需要协助，并经常出现大便失禁
5 分	患者能采取适当的姿势，但不能运用诱发大肠活动的技巧；或在清洁身体及更换纸尿片方面需要协助，并间断出现大便失禁
8 分	偶尔出现大便失禁，患者在使用栓剂或灌肠器时需要监督；或需要定时有人从旁提示，以防失禁
10 分	没有大便失禁，在需要时患者可自行使用栓剂或灌肠器

①其他方法：肛门造瘘口或使用纸尿片。

②考虑因素："经常大便失禁"是指每个月中有超过一半的时间出现失禁，"间断大便失禁"是指每个月中有一半或以内的时间出现失禁，"偶尔大便失禁"是指每月有不多于一次的大便失禁。评级包括保持身体清洁及有需要时能使用栓剂或灌肠器，把衣服和周围环境弄脏将不作评级考虑之列，若患者长期便秘而需要别人定时帮助排便，其情况应视作大便失禁。患者若能自行处理造瘘口或使用纸尿片，应视作完全没有大便失禁。若造瘘口或尿片发出异味而患者未能及时替换，其表现应被降级。

（6）小便控制　膀胱（小便）控制是指能完全地控制膀胱或有意识地防止小便失禁（表 2-10）。

表 2-10　小便控制的评分标准

评　分	评分标准
0 分	完全小便失禁
2 分	患者经常小便失禁
5 分	患者通常在日间能保持干爽但晚上小便失禁，并在使用内用或外用辅助器具时需要协助
8 分	患者通常能整天保持干爽但间断出现失禁；或在使用内用或外用辅助器具时需要监督；或需要定时有人从旁提示，以防失禁
10 分	没有小便失禁或在需要时患者亦可自行使用内用或外用辅助工具

其他方法：内置尿管、尿套或使用纸尿片。

（7）如厕　如厕包括在厕盆上坐下及站起，脱下及穿上裤子，防止弄脏衣物及周围环境，使用厕纸和用后冲厕（表 2-11）。

表 2-11　如厕活动的评分标准

评　分	评分标准
0 分	完全依赖别人协助如厕
2 分	某种程度上能参与，但在整个活动的过程中需要别人提供协助才能完成
5 分	能参与大部分的活动，但在某些过程中仍需要别人提供协助才能完成整项活动
8 分	除了在准备或收拾时需要协助，患者可以自行如厕；或过程中需有人从旁监督或提示，以策安全
10 分	患者可用任何适当的方法自行如厕，而无需别人在场监督、提示或协助。如有需要，患者亦可在晚间使用便盆、便椅或尿壶。然而，此类方法需包括将排泄物倒出并把器皿清洗干净

Note

①先决条件:患者在设备齐全的厕所内进行测试,厕纸须伸手可及。

②如厕设备:尿壶、便盆、便椅、尿管、尿片、痰盂、坐厕或蹲厕。

③准备或收拾活动:例如如厕前后准备、清理或清洗如厕设备。

④考虑因素:包括在厕所内的体位转移或步行表现,但不需考虑进出厕所的步行表现。可接受使用辅助器具,如助行器及扶手。不需考虑患者是否能表达如厕需要,但如果患者把洗脸盆、漱口盆误作如厕的设备,其表现应被降级。

(8) 床椅转移　患者将轮椅移至床边,把刹车锁紧及拉起脚踏,然后将身体转移到床上并躺下。再坐回床边(在有需要时可移动轮椅的位置),并将身体转移坐回轮椅上(表 2-12)。

表 2-12　床椅转移的评分标准

评　分	评分标准
0 分	完全依赖或需要两人从旁协助或要使用机械装置来帮助转移
3 分	某种程度上能参与,但在整个活动的过程中需要别人提供协助才能完成
8 分	能参与大部分的活动,但在某些过程中仍需要别人提供协助才能完成整项活动
12 分	除了在准备或收拾时需要协助,患者可以自行转移;或过程中需有人从旁监督或提示,以策安全
15 分	自行转移来回于床椅之间,并无需别人从旁监督、提示或协助。其他转移方法:由便椅转移到床上,由坐椅转移到床上

①准备或收拾活动:如测试前将椅子的位置移至某个角度。

②考虑因素:包括移动椅子到适当的位置,可利用辅助器具(如床栏、椅背)者,可不被降级。

(9) 行走　平地步行:行走从患者站立开始,在平地步行 50 m。患者在有需要时可戴上及除下矫形器或假肢,并能适当地使用助行器(表 2-13)。

表 2-13　行走的评分标准

评　分	评分标准
0 分	完全不能步行
3 分	某种程度上能参与,但在整个活动的过程中需要别人提供协助才能完成
8 分	能参与大部分的活动,但在某些过程中仍需要别人提供协助才能完成整项活动
12 分	可自行步行一段距离,但不能完成 50 m;或过程中需有人从旁监督或提示,以策安全
15 分	可自行步行 50 m,并无需他人从旁监督、提示或协助

考虑因素:需要时可用助行器而不被降级,评级包括要摆放助行器在适当的位置。

(10) 轮椅操作(代替步行)　轮椅操控包括在平地上推动轮椅、转弯及操控轮椅至桌边、床边或洗手间等。患者需操控轮椅并移动至少 50 m(表 2-14)。

表 2-14　轮椅操作的评分标准

评　分	评分标准
0 分	完全不能操控轮椅
1 分	可在平地上自行推动轮椅并移动短距离,但在整个活动的过程中需要别人提供协助才能完成
3 分	能参与大部分的轮椅活动,但在某些过程中仍需要别人提供协助才能完成整项活动
4 分	可驱动轮椅前进、后退、转弯及移至桌边、床边或洗手间等,但在准备及收拾时仍需协助;或过程中需有人从旁监督或提示,以策安全
5 分	可完全自行操控轮椅并移动至少 50 m,并无需他人从旁监督、提示或协助

①先决条件:此项目只适用于在第 9 项中被评“完全不能步行”的患者,而此类患者必须曾接受过轮椅操控训练。

Note

②准备或收拾活动：例如在狭窄的转角处移走障碍物。

(11) 上下楼梯　上下楼梯是指可安全地在两段分别有八级的楼梯来回上下行走(表 2-15)。

表 2-15　上下楼梯的评分标准

评　　分	评 分 标 准
0 分	完全依赖别人协助上下楼梯
2 分	某种程度上能参与，但在整个活动的过程中需要别人提供协助才能完成
5 分	能参与大部分的活动，但在某些过程中仍需要别人提供协助才能完成整项活动
8 分	患者基本上不需要别人协助，但在准备及收拾时仍需协助；或过程中需有人从旁监督或提示，以策安全
10 分	患者可在没有监督、提示或协助下，安全地在两段楼梯上下。有需要时，可使用扶手或助行器

①先决条件：患者可步行。

②准备或收拾活动：例如将助行器摆放在适当的位置。

③考虑因素：可接受使用扶手和助行器而无需被降级。

步骤三　以小组为单位，编辑情景剧，分别用 Barthel 指数评定量表、Katz 日常生活活动能力指数评价量表为王爷爷进行日常生活活动能力评估。

(董莲诗　张　果)

老年健康综合评估自我检测单二

单元标题	老年健康综合评估			任课教师	
班级		学号		姓名	
学习情境	王爷爷到了老年照护机构后，护士小王接收王爷爷后，及时与王爷爷及其家属进行沟通，了解王爷爷的基本情况，并收集相应信息，目前，需要为王爷爷建立个人档案和确定王爷爷的照护等级，请同学们根据王爷爷的身体状况，了解老年综合评估的各种评估量表，为王爷爷进行入院健康评估			学习时间	
学习情境分析					
出具你的评估报告					
本次课主要收获					

(董莲诗)

步骤四　请阅读以下资料，找出家庭基本活动的能力评估的方法。

【任务分析内容】

2. IADLs IADLs 指的是完成家庭基本活动的能力，包括购物、驾驶或使用公共交通工具、使用电话、做家务、家庭维修、备餐、洗衣、服药、管理财务等。目前 Lawton 量表广泛用于工具性日常生活能力的评估（表 2-16），其结果判定标准如下。总分为 8 分，正常；6～7 分为轻度依赖；3～5 分为中度依赖；≤2分为严重依赖。

表 2-16 活动表 Lawton 工具性日常生活活动能力评估量表

活动		分值
使用电话能力	1. 主动拨打电话：查找电话号码并拨号	1 分
	2. 拨打常用电话号码	1 分
	3. 能接听电话但不能拨号	1 分
	4. 完全不能使用电话	0 分
购物	1. 独立完成所有购物需求	1 分
	2. 独立购买小件物品	0 分
	3. 每次购物都需要人陪同	0 分
	4. 完全不能上街购物	0 分
烹调食物	1. 独立计划烹调和摆设一餐食物	1 分
	2. 如果准备好一切食材，可以烹调一餐饭菜	0 分
	3. 会将已做好的饭菜加热	0 分
	4. 需要他人把饭菜煮熟、摆好	0 分
做家务	1. 能做较重的家务，如搬动沙发、擦地板、洗窗户	1 分
	2. 能做较简单的家务，如洗碗、叠被子	1 分
	3. 能做家务，但不能达到可被接受的清洁程度	1 分
	4. 所有家务活动都需要他人协助	1 分
	5. 完全不能做家务	0 分
洗衣服	1. 自己清洗所有衣物	1 分
	2. 只清洗小件衣物	1 分
	3. 完全依赖他人	0 分
乘坐交通工具	1. 独立乘坐公共交通工具或者驾车	1 分
	2. 能够搭乘出租车但不能搭乘大众交通工具	1 分
	3. 有人陪伴的情况下能搭乘大众交通工具	1 分
	4. 在他人的陪伴下仅能搭乘出租车或汽车	0 分
	5. 完全不能出门	0 分
服用药物	1. 能够在正确的时间服用正确剂量的药物	1 分
	2. 如果事先准备好，可以自己服用	0 分
	3. 完全不能自己服药	0 分
管理财务	1. 独立管理财务（付账、去银行等）	1 分
	2. 可以管理日常的购买，但是需要他人帮助去银行或者进行大宗购买	1 分
	3. 完全不能管理财务	0 分

评分说明：每一类活动都勾出最接近患者最好功能状态的选项（1 分或者 0 分）；总分在 0 分（依赖，日常需要有人帮助）到 8 分（完全独立，日常生活不需要别人帮助）之间波动。

3. AADLs AADLs 个体差异较大，包括社会社区和家庭角色的执行能力以及娱乐活动和作业任务的参与能力。一些 AADLs（例如锻炼和闲暇时间体力活动）能够通过标准的工具测量，由于 AADLs 概念较广，开放式的问题可能更好地评估健康老年人的功能状态。

步行速度：除了评估日常生活活动能力，步行速度是预测老年人功能下降和病死率的独立危险因素。在临床过程中评估步行速度能鉴别出需要做进一步评估的患者，如跌倒风险增加的患者。除此之外，通过评估步行速度还能够筛查出不能从无症状慢性疾病治疗中获益的衰弱患者。例如，只有在步行速度≥0.8 m/s 的 65 岁及以上的老年人中，血压的增高与死亡风险增加有关。

步骤五 以小组为单位，编辑情景剧，对王爷爷进行家庭生活能力评估。

（董莲诗 张 果）

老年健康综合评估自我检测单三

单元标题	老年健康综合评估			任课教师	
班级		学号		姓名	
学习情境	王爷爷到了老年照护机构后，护士小王接收王爷爷后，及时与王爷爷及其家属进行沟通，了解王爷爷的基本情况，并收集相应信息，目前，需要为王爷爷建立个人档案和确定王爷爷的照护等级，请同学们根据王爷爷的身体状况，了解老年综合评估的各种评估量表，为王爷爷进行入院健康评估			学习时间	
学习情境分析					
出具你的评估报告					
本次课主要收获					

（董莲诗）

步骤六 阅读以下资料，找出目前常用跌倒风险评估工具。

三、跌倒/失衡

每年大约有30%的社区老年人发生跌倒，80岁以上的老年人每年跌倒发生率达到50%，5%的跌倒导致骨折或入院。医疗提供者应定期询问老年人近来发生跌倒的情况。发生了跌倒的老年人应该接受以下评估：回顾跌倒发生时的环境情况、生命体征的测量、视力测试、认知评估以及步态和平衡能力评估。相关人员还应该回顾老年人的用药情况，寻找可能导致跌倒的危险因素，特别是镇静药物和精神科用药。除此之外，还应询问家庭设施的安全性。经过评估选择合适的患者进行理疗、使用辅助装置，以及在监管下进行功能训练。目前常用跌倒风险评估工具主要包括Morse跌倒评估量表（MFS）、Berg平衡量表（BBS）、修订版跌倒功效量表（MFES），分别代表跌倒综合危险因素、平衡功能以及跌倒相关的心理和自我信念三类测评。MFS适用于测量住院患者跌倒风险，BBS主要用于评估老年患者平衡功能，MFES适合独居或养老院运动受限的老年人。

1. Morse跌倒评估量表 Morse跌倒评估量表（表2-17）是一个专门用于预测跌倒可能性的量表，由美国宾夕法尼亚大学于1989年研制。Morse跌倒评估量表由6个条目组成，总分为125分：评分＞45分，提示为跌倒高风险；25～45分，提示为跌倒中度风险；评分＜25分，提示为跌倒低风险。得分越高表示跌倒风险越大。

表2-17 Morse跌倒评估量表

评分项目	评分标准
跌倒史	无＝0分；有＝25分

续表

评分项目	评分标准
超过1个医学诊断	无＝0分；有＝15分
行走辅助	卧床休息、由他人照顾活动或不需要使用＝0分； 使用拐杖、手杖、助行器＝15分； 扶靠家具行走＝30分
静脉治疗/肝素锁	无＝0分；有＝20分
步态	正常、卧床休息不能活动＝0分； 双下肢虚弱乏力＝10分；残疾或功能障碍＝20分
认知步态	量力而行＝0分； 高估自己或忘记自己受限制＝15分

2. Berg平衡量表 Berg平衡量表(表2-18)是医院及老年照护机构常用的重要的跌倒风险评估工具之一。Berg平衡量表的评定方法是测试者要求并观察老年人做出由坐到站、无支撑站立、无支撑坐位、由站到坐、转移、闭目站立、并脚站立、手臂前伸、弯腰拾物、转头向后看、原地转圈、双脚交替踏凳、前后脚直线站立和单脚站立共14个动作，每个动作又依据受试者的完成质量分为0～4分5个级别，最低分0分，累计最大积分56分。评分＜40分，提示有跌倒的危险，得分越低表示平衡功能越差，跌倒的可能性越大。0～20分，限制轮椅；21～40分，辅助下步行；41～56分，完全独立。

表2-18 Berg平衡量表

评分项目	评分级别	得分
由坐到站	4/3/2/1/0	
无支撑站立	4/3/2/1/0	
无支撑坐位	4/3/2/1/0	
由站到坐	4/3/2/1/0	
转移	4/3/2/1/0	
闭目站立	4/3/2/1/0	
并脚站立	4/3/2/1/0	
手臂前伸	4/3/2/1/0	
弯腰拾物	4/3/2/1/0	
转头向后看	4/3/2/1/0	
原地转圈	4/3/2/1/0	
双脚交替踏凳	4/3/2/1/0	
前后脚直线站立	4/3/2/1/0	
单脚站立	4/3/2/1/0	

测试者按照以下说明示范每个项目和(或)给予受试者以指导。如果某个项目测试双侧或测试1次不成功需要再次测试，则记分时记录此项目的最低得分。

在大多数项目中，要求受试者在要求的位置上保持一定时间。如果不能达到所要求的时间或距离，或受试者的活动需要监护，或受试者需要外界支持或评定者的帮助，则按照评分标准给予相应的分数。受试者要意识到完成每项任务时必须保持平衡。至于用哪条腿站立或前伸多远则取决于受试者。如果测试者对评定标准不明确，则会影响评定结果。

测试所需的装置是一块秒表或带有秒针的手表，一把直尺或带有 5 cm、12 cm、25 cm 刻度的测量尺。测试所需的椅子要高度适中。在进行第 12 项任务时要用到一个台阶或一只高度与台阶相当的小凳子。Berg 平衡量表评分标准见表 2-19。

表 2-19　Berg 平衡量表评分标准

评分项目	受试者体位	测试命令	分值	评分标准
由坐到站	坐于床上	请站起来		4 分：不用手帮助即能够站起且能够保持稳定
				3 分：用手帮助能够自己站起来
				2 分：用手帮助经过几次努力后能够站起来
				1 分：需要较小的帮助能够站起来或保持稳定
				0 分：需要中度或较大的帮助才能够站起来
无支撑站立	站立位	请尽量站稳		4 分：能够安全站立 2 min
				3 分：能够在监护下站立 2 min
				2 分：能够独立站立 30 s
				1 分：经过几次努力能够独立站立 30 s
				0 分：没有帮助不能站立 30 s
				注：如果受试者能够独立站立 2 min，则第 3 项独立坐得满分，继续进行第 4 项评定
无支撑坐位	坐在椅子上，双足平放在地上，背部要离开椅背	请将上肢交叉抱在胸前并尽量坐稳		4 分：能够安全地坐 2 min
				3 分：能够在监护下坐 2 min
				2 分：能够坐 30 s
				1 分：能够坐 10 s
				0 分：没有支撑则不能坐 10 s
由站到坐	站立位	请坐下		4 分：用手稍微帮助即能够安全地坐下
				3 分：需要用手帮助来控制身体重心下移
				2 分：需要用双腿后侧抵住椅子来控制身体重心下移
				1 分：能够独立坐在椅子上但不能控制身体重心下移
				0 分：需要帮助才能坐下
转移	老年人坐于床上，双足平放于地面	请坐到有扶手的椅子上来，再坐回床上；然后再坐到无扶手的椅子上，再坐回床上		4 分：用手稍微帮助即能够安全转移
				3 分：必须用手帮助才能够安全转移
				2 分：需要监护或言语提示才能完成转移
				1 分：需要一个人帮助才能完成转移
				0 分：需要两个人帮助或监护才能完成转移
				注：先在治疗床旁边准备一张有扶手和一张无扶手的椅子

Note

续表

评分项目	受试者体位	测试命令	分值	评分标准
闭目站立	站立位	请闭上眼睛，尽量站稳		4分：能够安全站立 10 s
				3分：能够在监护下站立 10 s
				2分：能够站立 3 s
				1分：闭眼时不能站立 3 s 但睁眼站立时能保持稳定
				0分：需要帮助以避免跌倒
并脚站立	站立位	请将双脚并拢并且尽量站稳		4分：能够独立地将双脚并拢并独立站立 1 min
				3分：能够独立地将双脚并拢并在监护下站立 1 min
				2分：能够独立地将双脚并拢但不能站立 30 s
				1分：需要帮助才能将双脚并拢但双脚并拢后能够站立 15 s
				0分：需要帮助才能将双脚并拢且双脚并拢后不能站立 15 s
手臂前伸	站立位	将手臂抬高 90°，伸直手指并尽力向前伸，请注意双脚不要移动		4分：能够前伸＞25 cm 的距离
				3分：能够前伸＞12 cm 的距离
				2分：能够前伸＞5 cm 的距离
				1分：能够前伸但需要监护
				0分：当试图前伸时失去平衡或需要外界支撑
				进行此项测试时，要先将一根皮尺横向固定在墙壁上。受试者上肢前伸时，测量手指起始位和终末位对应于皮尺上的刻度，两者之差为老年人上肢前伸的距离。如果可能的话，为了避免躯干旋转，受试者要两臂同时前伸
弯腰拾物	站立位	请把你双脚前面的拖鞋捡起来		4分：能够安全而轻易地捡起拖鞋
				3分：能够在监护下捡起拖鞋
				2分：不能捡起但能够到达距离拖鞋 2～5 cm 的位置并且独立保持平衡
				1分：不能捡起并且当试图努力时需要监护
				0分：不能尝试此项活动或需要帮助，以避免失去平衡或跌倒
转头向后看	站立位	双脚不要动，先向左侧转身向后看，然后，再向右侧转身向后看		4分：能够从两侧向后看且重心转移良好
				3分：只能从一侧向后看，另一侧重心转移较差
				2分：只能向侧方转身但能够保持平衡
				1分：当转身时需要监护
				0分：需要帮助及避免失去平衡或跌倒
				注：测试者可以站在受试者身后手拿一个受试者可以看到的物体，以鼓励其更好地转身

续表

评分项目	受试者体位	测试命令	分值	评分标准
原地转圈	站立位	请转一圈，暂停，然后再朝另一个方向转一圈		4分：能两个方向用4 s或更短的时间安全地转一圈
				3分：只能在一个方向用4 s或更短的时间安全地转一圈
				2分：能够安全地转一圈但用时超过4 s
				1分：转身时需要密切监护或言语提示
				0分：转身时需要帮助
双脚交替踏凳	站立位	请将左、右脚交替放到台阶/凳子上，直到每只脚都踏过4次台阶或凳子		4分：能够独立而安全地站立且在20 s内完成8个动作
				3分：能够独立站立，但完成8个动作的时间超过20 s
				2分：在监护下不需要帮助能够完成4个动作
				1分：需要较小帮助能够完成2个或2个以上的动作
				0分：需要帮助以避免跌倒或不能尝试此项活动
				注：先在受试者前面放一个台阶或一只高度与台阶相当的小凳子
前后脚直线站立	站立位	（给受试者示范）将一只脚放在另一只脚的正前方并尽量站稳。如果不行，就将一只脚放在另一只脚前面尽量远的地方，这样，前脚后跟就在后脚足趾之前		4分：能够独立地将一只脚放在另一只脚的正前方且保持30 s
				3分：能够独立地将一只脚放在另一只脚的前方且保持30 s
				2分：能够独立地将一只脚向前迈一小步且能够保持30 s
				1分：需要帮助才能向前迈步但能保持15 s
				0分：当迈步或站立时失去平衡
				注：要得到3分，则步长要超过另一只脚的长度且双脚支撑的宽度应接近受试者正常的支撑宽度
单脚站立	站立位	请单腿站立尽可能长的时间		4分：能够独立抬起一条腿且保持10 s以上
				3分：能够独立抬起一条腿且保持5～10 s
				2分：能够独立抬起一条腿且保持3～5 s
				1分：经过努力能够抬起一条腿，保持时间不足3 s但能够保持站立平衡
				0分：不能够尝试此项活动或需要帮助以避免跌倒

3. 跌倒危险因素的评估和干预　2016年美国发布了最新的跌倒危险因素评估及干预量表（表2-20）。

表2-20　跌倒危险因素的评估和干预措施

危险因素	干预措施
体位性低血压	行为治疗，例如使用踝泵或者握拳；抬高床头
使用了苯二氮䓬类，或者其他镇静催眠药	关于正确使用此类药物；睡眠障碍非药物治疗方法；逐渐减少药物剂量和停药

续表

危险因素	干预措施
至少同时服用了 4 种药物	和患者一起回顾用药情况
不安全的如厕或沐浴	移动训练;改造环境设施,例如:安装扶手,抬高马桶座位
环境因素造成的跌倒或者绊倒风险	适当的改造,例如:去除安全隐患,设置安全的家具(楼梯扶手等)
任何的步态问题	步态训练,适当的辅助设施,适度的平衡和力量训练
任何的移动或者平衡问题	适当的平衡、移动训练,环境设施的改善
上下肢肌肉力量障碍或者关节活动障碍	抗阻力训练

步骤七 以小组为单位,编辑情景剧,使用 Berg 平衡量表对王爷爷进行跌倒风险评估。

(董莲诗 张 果)

老年健康综合评估自我检测单四

单元标题	老年健康综合评估			任课教师	
班级		学号		姓名	
学习情境	王爷爷,65 岁。5 年前从局级领导岗位退休后,不愿意参与社会活动。每天自己待在家中,脾气越来越不好,王爷爷有高血压病史 10 年,3 个月前突发脑出血,导致左侧肢体瘫痪,肌力 3 级,部分日常生活无法自主完成。家人忙于工作,无法对王爷爷进行照护,于是将王爷爷送到老年照护机构,请为王爷爷进行入院健康评估			学习时间	
学习情境分析					
出具你的评估报告					
本次课主要收获					

(董莲诗)

步骤八 以小组为单位,阅读资料,讨论如何对老年人进行认知功能分析评估。

【任务分析内容】

四、认知功能

认知症的发病率随着年龄的增长而逐渐增加,尤其是在 85 岁以上的老年人,早期诊断能够对可治性疾病进行及时治疗,但是认知障碍在许多老年人中并没有得到诊断。认知功能的评估包括完整的病史、简短的认知筛查、详细的精神状态评估、神经精神测试、评估可能导致认知障碍的医疗问题(如维生素 B_{12} 促甲状腺激素的检测)抑郁评估和(或)影像学检查(CT 或 MRI)等。所有存在认知障碍的患者都应该进行仔细的精神状态评估。尽管有不同的量表可以用于认知功能的评估,临床医师在选择认知评估工具时应考虑受试者的受教育程度以及文化背景。简易智力状态评估量表(MMSE,表 2-21)是目前

Note

最多被临床医师用于评估认知症患者认知状况的测试工具。MMSE 评估大约耗时 7 min，所测试的认知功能范围包括：定向能力、回忆能力、注意力、计算能力、语言能力以及构建能力。除此之外，还有蒙特利尔认知评估（MoCA）、临床痴呆评定量表（CDR）也被用于临床认知功能的评估。

表 2-21　简易智力状态评估量表

房间号：________姓名：________性别：________年龄：________诊断：________

日期			
时间			
文化程度：□文盲　□小学程度　□中学或以上程度			
评估项目（一）：有以下任何一项的为高危对象			
既往史（近 3 年）		曾经发生走失	
医学诊断	认知功能障碍（智障、老年痴呆、精神分裂）		
意识状态	有精神行为异常		
视力状态	失明		
评估项目（二）：简易智力状态评估量表（MMSE）			
定向力（10 分）	1. 现在是（5 分）	星期几	1 分
		几号	1 分
		几月	1 分
		什么季节	1 分
		哪一年	1 分
	2. 我们现在在哪里（5 分）	省市	1 分
		区或县	1 分
		街道或乡	1 分
		什么地方	1 分
		第几层楼	1 分
即刻记忆力（3 分）	3. 现在我要说三种东西，在我说完后，请重复说一遍，请记住这三样东西，因为几分钟后将再次问你（3 分）	皮球	1 分
		国旗	1 分
		树木	1 分
注意力和计算力（5 分）	4. 请您算算 100－7＝？连续减 5 次（若错了，但下一个答案正确，只记一次错误）（5 分）	93	1 分
		86	1 分
		79	1 分
		72	1 分
		65	1 分
回忆能力（3 分）	5. 请你说出我刚才告诉你让你记住的那些东西（3 分）	皮球	1 分
		国旗	1 分
		树木	1 分

Note

续表

语言能力(9分)	6.命名能力(2分)	出示手表,问这个是什么东西	1分
		出示钢笔,问这个是什么东西	1分
	7.复述能力(1分)	我现在说句话,请跟我清楚地重复一遍(44只石狮子)	1分
	8.阅读能力(1分)	(闭上你的眼睛)请你念念这句话,并按上面意思去做	1分
	9.三步命令(3分)。我给您一张纸,请您按我说的去做,现在开始	用右手拿着这张纸	1分
		用两只手将它对折起来	1分
		放在您的左腿上	1分
	10.书写能力(1分)	要求受试者自己写一句完整的句子(句子必须有主语、动词、有意义)	1分
	11.结构能力(1分)	(出示图案)请你照上面图案画下来	1分
评估总分			
注:总分30分,分数值与受教育程度有关,文盲≤17分,小学程度≤20分,中学或以上程度≤24分,为有认知功能缺陷,24分以上为正常。13~23分为轻度痴呆,5~12分为中度痴呆,<5分为重度痴呆。 项目评估(一)符合任何一项的;认知功能缺陷的必须作以下家属告知及签名			
尊敬的患者/家属: 您好!根据患者疾病特征/简易精神状态评价量表评估,患者有认知障碍表现,会影响到患者日常生活、社会交往,以及工作能力的减退,严重者还可发生走失、意外等风险。我们会努力帮助患者促进康复,防范并降低走失的风险,希望得到您的理解及配合			
家属签名:		时间:	

步骤九 以小组为单位,编辑情景剧,使用简易智力状态评估量表对王爷爷进行认知功能评估。

(董莲诗 张 果)

老年健康综合评估自我检测单五

单元标题	老年健康综合评估			任课教师	
班级		学号		姓名	
学习情境	王爷爷到了老年照护机构后,护士小王接收王爷爷后,及时与王爷爷及其家属进行沟通,了解王爷爷的基本情况,并收集相应信息,目前,需要为王爷爷建立个人档案和确定王爷爷的照护等级,请同学们根据王爷爷的身体状况,了解老年综合评估的各种评估量表,为王爷爷进行入院健康评估			学习时间	
学习情境分析					

Note

续表

单元标题	老年健康综合评估	任课教师	
出具你的评估报告			
本次课主要收获			

（董莲诗）

步骤十 以小组为单位，阅读资料，讨论如何对老年人进行情绪障碍分析评估。

【任务分析内容】

五、情绪障碍

抑郁症（depression）是老年人群中的严重健康问题，常常导致不必要的痛苦，功能障碍，增加死亡率及医疗资源的过度使用。由于表现不典型或者被认知障碍症状掩盖，老年期抑郁常常未被诊断或者治疗不充分。老年抑郁量表是针对老年人群开发的抑郁自填问卷，有较好的信度和效度，因而常用于老年人群抑郁症的筛查和监测。患者健康 9 项问卷（PHQ-9 抑郁问卷，表 2-22）开发于 20 世纪 90 年代中期，在抑郁的筛查和诊断方面都有良好的灵敏性和特异性，该问卷条目简洁、操作方便，更适合老年人群的抑郁筛查。

表 2-22 PHQ-9 抑郁问卷

姓名			日期	
过去的两周，你是否受到以下问题困扰	一点也不	有几天	超过一半的时间	几乎每天
对周围任何事情不感兴趣	0	1	2	3
沮丧、抑郁或者无望	0	1	2	3
入睡困难，或者嗜睡	0	1	2	3
疲乏，没有活力	0	1	2	3
胃口差或暴饮暴食	0	1	2	3
觉得自己很失败，或者让家人失望	0	1	2	3
专注度下降，如读报或者看电视	0	1	2	3
引人关注的行动或者语速变慢；或者情况相反，烦躁不安导致过多的活动	0	1	2	3
认为死亡比活着好，或存在自伤行为	0	1	2	3
总分：				
PHQ-9 分值≥10 分：可能存在较为严重的抑郁				
抑郁分值范围：				
5～9 分：轻度				
10～14 分：中度				
15～19 分：中重度				
≥20 分：重度				

Note

步骤十一 以小组为单位，编辑情景剧，使用抑郁问卷对王爷爷进行情绪功能评估。

步骤十二 独立完成自我检测单六。

（董莲诗 张 果）

老年健康综合评估自我检测单六

单元标题	老年健康综合评估			任课教师	
班级		学号		姓名	
学习情境	王爷爷，65 岁。5 年前从局级领导岗位退休后，不愿意参与社会活动。每天自己待在家中，脾气越来越不好，王爷爷有高血压病史 10 年，3 个月前突发脑出血，导致左侧肢体瘫痪，肌力 3 级，部分日常生活无法自主完成。家人忙于工作，无法对王爷爷进行照护，于是将王爷爷送到老年照护机构，请为王爷爷进行入院健康评估			学习时间	
学习情境分析					
出具你的评估报告					
本次课主要收获					

（董莲诗）

步骤十三 阅读以下资料，找出老年人健康评估的其他内容。

六、多药共用

由于老年人常常就诊于不同的医生而出现多药共用问题，多药共用将老年人置于药物相互作用以及不良反应增加的风险中。因此，每一次就诊，临床医师都应该检查患者的用药情况。监测老年人多药问题的最好方法则是让患者每次就诊时都带上目前的所有用药（包括处方和非处方药物）的包装。电子病历和电子处方的使用大大减少了用药错误以及降低药物不良反应潜在风险的发生率。电子系统的使用提高了临床安全性，但是由于系统不断产生的一些不重要或者罕见的不良反应信息可能导致“提醒疲劳”。美国老年医学会 2015 版老年人潜在不适当用药 Beers 标准是目前保障老年患者用药安全的有效工具之一，对临床医师在选择药物方面具有重要的指导意义。

七、社会和经济支持

强大的社会支持网络往往是将老年人留在家中或者放置在一个机构的决定性因素。社会支持的简单筛查包括采集社会史以及了解如果老年人生病时由谁照顾，早期发现社会支持问题有助于社会资源的计划和配置。对于功能障碍者，临床医生应该确定由谁来帮助患者进行日常活动。应该定期筛查护理员是否存在抑郁症状或者倦怠情绪。此外，任何一种老年评估都应该包括老年虐待，特别是如果发现老年人存在挫伤、烧伤、咬痕、生殖器或者直肠损伤、压疮或者临床无法解释的营养不良。经济状况的评估对于存在功能障碍的老年人来说是相当重要的，通过评估，老年患者往往受益社会福利。

Note

八、治疗目标

大多数适合老年综合评估的老年患者并不能完全恢复到健康状态或者独立生活，因此患者和家属必须清楚什么样的结果对他们来说是最重要的。治疗目标不同于预设治疗选择，后者聚焦于未来患者的状态、法定代理人的决定和各种治疗措施。总的来说，预设治疗选择以疾病预后为设置框架。

相对来说，治疗目标的设立往往是积极的，比如恢复失去的功能，参与家庭未来的某个事件等。一般来说社会（如住在家里，维持社会活动）和功能性（如独立完成日常活动）目标优先于健康相关的目标（如生存）。同一种疾病不同患者有不同的治疗目标，比如髋部骨折以后，有的患者希望恢复独立行走的能力，而有的患者则把能够依靠助行器行走作为治疗目标。无论是短期目标还是长期目标都应该认真考虑并且监测整个目标的实施过程，在计划的时间里没有达到既定目标应该进行重新评估。

九、治疗预嘱

临床医师应该在患者意识清楚并且能够做出决定时与其一起讨论关于某些具体治疗方案的意愿。讨论内容包括指定医疗代理人，明确患者的价值观以及除了患者意愿以外的其他因素。例如对于一个希望能够尽可能延长生命的患者，临床医师还需要与其讨论以下问题：如果病情发生变化而医生不建议进一步治疗的时候，或者如果家人认为将患者留在家中照顾很困难的时候，应该做些什么。治疗预嘱有助于在患者不能进行交流的时候指导治疗方案的选择，治疗预嘱对于达到老年人群照护的理想状态至关重要。

十、营养评估

大约有15%的门诊老年人和50%的住院老年人存在营养不良。营养不良与增加的死亡率密切相关。然而至今尚缺乏有效的营养状况筛查工具。体重监测与食欲的改变结合起来评估老年人营养状况是目前切实可行的方法，除此之外，微型营养评估（MNA）工具被用于帮助临床医师筛查出需要进行营养支持和咨询的老年人。

在1年或者不到1年时间里，并且在非意愿的情况下，体重下降超过10%的老年人需要进一步寻找营养不良的原因，包括潜在的疾病和药物因素、口腔问题、食物安全、与进食相关的功能状态、食欲及摄入、吞咽能力及饮食限制等。

十一、尿失禁

尿失禁常导致老年人严重的社会和情绪问题，也是导致老年人入住老年照护机构的重要因素之一。11%～34% 的老年男性发生尿失禁，老年女性的发生率为17%～55% ，患糖尿病的女性发生严重尿失禁的风险将增加1倍。尿失禁是可治的，但是常没有引起患者的重视。

针对性的病史询问和查体有助于尿失禁病因的寻找以及制订合适的治疗方案。恰当的评估包括病因询问（急性或慢性）、类型（压力性、急迫性、充溢性、混合性）及诱因（咳嗽、药物等）。针对性的检查包括尿流动力学、生殖器及直肠检查、神经系统评估。尿液和血液测试用于确定感染、代谢性因素、肾功能不全和潜在的维生素 B_2 缺乏。

十二、视力及听力

75岁以上的老年人约15%出现视力下降。老年人视力下降与健康情况功能状态及生活质量的下降有关，也与跌倒风险增加、认知功能下降、抑郁发生率增加相关。尽管目前的临床证据并不支持对老年人进行常规的视力筛查能够改善不良后果、功能状态或者生活质量，但是我们建议对近来出现认知下降、功能障碍或者跌倒的老年人应该进行常规的视力评估。

听力下降是老年常见疾病，仅次于高血压和关节炎，往往导致抑郁、社交障碍、自卑心理、住院率增加、认知下降和失能。尽管目前的证据并不支持对50岁以上老年人进行常规的听力筛查，但是我们仍然推荐对65岁以上出现听力下降、存在躯体功能下降风险、住院或者认知障碍的老年人进行听力筛查。询问患者是简单有效的方法。目前纯音测听听力筛查被推荐为听力标准筛查工具，耳语测试也有较好的敏感性和特异性。以上三种方法均被美国预防医学工作组推荐用于听力筛查。

十三、居家安全

2012—2013年，美国有超过9万的老年人死于意外伤害，其中一半的人死于跌倒。14%死于交通事故，其他死因包括中毒、火灾和窒息。常见的躯体疾病或者认知问题都增加了家庭事故在老年人中的发生率，而且事故发生后由于沟通障碍，老年人往往得不到及时的紧急救援或者医疗帮助。如何减少老年人家庭意外伤害的风险目前尚没有充分的证据。多项居家安全干预临床研究更关注于跌倒的预防，但是由于不同的研究所采用的评估手段以及干预措施存在不同，因而造成了结果差异。尽管如此，美国老年医学专家仍然推荐老年人或者家庭成员使用家庭跌倒预防清单（表2-23）及老年人居家安全建议来帮助他们提高防范意识。

表2-23 家庭跌倒预防清单

风　　险	措　　施
地板	需逐个查看房间
经过房间时，需要绕过一些家具	移动家具保持通道畅通
地板上放置了小块地毯	移除小块地毯；将地毯两边固定或者有防滑支持以确保地毯不会滑动
小杂物散落在地板上（如报纸、杂志、鞋等）	拾起地板的杂物，尽量避免在地板上放置小物件
地板上有需要跨过或者绕过的电线或绳索（如台灯线、电话线等）	将电线或绳索绕圈放置于不常经过的墙角。如有必要，可以让电工另外安置插座
楼梯	检查室内外的楼梯
小物件散落在楼梯上	避免任何小物件散落或放置在楼梯上
一些楼梯存在破损或不平	修理松动或不平的楼梯
楼梯通道缺乏照明	在楼梯底部和顶部安置照明设施
只有一个楼梯照明开关（底部或者顶部）	在楼梯的顶部和底部安置照明开关
楼梯的灯泡坏了	更换灯泡
楼梯上的地毯松动或者有破损	确保地毯紧贴于每一个阶梯，或者使用防滑橡胶垫代替地毯
楼梯扶手松动或者破损；只有单边扶手	修理松动的扶手，或者更换新的扶手；确保两边都有与楼梯等长的扶手
厨房	查看厨房和进餐区域
常用物品放置在较高的地方	把常用物品放置于较低位置（大约齐腰）
梯子不稳	使用有扶手杆的梯子，切忌用椅子代替梯子
卫生间	检查室内的所有卫生间
浴缸或浴室地板很滑	在浴缸或浴室地板上放置防滑橡胶垫
浴缸或马桶周围缺乏支持装置	在浴缸旁边和里面以及马桶旁边安置扶手杆
卧室	检查所有的卧室
照明离床较远，不易触及	将照明安置在离床较近且容易触及的地方
从床到卫生间的通道照明不足	安置夜灯保证能足够看清通道

步骤十四　独立完成自我检测单七。

（董莲诗　张　果）

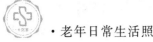

老年健康综合评估自我检测单七

<table>
<tr><td>单元标题</td><td colspan="3">老年健康综合评估</td><td>任课教师</td><td></td></tr>
<tr><td>班级</td><td></td><td>学号</td><td></td><td>姓名</td><td></td></tr>
<tr><td>学习情境</td><td colspan="3">王爷爷到了老年照护机构后，护士小王接收王爷爷后，及时与王爷爷及其家属进行沟通，了解王爷爷的基本情况，并收集相应信息，目前，需要为王爷爷建立个人档案和确定王爷爷的照护等级，请同学们根据王爷爷的身体状况，了解老年综合评估的各种评估量表，为王爷爷进行入院健康评估</td><td>学习时间</td><td></td></tr>
<tr><td>学习情境分析</td><td colspan="5"></td></tr>
<tr><td>列举出老年健康评估的其他内容</td><td colspan="5"></td></tr>
<tr><td>本次课主要收获</td><td colspan="5"></td></tr>
</table>

（董莲诗）

项目三　老年人居家照护环境设计与改造

学习目标

能力目标

1. 能够评估居住环境是否适合老年人居住，并指出居住环境存在的问题。

2. 能够对老年人现有的居住环境进行设计和改造以适合老年人居住。

知识目标

掌握：居家环境评估工具的内容和使用方法；老年人居室设计的总体要求。

熟悉：适应老化现象的居家环境改造要求。

了解：老年照护资源的相互联结。

素质目标

1. 能够态度和蔼诚恳地与老年人沟通，对老年人居住环境进行评估。

2. 在设计老年人居住环境和改造现有居住环境的过程中，考虑老年人的经济条件，关心和爱护老年人。

任务一　居家环境评估内容分析

情境导入 3-1

李爷爷，男，81岁，3日前因跌倒后踝骨骨折、多处皮肤擦伤入院。平日生活自理，自认为"身体健康、不用他人照顾"。于今年1月喜迁新居，其居室为三室一厅的错层结构，由于起身过急，跌倒，从四级阶梯滚下致伤。请同学们找出李爷爷的居家环境存在哪些问题并设计改造方案。

【任务实施】

步骤一　学生4～6人为一组，阅读情境内容，讨论分析本次课学习任务，进行任务分解。

步骤二　进行小组讨论，分析李爷爷的心理问题。

步骤三　阅读以下资料，收集居家环境评估的内容。

【任务分析内容】

居家养老是我国绝大多数老年人愿意接受的养老方式，这也就意味着在老年人退休后，其主要的生活场所是家庭及家庭所在的社区。家庭环境的舒适、安全、便利是维持和提高老年人生活质量的重要影响因素，但是随着年龄的增长、老化程度的增加，老年人在原本感觉舒适的家中也会感到不便，生活自理能力在一定程度上受到限制，甚至可能导致跌倒发生率的增加。因此，需要及时发现居家环境中存在的

Note

问题并对物理环境进行改造,创建老年人宜居环境,并有效利用老年照护资源,以促进老年人积极适应老龄化的顺利实现。

家被称为安全的港湾,老年人的家真的安全吗?有研究表明,老年人跌倒有一半是发生在家中,一方面家庭可能是老年人活动的主要场所,另一方面也提示家中可能存在安全隐患。通过评估,寻找并消除家中的安全隐患,增加保护性措施,能有效减少老年人在家中跌倒的危险。除了安全性外,居家环境是否适宜老年人居住,让他们感到便利和舒适,也是居住环境评估的主要方面。

目前我国尚无统一的对居家环境进行评估的工具,本节将以相关文献中的自我核查表为主要框架,结合我国《家庭无障碍建设指南》及海内外学者常用于评估老年人跌倒有关的居家危险因素工具,尽可能完整地呈现适用于老年人居家环境所需要评估的细节。

一、室内外通道及出入口评估

(一)室外通道评估内容

进入家中的通道地面平整;通道有高低差或者台阶高度超过 20 cm 的地方设有平缓的斜坡道;通道至少有 90 cm 宽;通道旁的矮灌木都经过修剪,且不会有掉落的树叶;通道路面上的水沟、下水井等井口不会让轮椅的轮子或者拐杖陷入;通道地面是防滑设计的;通道沿线有足够的照明;室外照明灯为声控灯;通道的台阶两旁都装有扶手。

(二)斜坡道评估内容

斜坡道不太陡且容易进出;在斜坡道的顶端、底部及中间都有可以停靠的平台;在斜坡道的方向变换处设有长、宽各 1.5 m 以上的平台;斜坡道的表面不会在下雨天积水,不湿滑;未紧贴墙的斜坡道装有 1 m 以上的护栏;扶手高度为上缘距斜坡道地面 5 cm;扶手耐用且让人感到舒适;斜坡道上未临墙壁的一端,至少设有 5 cm 高的防护栏;如果不想走斜坡道,还有楼梯可以使用。

(三)大楼出入口评估内容

净宽度至少有 90 cm;没有门槛高低差或者门槛低于 3 cm 且做 1/2 斜角处理;门把手容易开启与抓握;门前后均留有 1.5 m×1.5 m 的空间可供轮椅回转;设有明显的门铃、对讲机,且高度不超过 1.1 m;设有门禁系统,可在家中看见按门铃的访客;照明良好。

(四)楼梯评估内容

阶梯深度不小于 26 cm,阶梯高度不大于 16 cm;净宽度不少于 90 cm;每 10 级台阶有一个可以停靠的休息平台;两侧装有栏杆扶手;照明良好;梯面平整,且有明显的防滑警示条。

(五)电梯评估内容

厢内深度不小于 125 cm;门宽不小于 80 cm;两旁皆设有扶手,且后视镜下缘高度距电梯厢地面 85 cm;操作面板高度为 75~120 cm;停止自动开关设计,以防止老年人进出动作慢而夹伤;使用语音或广播系统,报告楼层数、进行方向及开关情况。

二、室内环境评估内容

(一)室内走道评估内容

所有走道均可让轮椅使用者顺利通行;走道地板没有堆放物品;走道地板平坦且防滑;地毯均固定在地板上。

(二)住宅大门评估内容

出入口至少宽 80 cm;使用拨杆式开关;前后均留有 1.5 m×1.5 m 的空间可供轮椅回转;鞋柜旁有供换鞋时使用的座椅;开门之前可看见访客;前方区域有良好的照明;户门拉手侧有 40 cm 以上的空间,方便轮椅接近门口、开关户门。

Note

（三）客厅评估内容

可以容易地从沙发椅上站起来；沙发前的茶几与沙发之间的距离＞30 cm，保证进出时不会磕碰；茶几轻便稳固，能按需要随意移动和组合；窗帘等物品的颜色与周围环境相区别；窗户前不放置障碍物，以便于开关；坐具面对门厅方向；坐具的摆放方便进出，无须绕行；良好的自然采光与通风。

（四）卧室评估内容

面积不小于 12 m^2；与卫生间靠近；有夜间照明设施；容易上、下床；可以在下床前开灯；可以在床上接电话；床边留有护理空间；衣柜及储物柜高度合适，使用者站立位为 65～185 cm，用轮椅者为 55～135 cm；床头柜高度比床面略高，为 60 cm 左右；无安全隐患，如过高或过低的椅子、杂乱的家居物品等。

（五）厨房评估内容

通道净宽度不小于 80 cm；地板采用防滑材料；地板无油渍；有容易取拿的灭火器；橱柜能够调整高度，坐位时能方便取柜内的物品；上层橱柜或墙壁上的架子，深度不超过 30 cm；较重的锅碗瓢盆放在操作台下方的橱柜中；可以拿到所有挂在墙上的锅碗瓢盆；下层橱柜中的抽屉很容易移动并取出；橱柜的把手容易辨识且易开启；灶台距离地面高度适中，且容易使用；灶台下有足够的空间可供坐位使用时的腿部活动；抽油烟机效果好，无油烟；烤箱或微波炉的摆放高度适中且容易使用；洗涤槽或操作台距离地面 75～80 cm；洗涤槽或操作台下有足够的空间，可供坐位使用时的腿部活动；水龙头为拨杆式开关；有可调整冷热水的水龙头；操作台面上有足够的照明；操作台的边缘圆滑、无锐角；操作台的表面平滑且为耐热材料。

（六）卫生间评估内容

门的净宽度至少为 80 cm；门容易打开，且可以从外面打开门锁；进出无门槛或门槛高度＜3 cm；有足够的空间方便轮椅进出；马桶距地面高 40～45 cm；马桶周围有可以抓握的扶手；马桶前有足够的移动空间；马桶两旁至少一侧有足够的移动空间；坐在马桶上可以容易拿到卫生纸；容易在马桶上坐下和站起来；淋浴间容易进入；淋浴间有折叠椅或可移动的淋浴椅；淋浴间设有需要的扶手；花洒的高度可以任意调整；淋浴间置物架的位置伸手可及；有容易操作的拨杆式水龙头，且有清楚的冷热给水标志；洗脸盆距离地面不超过 85 cm；在洗脸盆下方留有可以坐位使用并供腿部活动的空间；洗脸盆旁有扶手；水龙头不会将水喷溅出洗脸盆；浴室或柜子平台边缘都是圆滑的；坐着可以取放柜子里的物品；在浴缸上有可以坐的平台；浴缸高度低于膝盖；浴缸表面的材质是防滑的；可以从浴缸外面开关水龙头；坐在浴缸里时可以拿到毛巾和洗浴用品；浴缸周围有可以抓握的扶手。

步骤四 根据个人任务进行资料收集，可以采用卡片法、划线法收集信息。

步骤五 每个小组制订一个评估内容的表格。

步骤六 每个小组找出情境中所评估部分环境存在的问题。

步骤七 独立完成任务自我检测单。

（董莲诗 张 果）

老年人居住环境设计任务自我检测单一

单元标题	老年人居住环境设计		任课教师	
班级		学号	姓名	
学习情境	李爷爷，男，81 岁，3 日前因跌倒后踝骨骨折、多处皮肤擦伤入院。平日生活自理，自认为“身体健康、不用他人照顾”。于今年 1 月喜迁新居，其居室为三室一厅的错层结构，由于起身过急，跌倒，从四级阶梯滚下致伤。请同学们找出李爷爷的居家环境存在哪些问题并设计改造方案		学习时间	

Note

续表

单元标题	老年人居住环境设计	任课教师	
工作任务	任务 1.分析老年人的心理问题、居住环境存在的问题 任务 2.进行老年人居住环境评估 任务 3.列举室外环境评估项目和评估指标	学习地点	
课前预习	老师下发的学习通课上的学习资料		
案例分析	老年人的心理问题： 居住环境存在的问题：		
列举室外环境评估项目和评估指标	室外通道评估：		
	斜坡道评估：		
	大楼出入口评估：		
	楼梯评估：		
	电梯评估：		

续表

单元标题	老年人居住环境设计	任课教师	
列举室内环境评估项目和评估指标	室内走道评估：		
	住宅大门评估：		
	客厅评估：		
	卧室评估：		
	厨房评估：		
	卫生间评估：		

（董莲诗）

任务二　专项评估内容、评估步骤及整改设计

情境导入 3-2

按照中国老年人的生活习惯，老年人喜欢居家养老，例如，上次课情境导入中的李爷爷由于搬入的新家中有错层的楼梯，所以李爷爷起身过急，跌倒，从四级阶梯滚下致伤。对居住环境设计中可能会导致老年人意外伤害的一些环境因素进行分析，请同学们结合老年人的经济实际和是否有政府支持等因素设计改造方案，做出图纸。

Note

【任务实施】

步骤一 4～6 人一组,分析讨论李爷爷家应该如何改造,才不会发生类似问题。

步骤二 阅读以下资料,获得为老年人进行居家设计和改造的知识和技巧。

【任务分析内容】

一、专项评估内容

(一) 照明设备的评估内容

拉开窗帘后,有充分的自然光;夜间常会活动的通道或区域安装夜灯;所有的电灯开关均为按压式;灯具都很容易清洁且方便更换;所有户外的通道、楼梯和阳台均有良好的照明。

(二) 扶手及门把手的评估内容

扶手距离地面 75～85 cm;扶手牢固地固定在墙面上,无松脱现象;扶手为耐用材料,且使用感觉舒适;所有的门使用拨杆式端头回转式门把(图 3-1);门把手至少长 12 cm;门把手距离地面高度不超过1.1 m。

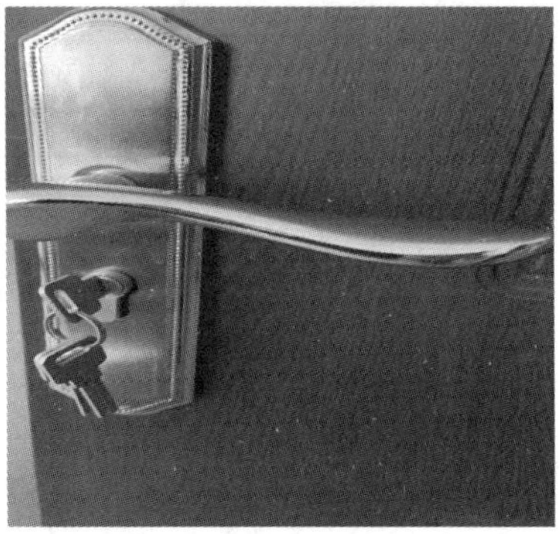

图 3-1 拨杆式端头回转式门把

(三) 衣柜和储物空间的评估内容

吊衣杆可以升降,即使坐着也能容易拿到衣柜内的东西;衣柜内有照明装置;家中有一处完整且独立的储藏空间;储藏空间内有层板可以放置各种杂物;储物空间通道宽度至少为 50 cm,可以容纳一个人进入移动。

(四) 洗衣和晒衣空间的评估内容

洗衣或晒衣的阳台有足够的宽度;阳台是封闭的,雨天地面不容易被淋湿;洗衣所需的东西容易拿到;晒衣架的高度可调整,操作方便又省力。

(五) 电路安全的评估内容

距离水源至少 90 cm;电线、电话线及网线都沿着墙面固定良好;经常检查电源插座及外露的固定电线;尽量不使用接线板;插座可安装插座盖,防止灰尘和水进入(图 3-2);拔除不经常使用的电源插头。

(六) 火灾预警的评估内容

每一楼层及家中厨房内部装有火灾报警器;经常检查火灾报警器是否有故障,且每年至少清洁一次;火灾报警器响起时,老年人知道应该怎么做;每一楼层及家中都有灭火器。

(七) 特殊需求老年人环境的评估

1. 视力障碍老年人特殊环境需求的评估内容 煤气灶炉火控制标志的数字清晰,容易阅读;厨房操作台有足够的照明;厨房操作台的台缘颜色与台面不同;所有的衣柜均有充足的照明;室内外的走道、楼梯以及出入口大门都有良好的照明;在楼梯的每一阶前端,都使用不同颜色以突显边界;在楼梯开始往上或往下处平台使用和周围环境不同的颜色来区隔。

Note

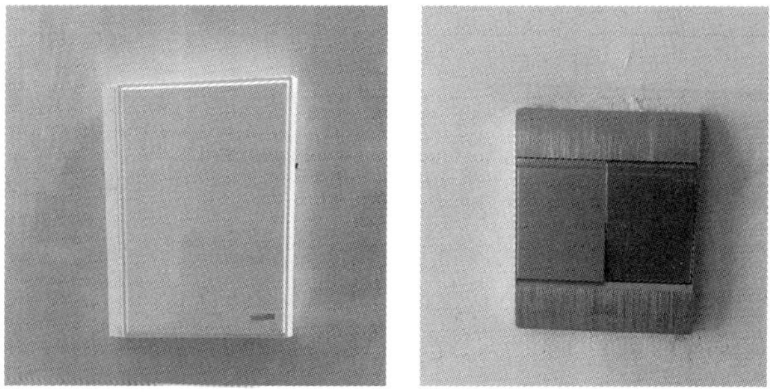

图 3-2　安全插座与开关

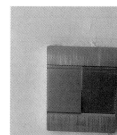

2. 听力障碍老年人特殊环境需求的评估内容　火灾报警器有闪光的视觉警示功能；电话及电铃的音量可以调高。

二、评估步骤及整改设计

(1) 建议在使用评估工具时，老年照护专业人员和老年人或家庭成员一起评估。有研究表明，专业人员评估时能发现比家庭成员更多的问题，原因是后者对家庭环境习以为常，不容易发现问题。另外，在两类人员同时评估时，专业人士可以同步进行老年人宜居环境的健康教育，促进危险因素整改。

(2) 评估时，从住所入口开始，逐一对客厅、卧室、厨房、洗手间和浴室、阳台、楼梯等进行全面评估。边评估边在对应的项目上做出标记，最后结合老年人当前的状况，和老年人及其家庭成员一起确定必须要立即整改的项目、有条件时整改的项目，并制订家庭整改计划。

(3) 居家环境整改计划表见表 3-1。

表 3-1　居家环境整改计划表

存在问题	是否立刻整改	可能存在的困难和所需的资源	我已经完成(年-月-日)

(4) 居家环境改造会遇到的困难。虽然居家环境评估发现的安全隐患对老年人很重要，但是在执行过程中会遇到障碍，具体如下。

问题一：有的老年人因为习惯了原有的生活环境，不愿意搬动家具；有的老年人不愿意丢弃旧物或者喜欢收集废旧物品，而不愿意整理。

措施一：针对这些问题，需要协同家属一起教育，让老年人认识到不改造的危险性和老年人跌倒事件发生的普遍性和严重性，从而引起老年人重视。帮助老年人及其家属分析可能存在的障碍，从而促进行为的改变。

问题二：老年人经济上不宽裕，不愿意将钱花费在改造环境上。

措施二：在提高认识的基础上，和家属沟通，做好预算，可以按照紧急程度逐步改善，也可以借助当前居家养老的政策，争取政府的资助。

问题三：住所为租赁房，房东可能不支持房屋改造。

措施三：可请建筑相关专业人员评估，并商量决定可否使用轻便、易拆装的器具，尽可能不影响房屋的整体架构。

步骤三　每个小组根据情境导入为李爷爷做一个居家环境整改计划。

步骤四　每个小组完成一份整改的设计图纸。

步骤五　独立完成任务自我检测单。

(董莲诗　张　果)

Note

老年人居住环境设计任务自我检测单二

单元标题	老年人居住环境设计			任课教师	
班级		学号		姓名	
学习情境	按照中国老年人的生活习惯，老年人喜欢居家养老，例如，上次课情境导入中的李爷爷由于搬入的新家中设计有错层的楼梯，李爷爷起身过急，跌倒，从四级阶梯滚下致伤。对居住环境设计中可能会导致老年人意外伤害的一些环境因素进行分析，请同学们结合老年人的经济实际和是否有政府支持等因素设计改造方案，做出图纸			学习时间	
工作任务	任务 1. 做一个老年人居住的室内环境设计 任务 2. 列举专项评估项目和评估指标			学习地点	
室内环境设计	做一个老年人居住环境整改计划表：				
列举专项评估项目和评估指标	照明设备评估：				
	扶手和门把手评估：				
	衣柜和储物空间评估：				
	洗衣和晒衣空间评估：				
	电路安全评估：				
	火灾预警的评估：				

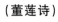

（董莲诗）

任务三 适老性居家环境分析

情境导入 3-3

李爷爷自跌伤入院，经过一段时间治疗，皮肤擦伤基本好转，踝骨骨折还未彻底康复，需要坐轮椅或拄拐杖行走，他申请出院回家，虽然家中的四级阶梯已经改造，但是李爷爷还是有一定的心理障碍，不敢自己独自行走，请同学们根据李爷爷的情况，分析适老性的居家环境。

【任务实施】

步骤一 学生 4～6 人为一组，阅读情境内容，分析讨论，根据自己的经验列出哪些是适老性的居家环境。

步骤二 阅读以下资料，收集适宜老年人居住的家庭环境资料。

【任务分析内容】

人体的功能在成人期达到高峰后开始下降，老年人可能出现视力下降、身体平衡性降低、心肺功能减退等问题，已经无法适应室内昏暗的灯光、成堆杂物的居室及无电梯的高层居所。但老年人对自己熟悉的环境有一种认同感和归属感，不愿意离开自己生活多年的家。因此，给老年人的家进行适老性改造，可以减少由于老化带来的生活不便，提高老年人的生活自理能力，尽量延长在自己家中居住的时间，促进生活幸福感的提升。当老年人拥有他们需要的社会支持和健康服务时，相应的每个家庭就不会有过多的紧张和压力，在一定程度上也能促进社会稳定和经济发展。2012 年世界卫生组织发布了《全球老年友好城市建设指南》，2014 年 7 月我国住房和城乡建设部、民政部、财政部、中国残疾人联合会和全国老龄工作委员会办公室联合发布了《关于加强老年人家庭及居住区公共设施无障碍改造工作的通知》，2016 年相关部门发布了《关于推进老年宜居环境建设的指导意见》，各省市也分别出台了文件来推进相关工作的规范开展。所有的文件都强调了对老年人居住环境进行适老性改造的重要性和必要性。

按照范围的大小，适宜老年人的居住环境分为居家环境、社区环境和城市环境。

一、适宜老年人居住的家庭环境

（一）适应老化现象的居家环境改造要求

1. 体型变小 老年人身高下降、四肢活动范围缩小，特别是肩关节活动度下降，上肢抬举的高度下降。这样可能使得原本合适的灶台和储物橱柜变得过高，取放物品需要用梯子，加上老年人肌力下降，灵活度降低，特别在高空取物时容易发生跌倒、扭伤等事件。改造时要降低灶台高度，重新考虑收纳空间的大小和位置，配备相对安全平稳的梯凳（图 3-3）。

2. 身体变虚弱 高龄老年人身体容易虚弱，常出现四肢肌力下降，步伐减小。因此，尽可能使用灵敏省力的物品，如更换轻便的炒菜锅、采用电动可升降的橱柜、别墅中尽可能将老年人安排在低楼层居住或是安置电梯。室内空间尽可能宽敞，室内到室外可供行走的空间分布得当，尽可能便利。由于老年人的手指力量不足，不便抓握和旋转球形门锁，故建议改为拨杆式门把手。虚弱老年人淋浴时可使用洗澡椅（图 3-4）。

3. 感觉功能下降 老年人的感觉功能大多按照视觉、听觉、嗅觉和触觉的顺序下降。老年人视力退化，产生老花眼。视野变得狭窄；由于感光细胞数量的减少，老年人需要 2～3 倍的照明度才能感受到和年轻人一样的亮度。同时眼睛的明、暗适应能力降低，适应调整所需的时间比年轻人更长。由于眼球老化，视网膜黄斑对某些颜色（如紫色、蓝色和绿色等）产生色弱，而对于黄色、橙色、红色则比较敏感，且较多伴随着白内障、青光眼和老年性黄斑退行性病变等问题。当眼睛对颜色及亮度的识别能力开始衰退

Note

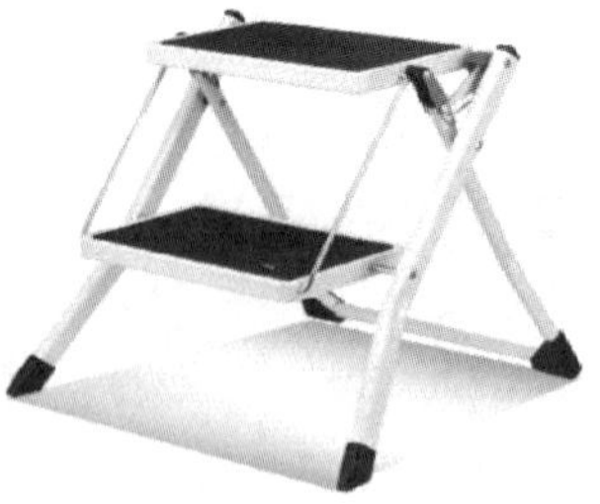

图 3-3　梯凳

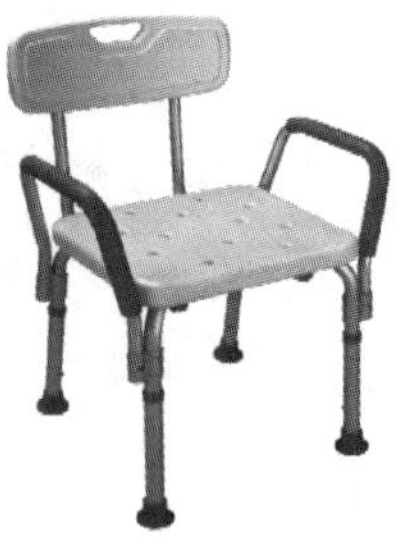

图 3-4　洗澡椅

时，就会影响日常生活。对于视力的降低，应避免使用色彩对比强烈的格子、条纹、波浪线等图案的地板，以防止老年人出现眩晕，对地板的高低水平判断出现偏差。应避免强光和直射日光等对眼睛的刺激，在过道、卫生间和厨房等容易跌倒的区域应特别安排局部照明。在床边放置容易伸手摸到的台灯。

推荐老年人使用老年人电话，按钮大、来电显示的数字大、音量高，还可以存储常用电话进行一键拨号(图 3-5)。

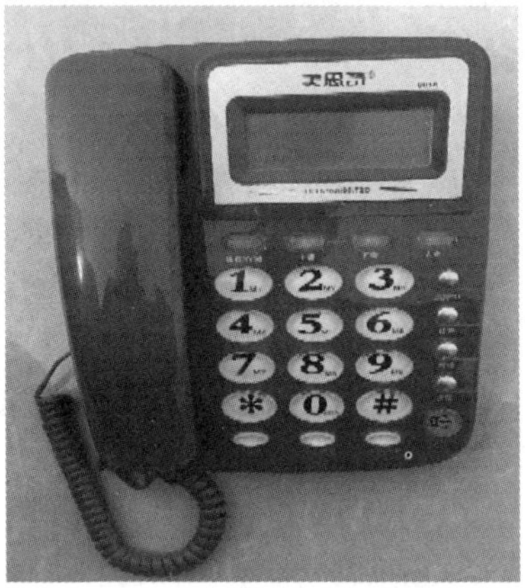

图 3-5　老年人电话

为听力下降的老年人购置大音量的门铃，看电视时可佩戴无线耳机，以便老年人能听得更清楚，同时减少外界环境带来的干扰。老年人嗅觉减退，则要特别注意安装天然气的泄漏报警装置，选用安全型灶具，使用燃气灶时应安装熄火自动关闭燃气的装置，或者将天然气灶更换为电磁炉。

4. 睡眠及排泄的变化　老年人的睡眠时间变短，易醒，夜间排泄次数增加。可以考虑在卧室中设置卫生间，配备床头灯、床旁电话及小夜灯(图 3-6)，保证室内通风和适宜的温湿度等。

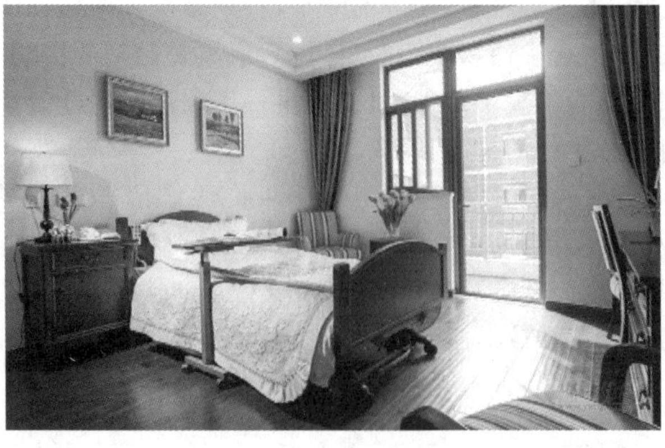

图 3-6　卧室环境

5. 认知能力下降　喜欢怀旧的老年人适应新环境和学习新事物的能力下降。因此，家具的摆放位置不要经常变动，日用品固定摆放在方便取放的位置，使老年人熟悉生活空间。选购电器时应优先考虑智能化程度高且操作简便的设备。针对老年人怀旧的特点，可以专门布置一个怀旧空间(图 3-7)。

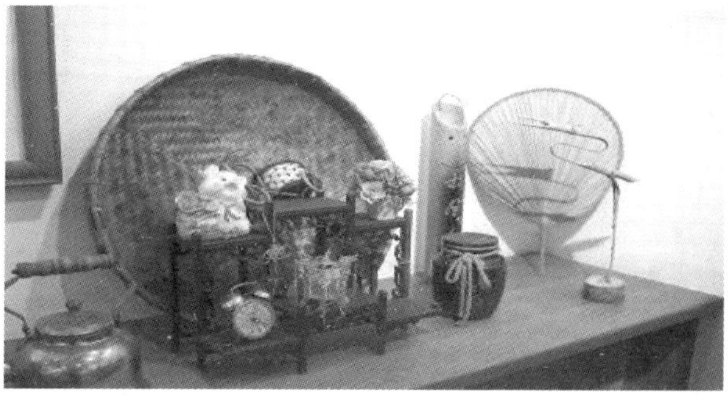

图 3-7　怀旧空间

(二) 老年人居室设计的总体要求

老年人居室设计需要落实无障碍设计理念，创造条件鼓励老年人生活自理、自由活动，维护老年人的尊严。

1. 宽敞明亮　有足够的空间，行动无需绕行，轮椅可自如活动。例如，可供轮椅通行的有效门宽度在 80 cm 以上，户外走廊宽度则需要在 85 cm 以上(图 3-8)，如果轮椅需要旋转 90°，则门把手高度需要在 90 cm 以上。所有的通道都不堆放杂物(如报纸、书籍、衣服和鞋子等)。开阔的视野使任何可能的危险都能及时被发现增加了安全感。例如，老年人坐在客厅的沙发上即可看见大门口(图 3-9)，注意到入户门是否关好，进门的人是谁，有无危险发生。

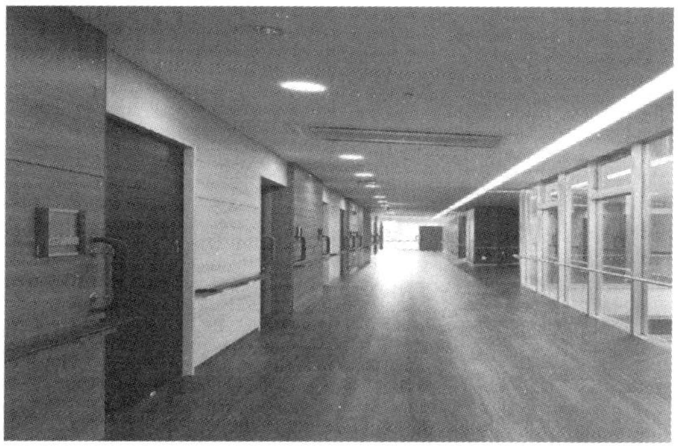

图 3-8　走廊

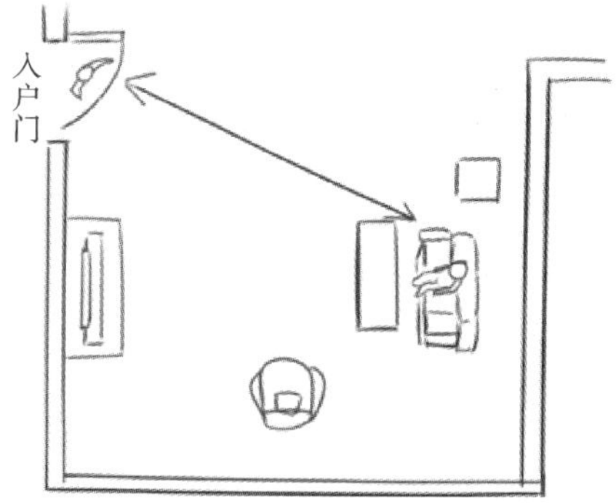

图 3-9　客厅摆放示意图

2. 无安全隐患　尽可能保证老年人在居室内不因为居室设施而受到伤害。可采取的措施如下：①地板使用防滑材料，避免使用小地毯，如必须使用则须用双面胶把地毯粘住，在浴缸周围和淋浴处使用防滑垫，不使用有轮子的家具。②地面平整，门槛、台阶要低，尽可能消除地面高度差。③屋内整洁，尽量避免东西随处摆放，电线要收好或固定在角落，不要将杂物放在经常行走的通道上等。④避免使用棱角突出、尖锐的家具。⑤楼梯有扶手(图 3-10)，不应采用扇形台阶，台阶上可安装小灯或荧光条，以起到提示功能。⑥若家中养宠物，给宠物系上铃铛，以防宠物绊倒老年人。

3. 便利舒适　屋内设施方便使用，做到以下几点：①色彩平和，舒适幽雅。墙壁或窗帘可使用较明亮的颜色(如米黄色及橘色)，噪声昼夜不应超过 50 dB。②门窗易开关、拉手高度合适，床及椅子高矮合适、软硬适中，椅子有靠背和扶手(图 3-11)，卫生间最好使用坐厕而不使用蹲厕(图 3-12)。浴室需安装扶手(图 3-13)，可采用木质、不锈钢、塑胶等材质的扶手以保证手感舒适，有防滑区，一般采用水平或垂直方向安置，便于助力。③入户门内应设更衣换鞋空间并设置坐凳(图 3-14)，以便老年人坐位穿脱鞋子。

4. 便于应急处置　居室设计需要考虑当发生意外时，如何做到最快速施救、转运，以抓住黄金抢救时机。老年人的卧室及卫生间不宜采用内开门，因为当老年人突发疾病或意外倒地时，身体可能堵住门口(图 3-15)，故最好采用无轨推拉门或者外开门。卫生间内设有紧急求助装置(图 3-16)。

5. 个性化　在居室设计和改造时，尊重老年人的习惯和喜好，在保证安全、便利、舒适前提下，提倡

Note

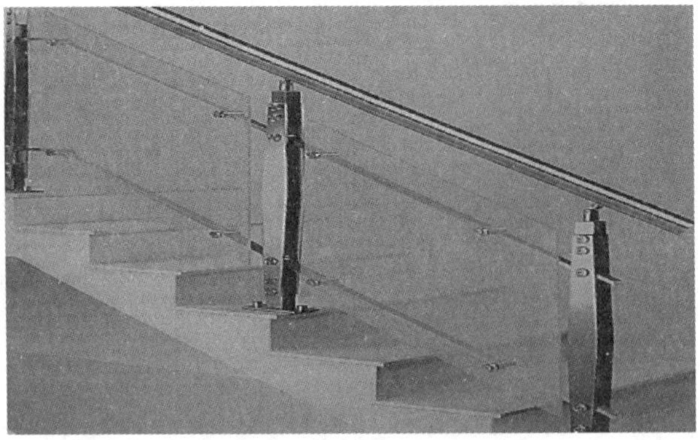

图 3-10　楼梯扶手

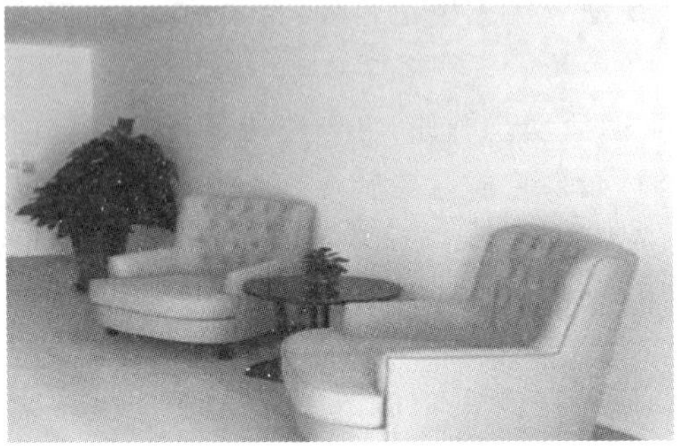

图 3-11　扶手椅

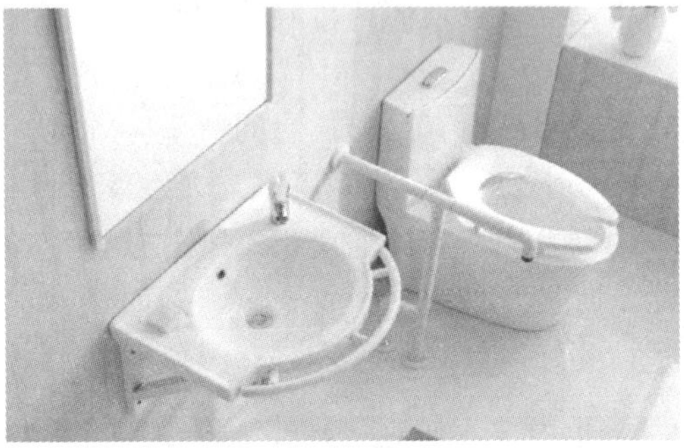

图 3-12　卫生间内扶手

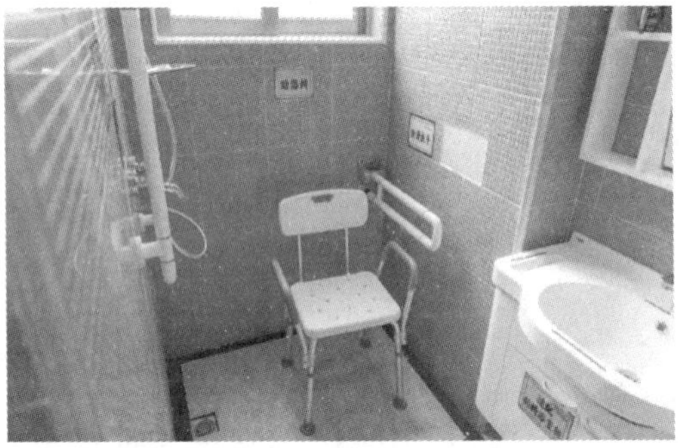

图 3-13　浴室整体

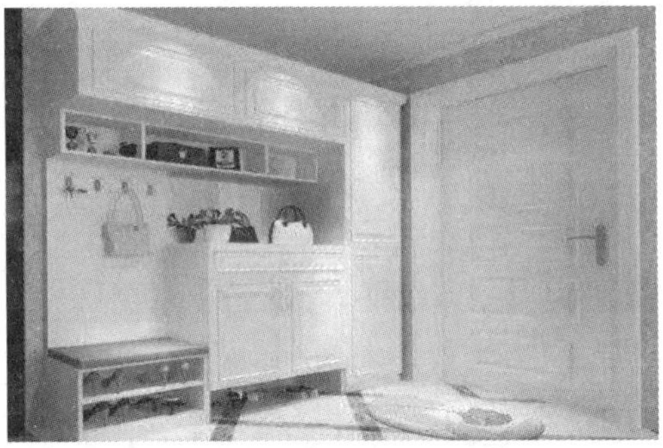

图 3-14　入户鞋柜及坐凳

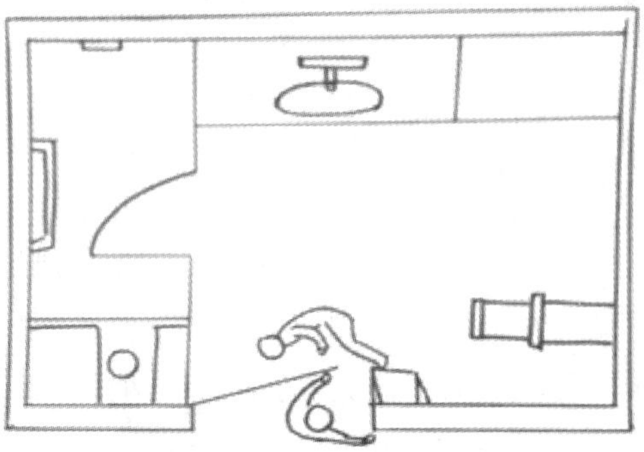

图 3-15　内开门在抢救时的弊病

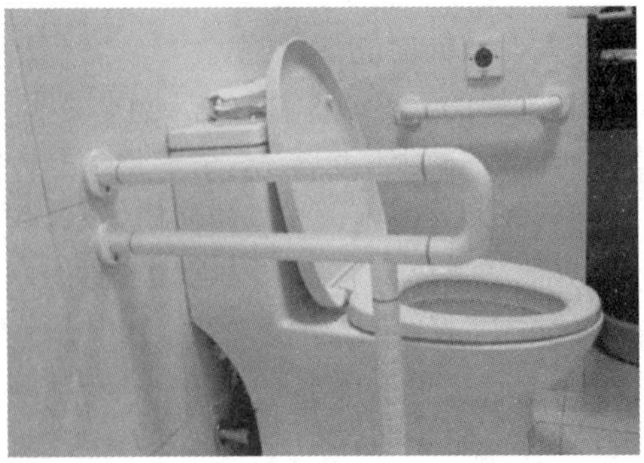

图 3-16　卫生间内的急救求助装置

个性化设计。

（三）不同自理程度老年人的家居环境特殊要求

随着年龄的增长和疾病的发展，老年人的自理能力呈下降趋势。为适应不同自理程度老年人的要求，家居环境也需要做相应的改造。

1. 自理期 老年人能完成基础性日常生活活动和工具性日常生活活动的时期。针对这类老年人的家庭，可以适当调整各种设施的高度、将平滑的地板改为防滑地板。随着年龄的增长，可逐步增加扶手和提高居家设备的便利性。

2. 半自理期 老年人无法完成工具性日常生活活动，但基础性的日常生活活动可以通过器具或者人工协助完成。其居家环境要全面进行适老性改造，重点是在浴室的淋浴处、浴缸、马桶、水盆处增加扶手（图 3-17），调整水盆、马桶等的高度，以方便老年人安全地使用。

3. 照护期 老年人的基础性日常生活活动都需要依靠他人帮助完成。此时，可以更换床铺为可升降床，增加床栏和床旁扶手（图 3-18），增加呼叫设施。

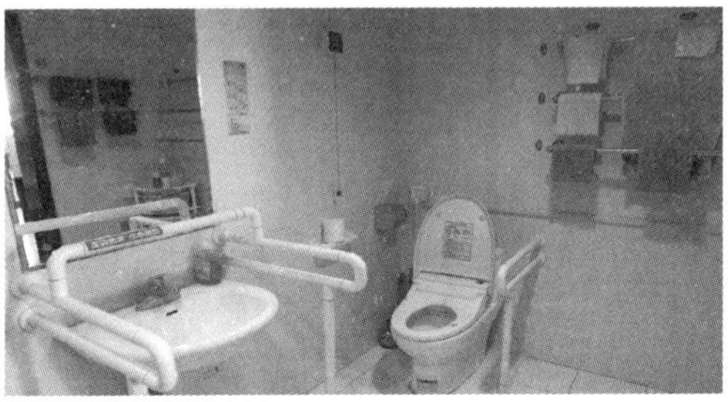

图 3-17 水盆、马桶的扶手

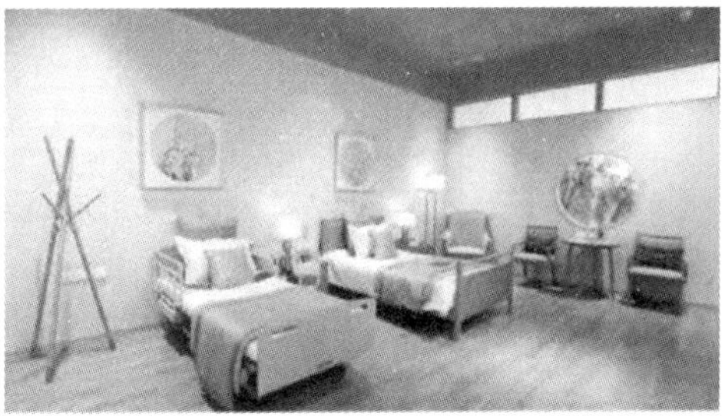

图 3-18 床旁扶手

步骤三 通过阅读资料，做一个适宜老年人居住的家庭环境的思维导图。

步骤四 用展览会法将小组做的思维导图进行展示。

步骤五 与其他组进行比较，选出一个最佳方案。

步骤六 阅读以下资料，设计居家环境改造的方案。

【任务分析内容】

二、常见的住宅改造

1. 设置扶手 扶手不仅可以预防摔倒等事故发生，也可以降低之前困难动作的难度，降低动作的不安定性，所以住宅整修中不可或缺。

扶手的作用，在走廊、台阶，浴室，厕所各有所不同。走廊扶手，手肘放在扶手上滑动前行；台阶扶手，在支撑身体的同时，通过手臂力量牵引身体。所以扶手的形状和粗细必须符合牢牢抓住的需求。厕所和浴室的扶手，因身体机能不同，扶手的位置也多样。

2. 消除台阶 消除台阶是住宅整修的关键，住宅内外高度较小台阶的消除方法，可采用钉入楔子和抬高地面的方法消除（图 3-19）。

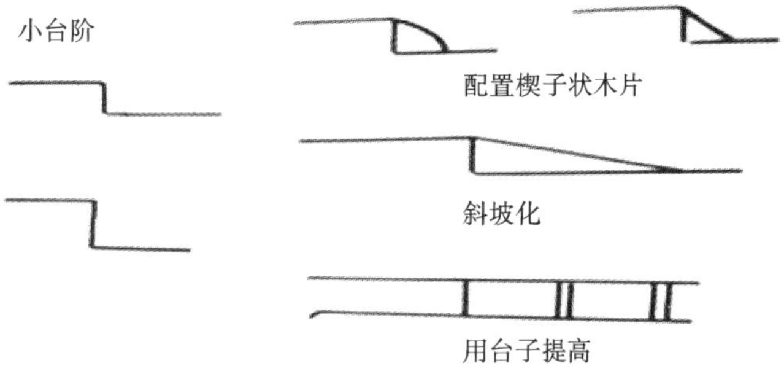

图 3-19 消除台阶方法

3. 整修厕所 住宅改造最频繁的是厕所。人一上年纪，就会频繁地上厕所，特别是晚上，容易发生在过道跌倒等事故。解决此类问题，可以将厕所和卧室毗邻，同时必须注意卧室和厕所的温度差。

上厕所伴随着向厕所移动、脱穿衣服、处理善后、用水冲洗等一系列动作，根据障碍程度存在大的个

Note

体差异，所以需要充分的现场考察后，确定所需空间和扶手。

(1) 厕所内配置：厕所坐便器和扶手的配置，根据拐杖和轮椅的移动形态而不同。老年人只借助拐杖移动时，只需比一般的厕所面积多一些，而使用轮椅时，根据移动到坐便器方式的不同而有所不同，大小选择见表 3-2，就可以满足护理的需要。

表 3-2　厕所内配置

类　型	说　明	图纸(单位：mm)
步行障碍者	设计扶手，帮助老年人站立 出入口设计成拉门	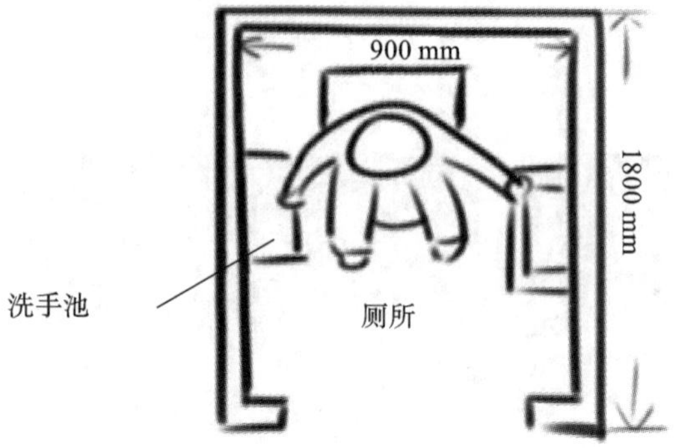
前方通路	若上肢力度欠缺，使用时可横跨在坐便器上 半身不遂时，改变方向，采用一般坐姿	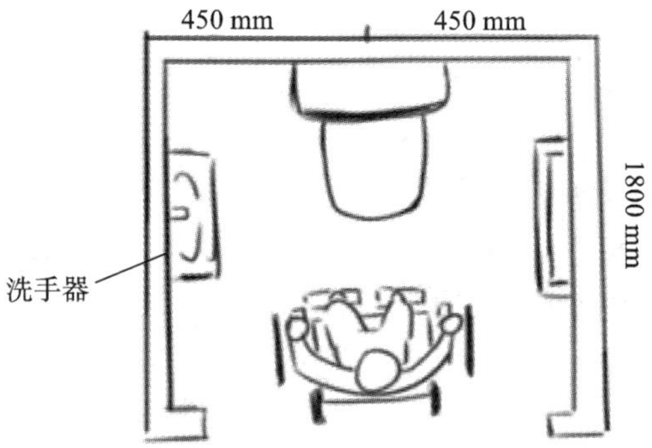
斜前方通路	由斜前方接近，借助扶手移动至坐便器 适合上肢力量较强，或者可站立步行两三步的老年人	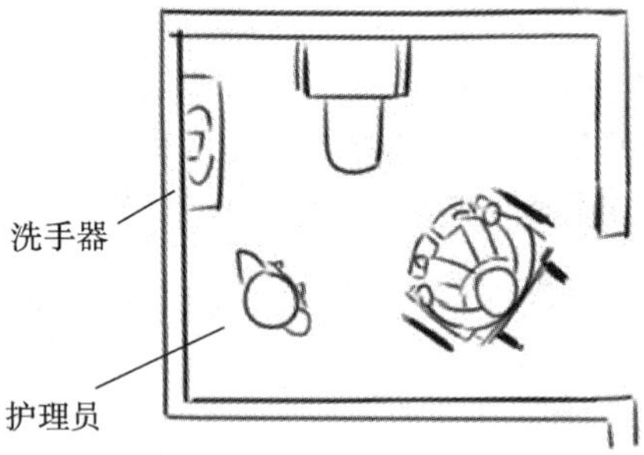
侧面通路	从坐便器的侧面，借助扶手移向坐便器 下肢麻痹和半身不遂的老年人的基本通路 卸除轮椅的扶手	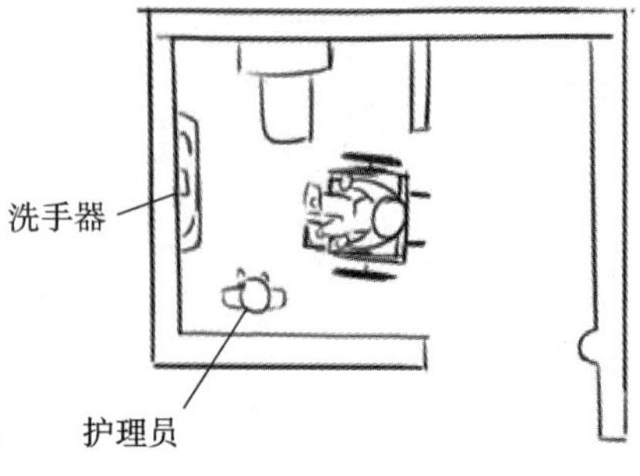

Note

续表

斜后方通路	从坐便器斜后方接近，卸除轮椅的扶手，身体横向挪动移至坐便器 适合不全四肢麻痹等上肢力量不足和坐姿平衡差的老年人	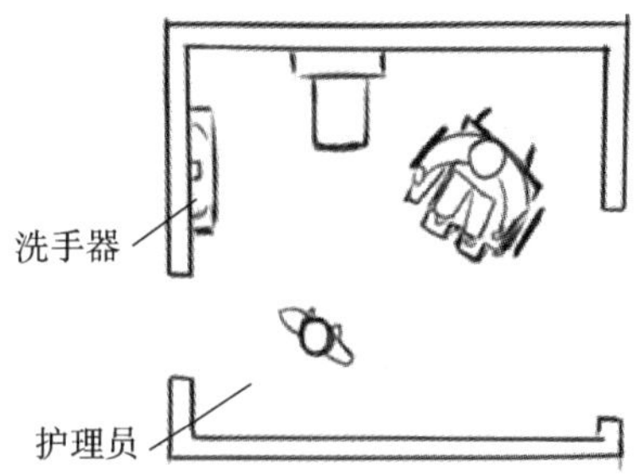

（2）扶手：一般用于从坐便器站起、移动及保持坐姿的稳定。使用轮椅时，为了轻松地移动，应选择和轮椅扶手等高的扶手。适合的高度因身体机能状况而有所不同，需要多次实践，听取护理专业人员的意见之后确定。若不能安装扶手，可选择各种非固定式扶手，满足需要。

（3）坐便器：轮椅前方的通路，前后方向皆可使用残疾人专用坐便器比较方便，多数情况下普通坐便器就可满足需要。使用轮椅时，应使用与轮椅等高的坐便器，以便于移动。

步骤七　每个小组根据找出的所评估的居家环境的问题设计改造方案。

步骤八　利用课前准备的用物，进行环境改造，或者画图对环境进行模拟改造。

步骤九　每个小组到前面进行成果展示，包括做的评估表、改造方案和环境模拟改造的模型。

步骤十　每个小组认真听其他组的讲解，找出优点、缺点，并给予评价，教师点评。

步骤十一　请同学们独立完成任务自我检测单。

（董莲诗　张　果）

老年人居住环境设计任务自我检测单三

单元标题	老年人居住环境设计			任课教师	
班级		学号		姓名	
学习情境	李爷爷自跌伤入院，经过一段时间治疗，皮肤擦伤基本好转，踝骨骨折还未彻底康复，需要坐轮椅或拄拐杖行走，他申请出院回家，虽然家中的四级阶梯已经改造，但是李爷爷还是有一定的心理障碍，不敢自己独自行走，请同学们根据李爷爷的情况，分析适老性的居家环境			学习时间	
工作任务	任务 1.总结老年人居住环境评估要点 任务 2.结合学过的知识，设计一个老年人宜居环境方案			学习地点	
	总结老年人居住环境评估要点：				
	结合学过的知识，设计一个老年人宜居环境方案				

（董莲诗）

项目四　老年人舒适与照护

学习目标

能力目标

1. 能够为老年人进行清洁护理，包括口腔护理、头发护理、皮肤护理、为老年人更换床单。
2. 能够为老年人更换衣物。
3. 能为瘫痪老年人预防压疮。

知识目标

掌握：老年人舒适护理的知识点和技术。

素质目标

1. 能够吃苦耐劳，面带微笑地为老年人服务。
2. 在为老年人进行照护的过程中，让老年人感受到爱心、耐心、细心、责任心。

任务一　老年人清洁照护

情境导入 4-1

刘奶奶，今年 79 岁，之前一直在家居住，1 年前意外摔倒，在医院动了手术之后，自己无法独立行走，由于没有子女，就搬到了社会福利院。她与另外一名大娘共住一间房间，现在无法起身，只能卧床，无法独立活动。刘奶奶神志清楚，但不愿与人交流。请完成刘奶奶的晨间护理，使刘奶奶身心舒适。

【任务实施】

步骤一　阅读情境内容，4～6 人为一组，分组讨论分析本次课学习任务，进行任务分解。

步骤二　这个案例中的刘奶奶“无法独立行走”，请用头脑风暴的方式收集材料，说出刘奶奶需要哪些护理。

步骤三　阅读以下资料，根据个人任务进行资料收集，可以采用卡片法、划线法收集信息。

【任务内容分析】

一、老年人清洁问题

清洁(clean)是人类最基本的生理需求之一。清洁不但可以促进机体健康，预防感染，还可以改善自我形象，使人拥有自信和自尊，感觉舒适、安全及心情轻松愉快。疾病、自理能力下降、各项功能障碍

Note

常影响老年人的身体清洁，甚至造成感染、压疮等不良后果。

照护人员根据老年人的病情、生理功能、社会经济状况等，对老年人的清洁状况、清洁能力、自我管理能力进行综合评估，与老年人共同探讨，制订合理、有效、安全的清洁计划。这对建立良好的护患关系，促进老年人舒适及身心健康的恢复，提高老年人的生活质量具有重要意义。因此照护人员应掌握影响老年人清洁的相关知识，做好老年人的清洁照护工作。

（一）清洁的概念

清洁是指去除身体的表面污垢，如排泄物、分泌物及有利于细菌繁殖的物质，保护皮肤的防御功能，促进血液循环。

（二）衰老带来的清洁问题

成熟期后，随着年龄的增长，人体各器官和组织细胞逐渐发生形态、功能和代谢等一系列变化，出现退行性改变和功能衰退状态。而疾病的发生和身体不活动或失用也会导致老年人的功能下降。老年人的功能下降或功能障碍，一方面导致老年人各器官的自洁能力下降，另一方面导致老年人的活动受限及自我照顾能力下降，从而导致老年人出现清洁问题。

1. 老年人皮肤与清洁 皮肤是人体最大的器官，覆盖全身，一方面防止体内水分、电解质及其他物质丢失，另一方面使体内各种组织和器官免受物理性、机械性、化学性和病原微生物的侵袭。

随年龄增长，老年人皮肤逐渐松弛，弹性逐渐降低，厚度逐渐变薄，表皮角质层的更新速度减慢，导致皮肤愈合能力和屏障功能降低。同时，老年人的皮下脂肪含量逐渐减少并且分布改变，降低了四肢末端皮下脂肪的缓冲作用。另外，老年人皮肤毛细血管减少，神经末梢密度减少，导致老年人的体温调节能力下降，触觉、痛觉、温觉等感觉功能减弱。此外，部分老年人长期卧床或久坐，或伴有排泄失禁等疾病也会给老年人的皮肤清洁带来难度。

2. 老年人压疮 老年人是发生压疮的高危人群。除压力、摩擦力、剪切力外，还与老年人的病理生理特点有关，如活动障碍、神经功能障碍、感觉功能下降、循环障碍、皮肤改变，以及由于癌症或脏器功能衰竭引发的水肿、营养不良、内分泌紊乱等。压疮治疗不当或不及时，会给老年人带来疼痛、活动受限、伤口感染等不良后果，甚至引发败血症或骨髓炎等，严重威胁老年人的生命。所以，对于老年人，压疮的预防和管理尤为重要。

3. 老年人其他器官与清洁 口腔、尿道、阴道、肛门等均是与外界相通、具有一定温度和湿度的器官，是病原微生物侵入和生长繁殖的主要途径之一。若清洁不当可造成局部炎症，甚至通过血液系统、淋巴系统导致其他器官感染，给全身带来危害。另外，指(趾)甲也是易受伤和易使微生物滋生的部位。由于老年人免疫系统能力衰退，比健康成年人更容易遭受病原微生物的侵袭，所以更应注意这些部位的清洁。此外，头发关乎老年人的舒适、健康、尊严与自信，照护人员应注意保持老年人头发的清洁、整齐、外观美丽。

二、老年人面部清洁

清洁、干净的面部和美丽、整洁的头发与健康、自尊及自信密切相关。因此，人要经常清洁面部和头发，保持面部干净，头发整齐健康，防止细菌感染或寄生虫滋生。老年人由于身体各功能的退化，活动能力下降，可能无法保持头面部的清洁状态，照护人员应当协助老年人做好头面部的清洁，促进头面部的血液循环，减少并发症。维持健康清爽的形象，提高他们的生活质量。

三、评估内容与照护要点

老年人评估内容与照护要点见表 4-1。

Note

表 4-1　老年人评估内容与照护要点

评 估 内 容	照 护 要 点
老年人完成该项目的能力	
老年人失能程度	失能者可在床上仰卧洗头和洗脸（包括鼻、眼、耳、颈部）
	半失能者可协助床边或洗漱台前洗头和洗脸
老年人低头程度	不能低头者可在床上仰卧洗头和洗脸
	能低头者可协助床边或洗漱台前洗头和洗脸
老年人双上肢活动范围	双上肢不能抬起者可在床上仰卧洗头和洗脸
老年人的病情	双上肢可抬起至头顶且活动灵活者可协助床边或洗漱台前洗头和洗脸
	颈椎损伤或腰椎损伤可在床上仰卧洗头和洗脸
	颈静脉插管者先用保鲜膜包裹管道处后视其失能情况洗头和洗脸
老年人头发清洁情况	
头发是否打结	头发打结可用30%乙醇、润发液辅助梳理
观察有无头皮屑过多	头皮屑过多可使用去屑洗发液
观察有无头癣、头皮损伤、皮疹等病变	病变处尽量不要抓挠和碰水
老年人面部清洁情况	
眼内有无分泌物	可用温热的湿毛巾包裹手指或蘸有温水或生理盐水的棉签擦拭分泌物
鼻腔有无干痂	如有干鼻痂可用棉签蘸生理盐水、温水、金霉素软膏或鱼肝油滴鼻液擦拭
耳廓沟回内有无油脂、污垢	如有可用棉签蘸生理盐水或温水擦拭
观察有无面部皮疹、疖肿或皮肤损伤	皮损处尽量不要碰水，皮疹使用温水清洁，疖肿处给予碘伏消毒
实施头发清洁技术的相关因素	
水温与室温是否适宜	水温 40～45 ℃、室温 22～24 ℃
洗脸、眼、鼻、耳过程中观察老年人情况	如发现面色、脉搏、呼吸异常时应停止操作
洗发过程中需注意	防止污水溅入眼、耳内
	运用指腹揉搓，力量适中，避免用指甲抓伤头皮

步骤四　找到晨间照护评估内容、照护要点。

步骤五　每个小组用思维导图分析老年人晨间照护的内容、用到的技术。

步骤六　将思维导图贴到展示板上进行展示。随机抽取两组为大家汇报。

步骤七　独立完成自我检测任务。

（董莲诗　肖靖琼）

Note

老年人清洁与舒适任务自我检测单一

<table>
<tr><td>单元标题</td><td colspan="3">老年人清洁与舒适</td><td>任课教师</td><td></td></tr>
<tr><td>班级</td><td></td><td>学号</td><td></td><td>姓名</td><td></td></tr>
<tr><td>学习情境</td><td colspan="3">刘奶奶，今年 79 岁，之前一直在家居住，1 年前意外摔倒，在医院动了手术之后，自己无法独立行走，由于没有子女，就搬到了社会福利院。她与另外一名大娘共住一间房间，现在无法起身，只能卧床，无法独立活动。刘奶奶神志清楚，但不愿与人交流。请完成刘奶奶的晨间护理，使刘奶奶身心舒适</td><td>学习时间</td><td></td></tr>
<tr><td>工作任务</td><td colspan="3">任务 1. 通过案例，列举影响老年人舒适的因素
任务 2. 分析老年人舒适受限的原因
任务 3. 阅读文章、查阅资料明确老年人舒适的重要性</td><td>学习地点</td><td></td></tr>
<tr><td>课前预习</td><td colspan="5">老师下发的学习通上的学习资料</td></tr>
<tr><td rowspan="4">案例分析</td><td colspan="5">分析老年人存在的不舒适感觉：</td></tr>
<tr><td colspan="5">通过案例，列举影响老年人舒适的因素：</td></tr>
<tr><td colspan="5">分析老年人舒适受限的原因：</td></tr>
<tr><td colspan="5">阅读文章、查阅资料明确老年人舒适的重要性：</td></tr>
<tr><td rowspan="2">小组任务</td><td colspan="5">分组活动，6 人一个小组，进行讨论，做思维导图，确定老年人清洁的内容，需使用哪些评估工具，进行展示</td></tr>
<tr><td colspan="5">设计刘奶奶清洁照护的内容、照护方案、步骤：</td></tr>
</table>

（董莲诗）

四、操作任务实施

步骤一 以小组为单位就面部清洁和细小部位清洁的内容绘制一份护理操作列表，将其分为材料用具、准备、执行及后续护理操作。

步骤二 请和全班同学一起讨论，在为刘奶奶进行面部清洁和细小部位清洁时需要注意哪些问题。

步骤三 每个小组面部清洁和细小部位清洁照护的相应技术，准备面部清洁和细小部位清洁照护所需物品。

步骤四 找到面部清洁和细小部位清洁照护操作的安全风险。

Note

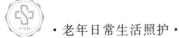

步骤五　小组讨论，分析哪些操作环节会导致相应的安全风险。

步骤六　阅读面部清洁和细小部位清洁操作步骤。

(一) 为老年人进行面部清洁

为老年人进行面部清洁的操作步骤见表 4-2。

表 4-2　为老年人进行面部清洁的操作步骤

操作步骤	操作内容
操作前评估	①身体状况确认：提前确认好有无疾病、障碍、有无感染及其他状况 ②使用物品确认：清洁的部位不同，所需用具也会不同。询问其借助护理想达到何种效果，确认达到这种效果所需用具是否备齐 ③环境确认：室内安静，室内温度调节到 22～24 ℃
风险点确认	烫伤、感染、坠床、跌倒
操作中确认	①身体状况确认：确认老年人的身体状况，根据不同时间的不同身体状况，协商后实施 ②使用物品准备：根据清洁部位，备齐所需用具 ③鼓励老年人，尽量独自完成，最好是离开床铺到洗浴室进行
协助老年人自己洗脸	协助双下肢功能障碍老年人坐床旁，或坐洗漱台前/有扶手的椅子上，热水盆放于升降桌上，调节桌子的高度 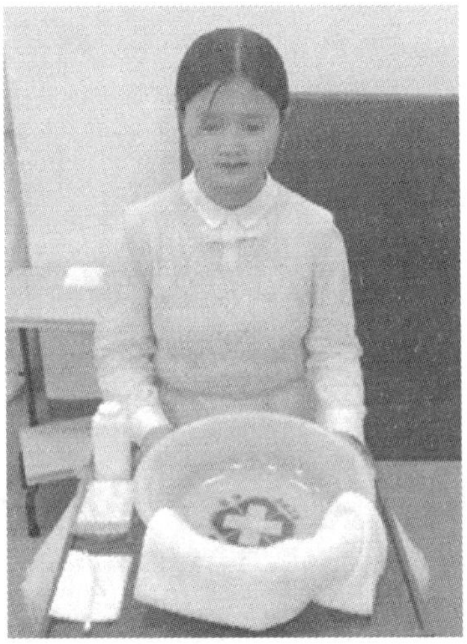 ①一侧肢体偏瘫患者摇高床头，床上取坐位，在承重桌上铺好塑料、浴巾 ②将脸盆、小毛巾及其他洗漱用品准备好放置床边桌子上，洗脸洗手 ③可以让老年人将手放在温水中清洗 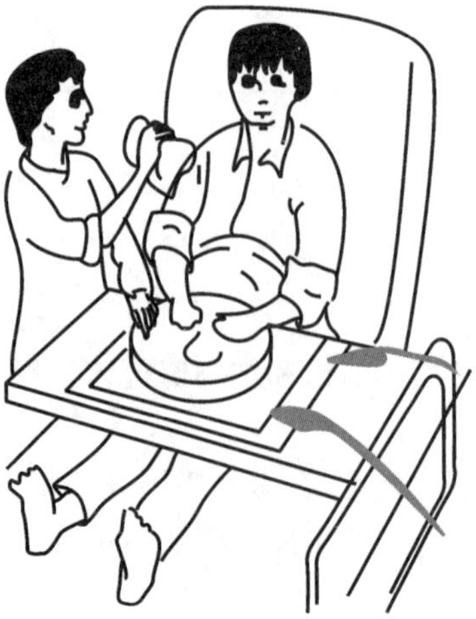

续表

操作步骤	操作内容	
协助老年人用毛巾擦脸	①无法洗脸时，护理员准备好热毛巾，让老年人自己进行擦拭 ②无法亲自擦拭时，协助进行	
	将小方巾清洗拧至半干（偏瘫老年人）	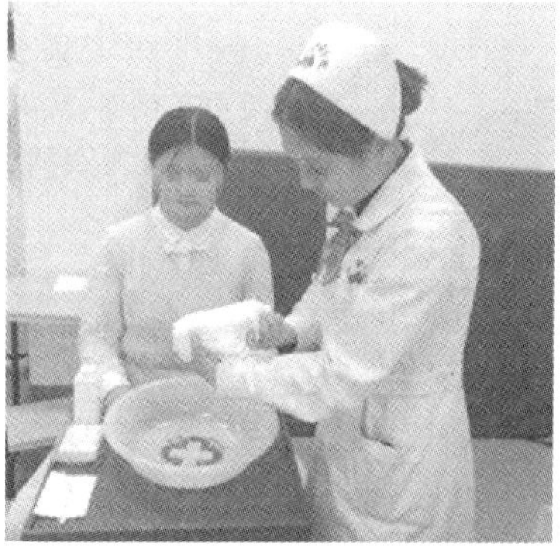
	小方巾递到老年人健侧手，让老年人自己擦洗面部，留意眼睛四周的眼屎及嘴巴、鼻子四周的污垢，并进行清洗	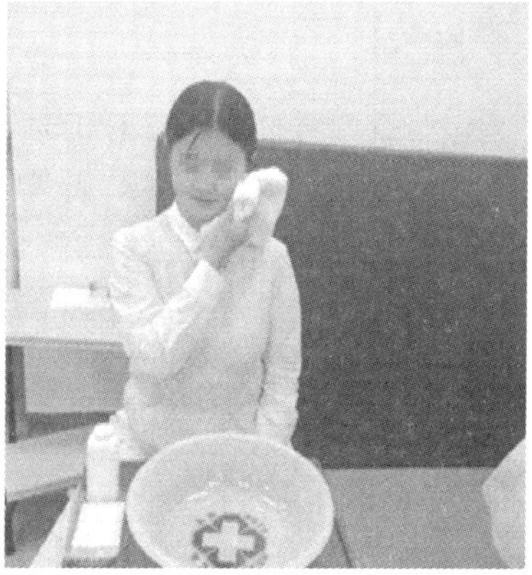
	换水，仔细洗净，让老年人用健侧手擦拭鼻部和耳廓沟回处	
	清洗毛巾，待老年人擦干面部后，酌情使用无刺激润肤露，取适量于老年人健侧手掌心、抹匀，嘱老年人自行涂抹	
操作后确认	①身体状况的观察：观察脸色和表情，确认身体状况和情绪有无变化 ②报告：若发现皮肤有异常时，报告给本人及家属。必要时联系保健师和主治医师 ③整理：清洁使用过的物品，放回存放处 ④洗手、记录	

（二）为老年人进行面部细小部位清洁

每天对身体的各个细小部位（眼、鼻、耳、指甲）进行护理并保持清洁能让生活规律化，有张有弛，并且使人心情愉快（表4-3）。

表4-3 为老年人进行面部细小部位清洁的操作步骤

操作步骤	操作内容
操作前评估	①身体状况确认 ②使用物品确认：毛巾（纱布）、棉签、温水、盆、眼药水、婴儿润肤油 ③环境确认：室内安静，室内温度调节到22～24 ℃
风险点确认	烫伤、皮肤损伤、跌倒、坠床
操作中	护理员洗净双手后进行

Note

续表

操作步骤	操作内容	
眼的护理	更换毛巾正反面，从内眦向外眦进行擦拭。注意不要重复使用毛巾同一面	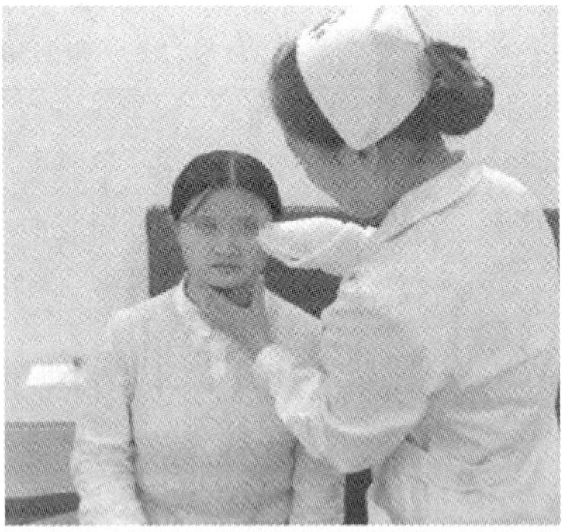
	有眼屎时，将毛巾（纱布）放入热水中，拿出稍微拧干后，放在眼部，等眼屎变软后擦掉	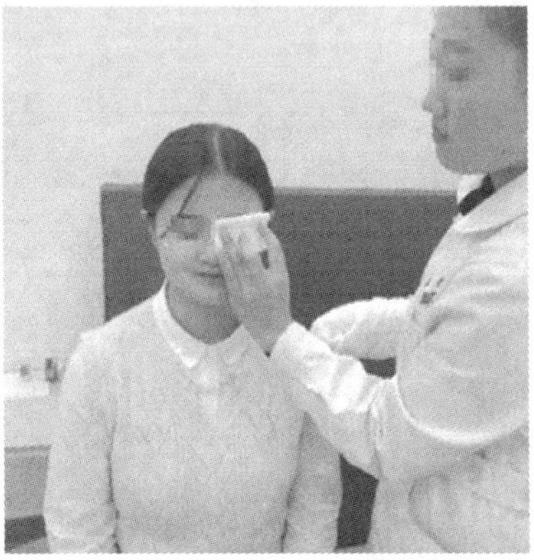
	滴眼药水时，拉下下眼皮，沿下眼皮滴入	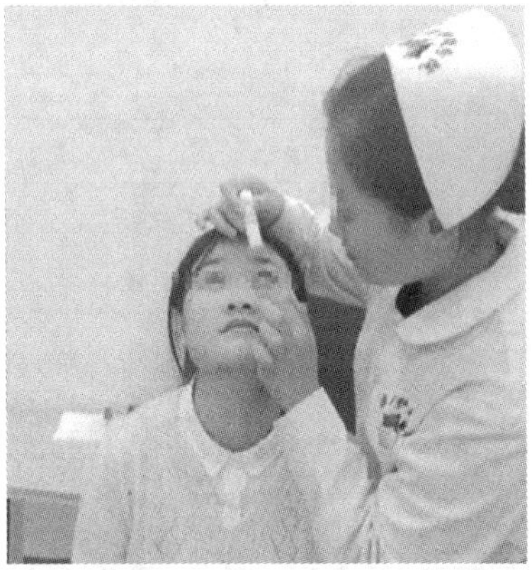
鼻的护理	用拧干的热毛巾进行擦拭 鼻子堵住却无法自己擦鼻涕时，用棉签蘸婴儿润肤油放入鼻子里，等鼻屎变软后取出	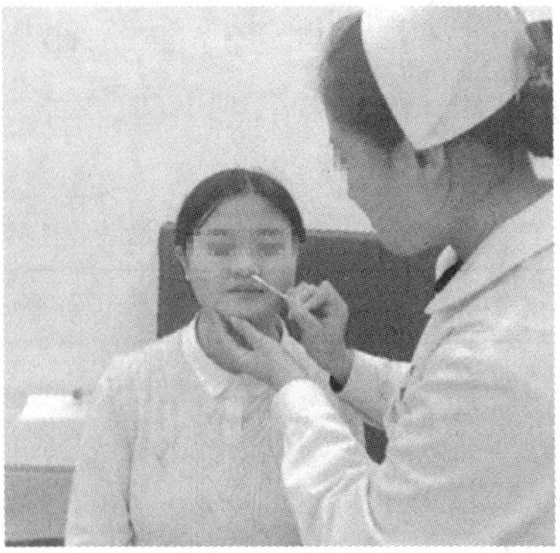

Note

续表

操作步骤	操作内容	
耳的护理	①用热毛巾擦拭整个耳 ②轻柔地用棉签掏出耳屎 ③耳屎湿润时，用棉签取出；干燥时用掏耳勺取出 ④耳屎较硬时，可用婴儿润肤油，等耳屎变软后会比较容易取出	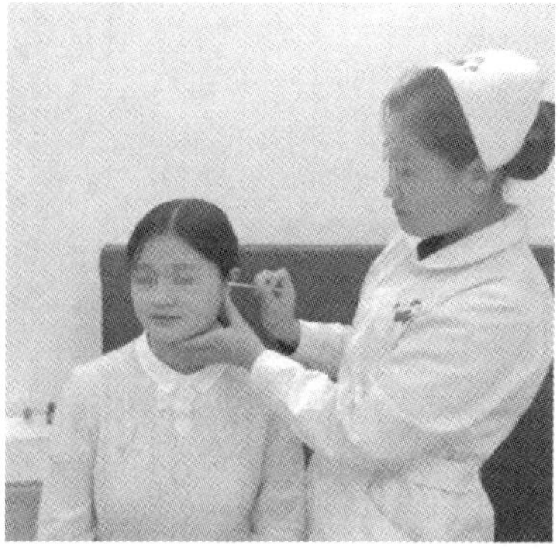
操作后确认	①身体状况的观察：观察脸色和表情，确认身体状况和情绪有无变化 ②报告：若发现有异常时，报告给本人及家属。必要时联系保健师和主治医师 ③整理：清洁使用过的物品，放回存放处 ④洗手、记录	

步骤七　以小组为单位完成。在4张桌子上各放置一份护理操作列表以及执行操作所需的相应材料和用具。两人一组，依次在4张桌子上完成相应的护理操作内容。其中一名同学进行操作，另外一名同学对照操作行为列表观察护理行为，之后，两人互换任务。

步骤八　每个小组认真听其他组的讲解，找出优点、缺点，并给出评价。教师点评。

步骤九　独立完成自我检测任务。

（董莲诗　肖靖琼）

老年人清洁与舒适任务自我检测单二

单元标题	老年人清洁与舒适			任课教师	
班级		学号		姓名	
学习情境	刘奶奶，今年79岁，之前一直在家居住，1年前意外摔倒，在医院动了手术之后，自己无法独立行走，由于没有子女，就搬到了社会福利院。她与另外一名大娘共住一间房间，现在无法起身，只能卧床，无法独立活动。刘奶奶神志清楚，但不愿与人交流			学习时间	
工作任务	任务1.分组活动，4个小组，进行讨论，做思维导图，确定老年人头面部清洁的内容，需使用哪些评估工具，进行展示 任务2.设计刘奶奶头面部清洁照护的内容、照护方案、步骤			学习地点	
小组任务	分组活动，4个小组，进行讨论，做思维导图，确定老年人头面清洁的内容，需使用哪些评估工具，进行展示				
	设计刘奶奶头面部清洁照护的内容、照护方案、步骤				

（董莲诗）

任务二　头发的清洁与梳理

情境导入 4-2

照护人员小王今天在查房时，与刘奶奶沟通，刘奶奶自述头痒、头发油腻，要求洗头。小王需要改善刘奶奶的头发清洁状况，去除头发的污垢和异味，促进头部血液循环，预防感染，请分析头发清洁与梳理的知识和技能，为刘奶奶洗头。

步骤一　根据个人任务进行资料收集。可以采用网上查询、小组讨论收集信息。

步骤二　每个小组用思维导图分析老年人头部清洁照护的内容、常用的操作技术。

步骤三　以小组为单位就头发的清洁与梳理绘制一份护理操作列表，将其分为“材料用具”“准备”“执行”及“后续护理操作”。

步骤四　请和全班同学一起讨论，在为刘奶奶进行头发的清洁与梳理时需要注意哪些问题。

步骤五　每个小组确定头发的清洁与梳理的相应技术，准备头发的清洁与梳理所需物品。

步骤六　找出头发的清洁与梳理的安全风险。

步骤七　小组讨论，分析哪些操作环节会导致相应的安全风险。

步骤八　阅读头发的清洁与梳理操作步骤。

【任务内容分析】

一、保持头发清洁的意义

(1) 头发因汗渍、油脂、灰尘等非常容易变脏。头发脏后，既头痒难受，又容易给身体带来不舒服的感觉。

(2) 洗头能够去除头皮屑及污垢，保持头发整洁，减少感染。

(3) 梳头能够刺激头部血液循环，促进头发的生长和代谢。

(4) 清洁的头发能使患者舒适、美观，增强自尊与自信。

二、头发清洁护理要点和注意事项

(1) 身体状况良好时，每周洗 1～2 次。

(2) 确定洗头效果最好的办法。当无法进行洗头时，使用浓度较低的干洗发剂和酒精来进行擦拭。

(3) 根据不同时间的身体状况和环境，在与本人协商后进行。

①避开空腹和饱腹、在气温较高时洗头。

②用指腹边按摩头皮边进行清洗，以消除头痒。

③确认洗发液是否会流入眼睛，可能的话，让本人用毛巾挡住眼睛。

④备足热水，以免中途不够。

⑤用热水打湿老年人头发时，护理员用手确认好水温。

三、操作任务实施

(一) 为失能老年人进行头发梳理

为失能老年人进行头发梳理(表 4-4)。

Note

表 4-4　为失能老年人进行头发梳理

操作步骤	操作内容	注意事项
操作前评估	①身体状况确认：身体状况较好，可配合 ②使用物品确认：治疗盘内备梳子、治疗巾、30%乙醇、纸袋、发夹和橡皮筋 ③环境确认：室内安静，室内温度调节到 22～24 ℃	患者了解梳发目的、方法及配合要点，愿意合作
风险点确认	皮肤损伤、感染、跌倒、损伤	做好风险点防控
操作中	护理员洗净双手后进行	—
为老年人梳头	携物品到老年人床边	①梳头时，尽量使用圆钝齿的梳子，以防损伤头皮 ②发质较粗或卷发者，选用齿间较宽的梳子 避免强行梳拉，以免造成不适或疼痛 ③为长发者扎发辫时，不宜过紧，每天至少将发辫松开一次
	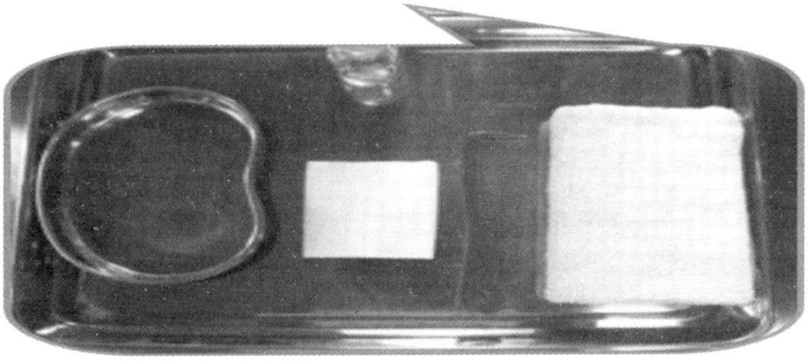	
	①协助老年人摆好体位、散开头发，头下铺巾 ②分为两股梳理（头发可绕在示指上慢慢梳顺，如粘结成团可用 30%乙醇湿润后再小心梳顺），顺序为由发梢向发根 ③脱落的头发置于纸袋中 ④梳发完毕后卷起铺巾，撤下 ⑤协助老年人采取舒适体位	
	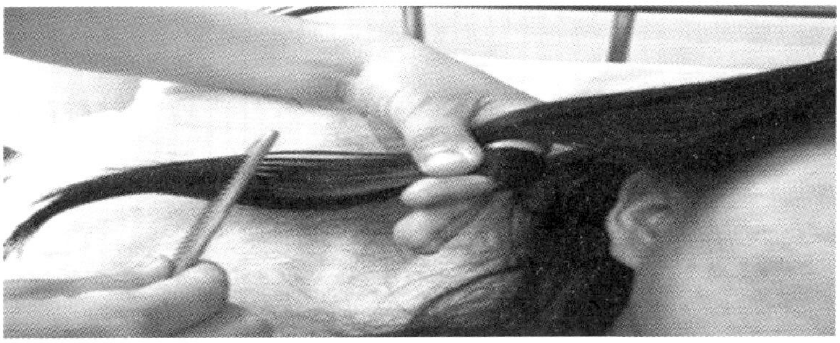	
操作后确认	①身体状况的观察：观察脸色和表情，确认身体状况和情绪有无变化 ②报告：若发现有异常时，报告给本人及家属。必要时联系保健师和主治医师 ③整理用过的物品，放回存放处 ④洗手、记录	

步骤九　每个小组以展览会法，进行上述成果展示。

步骤十　按照小组设计的方案模拟实施头部梳理。

（董莲诗　王　丹）

(二) 协助半失能老年人坐位洗头

步骤一 阅读协助半失能老年人坐位洗头操作步骤(表 4-5)。

表 4-5 半失能老年人坐位洗头操作步骤

操作步骤	操作内容	
操作前评估	①身体状况评估:身体状况较好,可以坐在凳子或轮椅上 ②使用物品评估:方凳、洗发液、毛巾、梳子、脸盆、棉球、塑料布、暖瓶、温水(40～45 ℃),必要时备吹风机 ③环境评估:室内安静,室内温度调节到 22～24 ℃ ④患者:了解洗发目的、方法及配合要点,愿意合作	
风险点确认	烫伤、跌倒、坠床、头皮损伤、着凉	
操作中摆放体位	协助老年人取坐位,解开老年人领扣将衣领向内反折,毛巾围于颈肩上,在老年人面前摆上方凳,方凳上放置脸盆,并嘱老年人双手扶稳盆沿,低头闭眼,头部位于脸盆上方	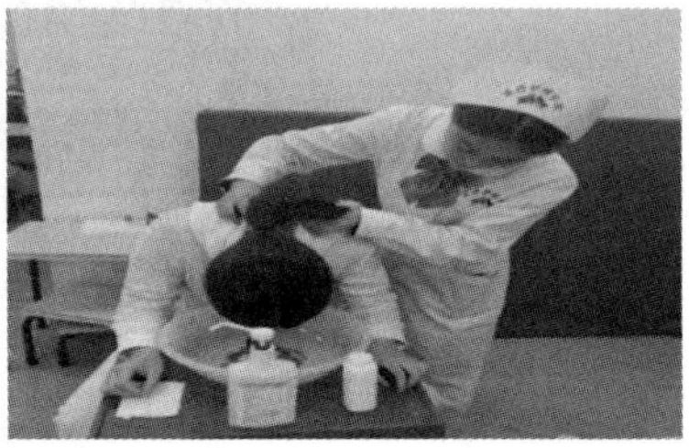
	嘱老年人闭眼,用棉球当耳塞塞住耳朵 避免弄湿衣服,可用大块塑料布做围裙,围在腰上,用夹子夹住	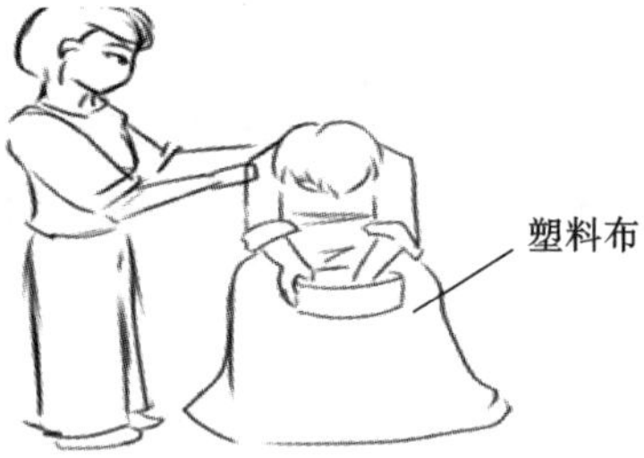
协助洗头	照护人员用梳子为其梳头,梳顺缠在一起的头发,梳掉脏污物	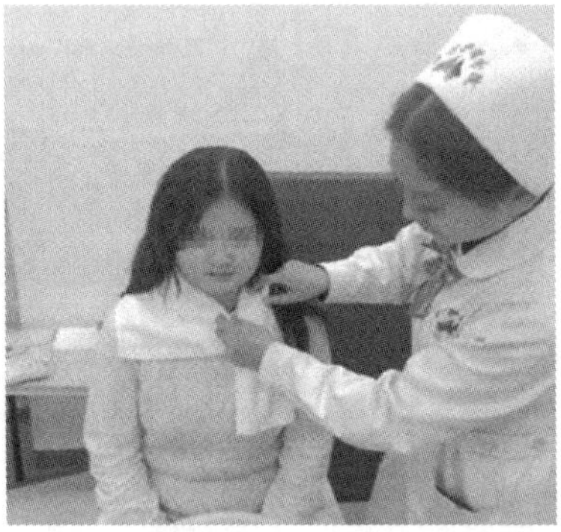
	照护人员先用手试水温,取暖瓶缓慢倾倒温水,浸湿老年人头发	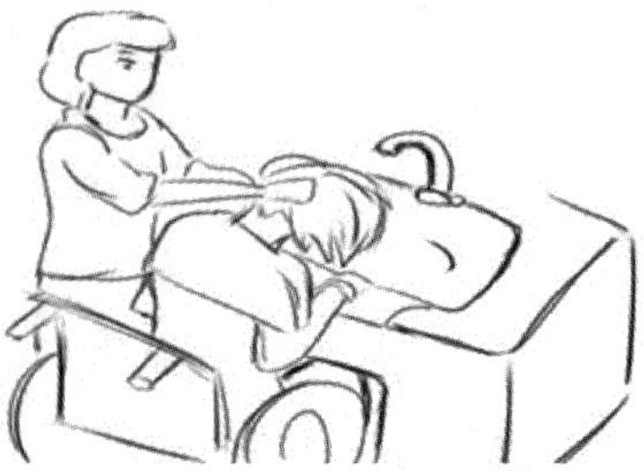
	将洗发液倒在掌心,揉搓至有泡沫后,将洗发液涂于老年人头发上,用双手十指指腹揉搓头发、按摩头皮,力量适中,方向由发际到头顶部	

续表

操作步骤	操作内容	
冲洗头发	用温水边冲边揉搓，注意观察并询问老年人有无不适感	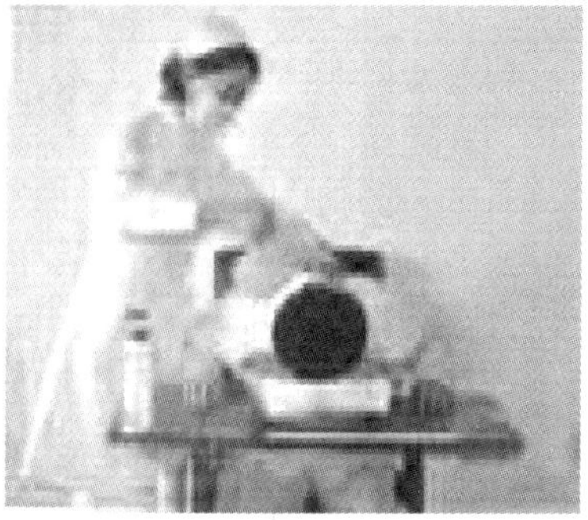
擦干头发	洗毕，移走脸盆或离开洗漱池，取下棉球，用热毛巾擦干面部，用大毛巾轻揉头发、擦干	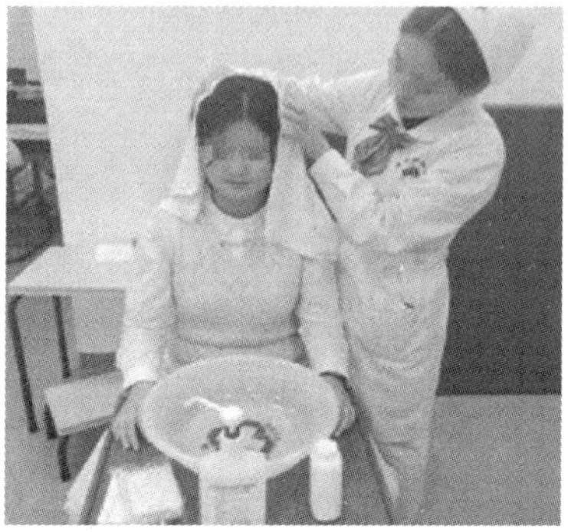
梳理	散开头发，用梳子梳顺、电吹风吹干，梳老年人习惯的发型	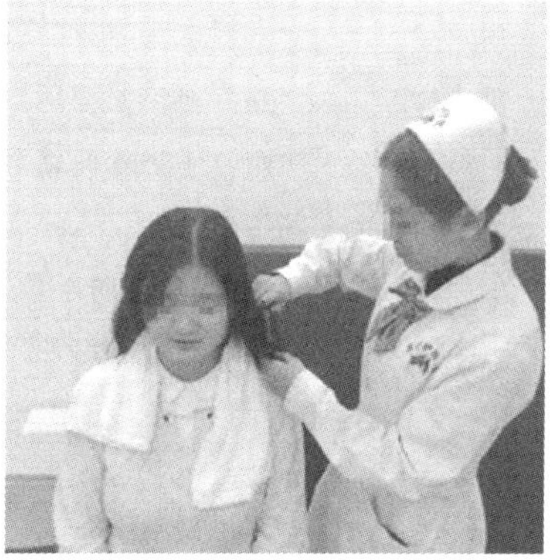
操作后确认	①身体状况观察：确认身体状况，情绪有无变化 ②报告：在洗头过程中如果发现头皮异常，报告给本人和家属，必要时，联系相关医疗人员 ③整理用物：协助老年人上床休息，清理用物 ④洗手、记录	

步骤二 以小组为单位绘制一份协助半失能老年人坐位洗头护理操作列表，将其分为材料用具、准备、执行及后续护理操作。

步骤三 准备头发的清洁所需物品。

步骤四 找出头发的清洁的安全风险。

步骤五 小组讨论，分析哪些操作环节会导致相应的安全风险。

步骤六 按照小组设计的方案模拟实施协助半失能老年人坐位洗头。

（董莲诗 王 丹）

Note

(三)协助失能老年人床上洗头

步骤一 阅读协助失能老年人床上洗头操作步骤(表 4-6)。

表 4-6 失能老年人床上洗头操作步骤

<table>
<tr><th>操作步骤</th><th>操作内容</th></tr>
<tr><td>操作前评估</td><td>①身体状况确认:确认头皮有无伤口和湿疹
②使用物品评估:毛巾、浴巾、防水单(橡皮单、大护理垫或塑料布、大塑料袋)、棉球或防水耳塞、洗发液、梳子、纱布、污水桶、吹风机
③环境评估:室内安静,室内温度调节到 22~24 ℃
④水温确认:水温以 40 ℃为最佳</td></tr>
<tr><td>制作洗发槽</td><td>躺在床上或躺在被褥上洗头时,洗发槽是必需物品。可以在卷好的浴巾外面包上方形塑料布,或在报纸、毛巾外面包上浴巾来制作。巧妙利用现有物品,一边确认使用舒适度,一边进行制作。取 5~6 张报纸卷起后,包上浴巾,可达到水桶的长度,卷成马蹄状,放进大塑料袋中,用透明胶带固定好
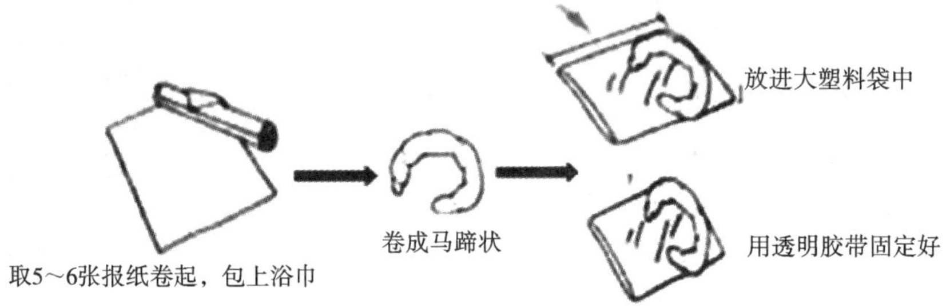
</td></tr>
<tr><td>风险点确认</td><td>烫伤、跌倒、坠床、头皮损伤、着凉</td></tr>
<tr><td rowspan="2">操作中
摆放体位</td><td>拿掉枕头,头部靠近(自己)前面,协助老年人取仰卧位
在膝盖下放入枕头或者坐垫</td></tr>
<tr><td>将枕头放在肩膀下面,放低头部。解开领扣将衣领向内反折,将小毛巾围在颈下。在老年人肩下铺浴巾、防水单,将洗发槽放到头部下方</td></tr>
<tr><td rowspan="3">协助洗头</td><td>用棉球(或防水耳塞)塞住双耳,请老年人闭眼或用纱布遮盖双眼,用梳子梳头,梳顺纠结在一起的头发,梳掉脏污物
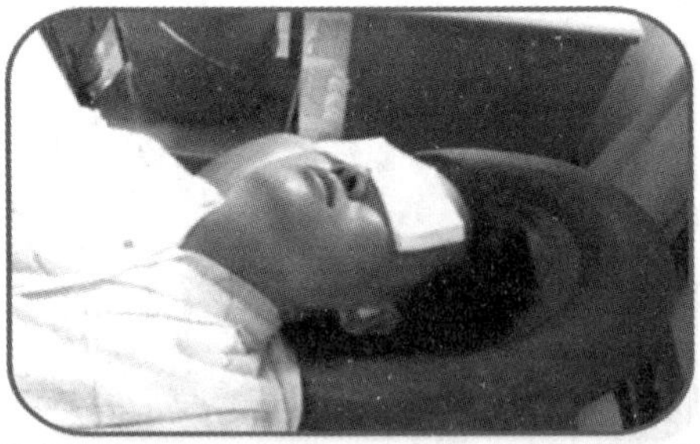</td></tr>
<tr><td>用温水将头发湿透,用水壶(杯)或喷头冲洗,取适量洗发液倒于手心,揉搓后涂遍头发,用指腹部揉搓头发,并按摩头皮,方向由发际到头顶部,然后用温水一边冲一边揉搓,直到冲洗干净
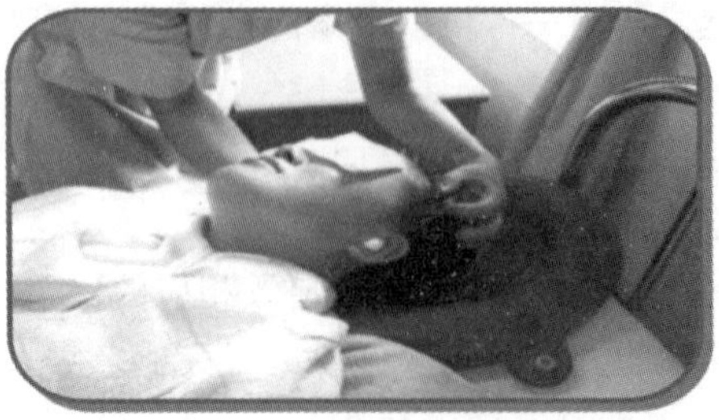</td></tr>
<tr><td>观察老年人的面部表情,确认是否舒适、身体状况的变化等,一边交流一边进行</td></tr>
</table>

续表

操作步骤	操作内容
擦干头发	洗毕，取出洗头盆，将肩下枕头移至头部，取下毛巾、棉球或防水耳塞，撤掉洗发槽，用毛巾擦干面部，浴巾轻揉头发、擦干
梳理	散开头发，用梳子梳顺、电吹风吹干，梳老年人习惯的发型
操作后确认	①身体状况观察：确认身体状况，情绪有无变化 ②报告：在洗头过程中如果发现头皮异常，报告给本人和家属，必要时，联系相关医疗人员 ③整理：清洗水桶、脸盆等用具，放回原处。毛巾等，在与家属协商好后，必要时进行洗涤 ④记录

步骤二 以小组为单位绘制一份协助失能老年人床上洗头护理操作列表，将其分为材料用具、准备、执行及后续护理操作。

步骤三 准备协助失能老年人床上洗头所需物品。

步骤四 找出协助失能老年人床上洗头的安全风险。

步骤五 小组讨论，分析哪些操作环节会导致相应的安全风险。

步骤六 按照小组设计的方案模拟实施协助失能老年人床上洗头。

步骤七 独立完成任务自我检测单。

（董莲诗 王 丹）

老年人清洁与舒适任务自我检测单三

单元标题	老年人清洁与舒适			任课教师	
班级		学号		姓名	
学习情境	照护人员小王今天在查房时，与刘奶奶沟通，刘奶奶自述头痒、头发油腻，要求洗头。小王需要改善刘奶奶的头发清洁状况，去除头发的污垢和异味，促进头部血液循环，预防感染，请分析头发清洁与梳理的知识和技能，为刘奶奶洗头			学习时间	
工作任务	任务1.分组活动，4个小组，进行讨论，做思维导图，确定老年人头发清洁的内容，需使用哪些评估工具，进行展示 任务2.设计刘奶奶头发清洁照护的内容、照护方案、步骤			学习地点	
小组任务	1.分组活动，4个小组，进行讨论，做思维导图，确定老年人头发清洁的内容，需使用哪些评估工具，进行展示				
	2.设计刘奶奶头发清洁照护的内容、照护方案、步骤				

（董莲诗）

Note

任务三　老年人口腔清洁照护

学习目标

能力目标

能为老年人清洁口腔。

知识目标

熟悉:老年人保持口腔健康的口腔清洁方法。

了解:老年人口腔健康的标准,保持口腔清洁的重要性。

素质目标

在为老年人进行口腔清洁照护过程中,态度和蔼、动作轻柔,和老年人沟通,能够得到老年人的认可。

情境导入 4-3

老年照护机构中很多老年人由于身体的因素,活动能力下降或者不能独立活动,每天晨间护理的时候,自己不能完成口腔的清洁,如刘奶奶。请同学们学习保持口腔健康的方法和口腔清洁方法,根据刘奶奶的个人特点,完成刘奶奶的口腔护理,使刘奶奶身心舒适。

【任务实施】

步骤一　阅读情境内容,4～6 人为一组,分组讨论分析本次学习任务,进行任务分解。

步骤二　根据个人任务查阅资料,进行资料收集。可以采用卡片法、划线法收集信息,获得老年人口腔清洁照护的内容和相应的技术。

步骤三　找出口腔清洁照护评估要点、照护要点。

步骤四　阅读以下资料,每个小组用思维导图分析老年人口腔清洁照护的内容和相应的技术。

【任务内容分析】

口腔由颊、硬腭、软腭及舌等组成。口腔具有辅助说话、咀嚼食物、水解淀粉及分泌唾液等重要功能。由于口腔的温度、湿度和食物残渣适宜微生物的生长繁殖,所以口腔内存在大量微生物。口腔与外界相通,也是病原微生物侵入人体的主要途径之一。一般情况下机体免疫能力较好时,正常的饮水、进食、刷牙、漱口等可以起到减少和清除病菌的作用。口腔清洁不及时可引起口臭,并影响食欲和消化功能。对于老年人来说口腔清洁能预防误吸、预防口腔内细菌引起的肺炎等。因此,实施口腔清洁照护是维持老年人整体健康的重要环节。

一、老年人口腔健康标准

WHO 制定的老年人口腔健康标准如下:老年人保证有 20 颗以上牙齿,才能满足口腔健康功能的需要。WHO 牙齿健康标准如下:牙齿清洁,没有龋齿,没有疼痛感,牙龈粉红色,没有出血现象。

二、老年人口腔照护评估内容及照护要点

老年人口腔照护评估内容及照护要点见表 4-7。

Note

表 4-7　老年人口腔照护评估内容及照护要点

评估内容	照护要点
老年人全身自主活动能力	失能者可在床上头偏向一侧协助护理
	半失能者可协助床边或洗漱台前刷牙
	可自主活动者鼓励独立完成口腔清洁
评估老年人对保持口腔卫生重要性及预防口腔出现异常情况的知识的了解程度	
老年人口腔清洁情况	
观察口唇颜色，是否干裂、出血	可以涂唇膏和液状石蜡
观察口腔黏膜的颜色和完整性	选择适合的漱口液，有溃疡要及时处理
观察牙的数量是否齐全，有无义齿	若有可摘除的义齿，口腔清洁前要摘除
观察牙龈的颜色	是否有红肿、出血等情况
观察舌的颜色、湿润度，有无溃疡	可用刮舌器清洁舌苔，有溃疡等对症治疗
观察口腔气味	有烂苹果、臭味等异味时，治疗原发病
清洁过程中观察老年人情况	及时清除口腔内分泌物及液体，防止误吸、呛咳

三、口腔护理评估

口腔护理评估见表 4-8。

表 4-8　口腔护理评估

项　目	1 分	2 分	3 分
唇	滑润，质软，无裂口	干燥，有少量痂皮，有裂口，有出血倾向	干燥，有大量痂皮，有裂口，有分泌物，易出血
黏膜	湿润，完整	干燥，完整	干燥，黏膜擦破或有溃疡面
牙龈	无出血及萎缩	轻微萎缩，出血	有萎缩，容易出血、肿胀
牙/义齿	无龋齿，义齿合适	无龋齿，义齿不合适	有许多空洞，有裂缝，义齿不合适，齿间流脓液
牙垢/牙石	无牙垢或有少许牙石	有少量至中量牙垢或中量牙石	大量牙垢或牙石
舌	湿润，少量舌苔	干燥，有中量舌苔	干燥，有大量舌苔或覆盖黄色舌苔
腭	湿润，无或有少量碎屑	干燥，有少量或中量碎屑	干燥，有大量碎屑
唾液	中量，透明	少量或过多量	半透明或黏稠
气味	无味或有味	有难闻气味	有刺鼻气味
损伤	无	唇有损伤	口腔内有损伤
自理能力	全部自理	需部分帮助	需全部帮助

Note

续表

项　目	1分	2分	3分
健康知识	大部分知识来自于实践，刷牙有效，使用牙线清洁牙齿	有些错误观念，刷牙有效，未使用牙线清洁牙齿	有许多错误观念，很少清洁口腔，刷牙无效，未使用牙线清洁牙齿

四、不同口腔护理溶液的浓度及作用

不同口腔护理溶液的浓度及作用见表4-9。

表4-9　不同口腔护理溶液的浓度及作用

溶液名称	浓　度	作　用
氯化钠溶液	0.9%	清洁口腔，预防感染
过氧化氢溶液	1%～3%	遇有机物时，放出新生氧，抗菌除臭
硼酸溶液	2%～3%	酸性防腐剂，抑菌
碳酸氢钠溶液	1%～4%	碱性药剂，用于真菌感染
呋喃西林溶液	0.02%	清洁口腔，广谱抗菌
氯己定(洗必泰)	0.01%	清洁口腔，广谱抗菌
醋酸溶液	0.1%	用于铜绿假单胞菌感染等
制霉菌素漱口	20×10^4 u/mL	用于治疗真菌性口腔炎

五、保持口腔健康的方法

1. 刷牙与漱口

(1) 鼓励自理老年人自己刷牙。

(2) 扶助半自理老年人坐位或半坐位刷牙。

(3) 牙齿脱落或稀少老年人且神志清醒的老年人，在每次进食后协助漱口。

(4) 不能起床的老年人，要协助其用吸管吸水漱口刷牙，以使口腔清洁。

2. 正确选择牙刷及牙膏

(1) 牙刷　尽量选用外形小巧、表面光滑的尼龙软毛刷，既可刺激牙龈又不会损伤牙龈。牙刷每隔3个月更换一次。

(2) 牙膏　牙膏应不具有腐蚀性，以防损伤牙齿。药物牙膏一般能抑制细菌的生长，起到预防龋齿和治疗牙齿过敏的作用。可以根据老年人的需要选用。

(3) 牙线　尼龙线、丝线、涤纶线等。

3. 指导老年人正确的刷牙方法和牙线的使用方法

(1) 指导老年人进食后、睡前养成刷牙习惯。

(2) 睡前不应食入对牙齿有刺激性和腐蚀性的食物。

(3) 每天多饮水，达到冲洗口腔的目的。

步骤五　每个小组将本小组的思维导图用展览会法进行展示。

步骤六　阅读口腔照护的操作步骤。

六、操作任务实施

(一) 协助卧床老年人漱口

协助卧床老年人漱口操作步骤见表4-10。

Note

表 4-10 协助卧床老年人漱口操作步骤

操作步骤	操作内容	
操作前评估	①身体状况确认:确认老年人自身活动能力,协助漱口 ②使用物品确认:漱口液、水杯 1 个、吸管 1 根、弯盘或小碗 1 个、毛巾 1 条,必要时备润唇膏 1 支 ③环境确认:室内安静,清洁明亮	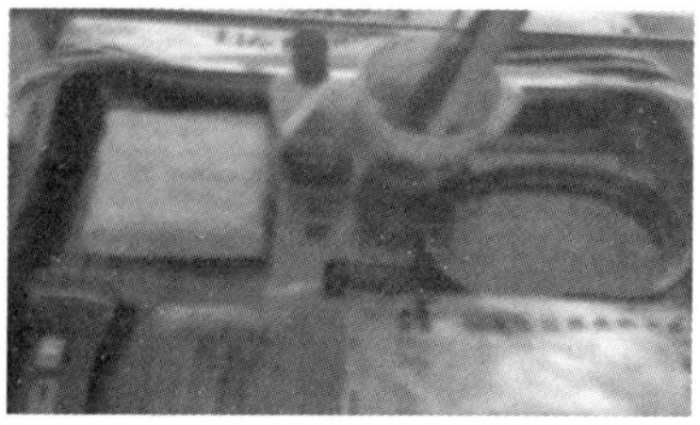
摆放体位	①协助老年人取侧卧位,抬高头部、胸部;或取半坐卧位,面向照护人员 ②将毛巾铺在老年人颌下及胸前部位,弯盘置于口角旁	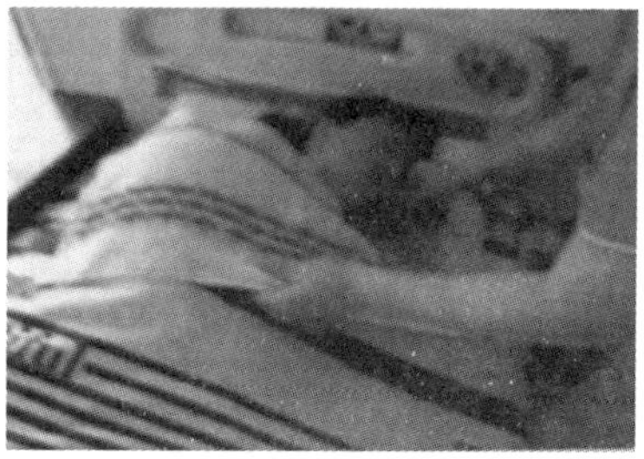
协助老年人漱口	①水杯内盛 2/3 的漱口液,递到卧床老年人口角旁,使其直接含饮或用吸管吸饮。嘱卧床老年人漱口液至口腔后闭紧双唇,用一定力量鼓动颊部,使漱口液在牙缝内外来回流动冲刷 ②吐漱口液至口角边的弯盘或小碗中,反复多次直至口腔清洁 ③用毛巾擦干口角水痕,必要时涂擦润唇膏	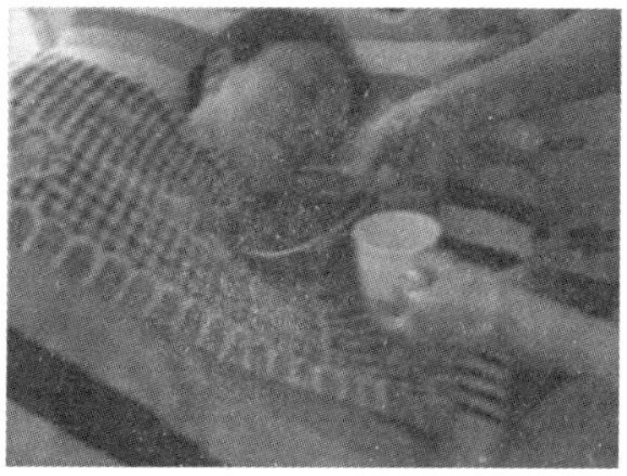
操作后确认	①身体状况的观察:观察脸色和表情,确认身体状况和情绪有无变化 ②报告:若发现有异常时,报告给本人及家属。必要时联系保健师和主治医师 ③整理:清洁使用过的物品,放回存放处 ④洗手、记录	

步骤七 请和全班同学一起讨论,在护理刘奶奶时需要注意哪些问题。

步骤八 找到协助卧床老年人漱口照护操作的安全风险。

步骤九 小组讨论,分析哪些操作环节会导致相应的安全风险。

步骤十 准备协助卧床老年人漱口的物品。并完成协助卧床老年人漱口操作。

(二)指导老年人使用牙线

步骤一 阅读指导老年人使用牙线的操作步骤(表 4-11)。

表 4-11 指导老年人使用牙线的操作步骤

操作步骤	操作内容
操作前评估	①身体状况确认:确认老年人自身活动能力,协助使用牙线 ②使用物品确认:牙线 ③环境确认:室内安静,清洁明亮

Note

续表

操作步骤	操作内容
风险点确认	牙龈损伤、感染
牙线选择	尼龙线、丝线、涤纶线均可作牙线材料，每日剔牙两次，餐后立即进行更好 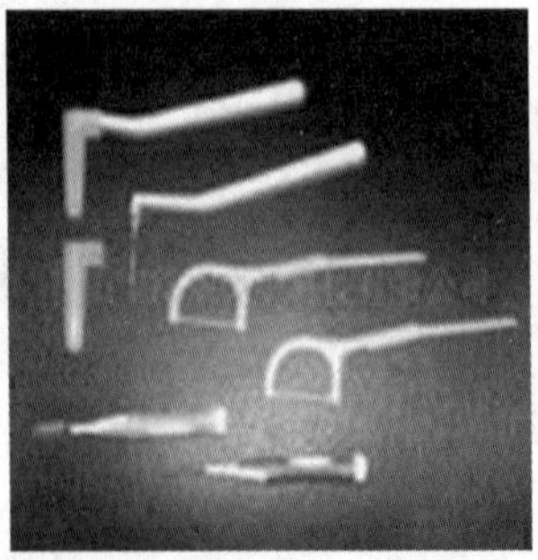 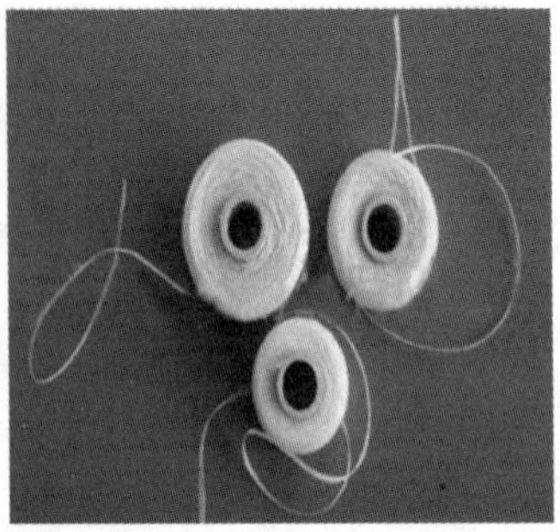 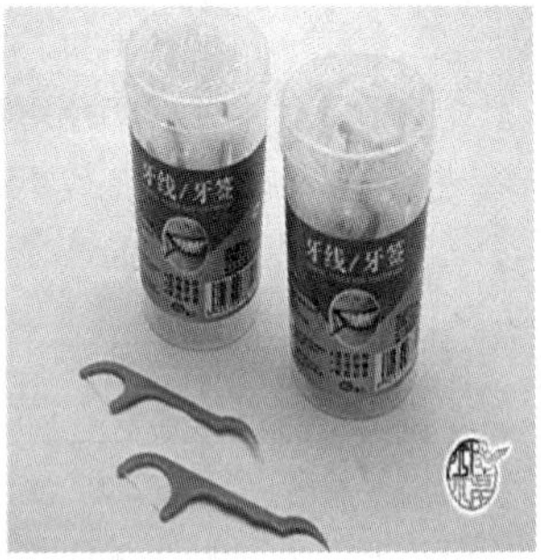
指导老年人使用牙线	截取大约 45 cm 长的牙线，用一根中指绕住大部分牙线，另一根中指绕住剩余小部分牙线，这根手指也负责将用过的牙线缠绕起来 用示指和大拇指将牙线拉直 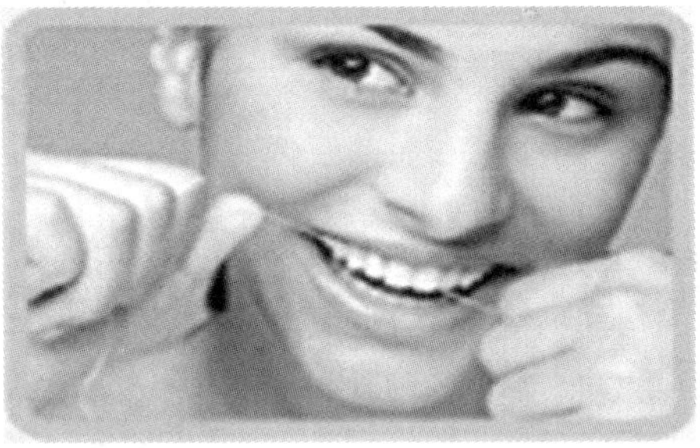 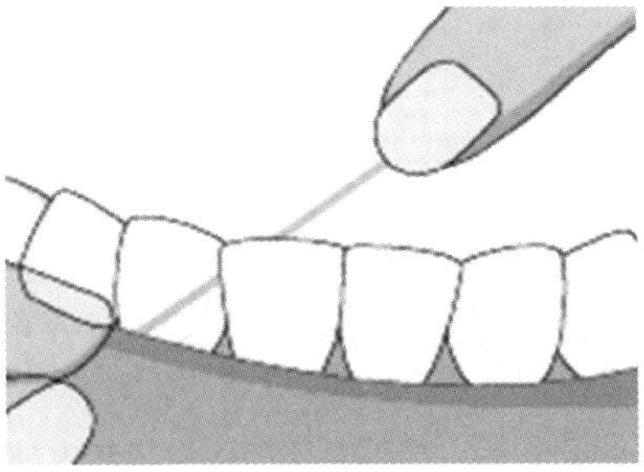 将牙线嵌入齿缝，并沿着牙齿侧面轻轻刮擦，不可将牙线用力滑进牙龈缝 当牙线接近牙龈线附近时，将牙线压着一侧牙齿，形成 C 形，并轻轻滑进牙龈和牙齿之间的缝隙中 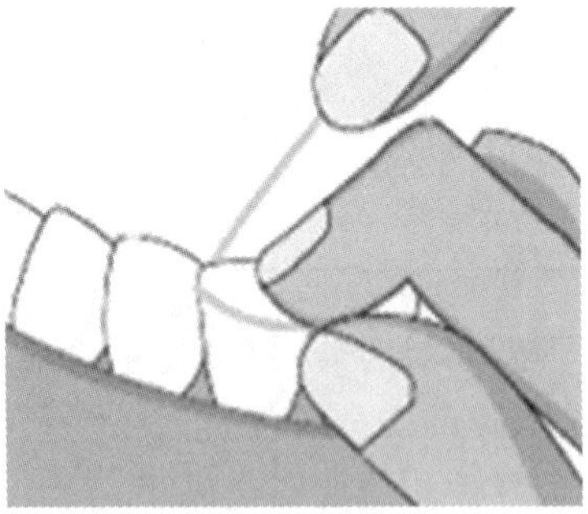 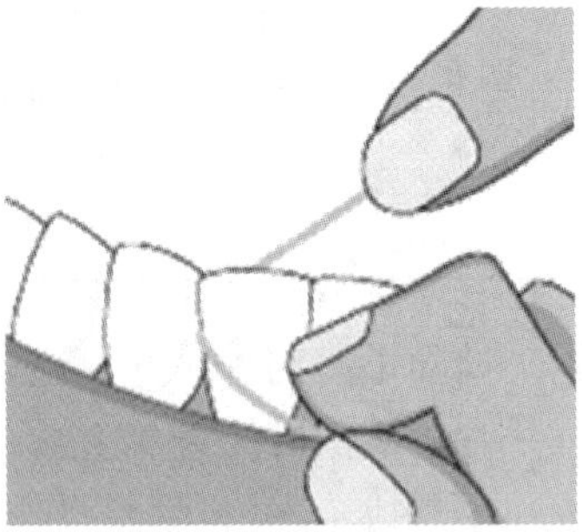 将牙线紧贴牙齿一侧拉紧，并轻柔地刮擦牙齿侧面，并用上下滑动的方式将牙线滑出牙龈缝。重复上述步骤清洁其他牙齿 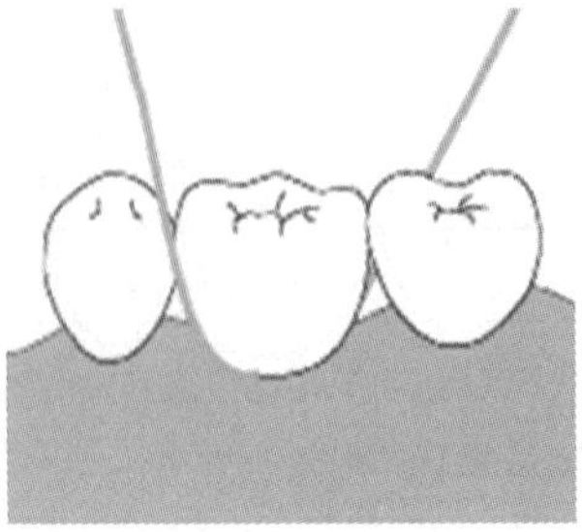

Note

续表

操作步骤	操作内容
指导老年人使用牙线	牙线棒由拉线的两侧轻压滑入牙缝 将牙线贴着两侧齿面上下轮流滑动，将齿垢及食物残渣带出 请利用尾端尖头设计，剔除齿垢与食物残渣 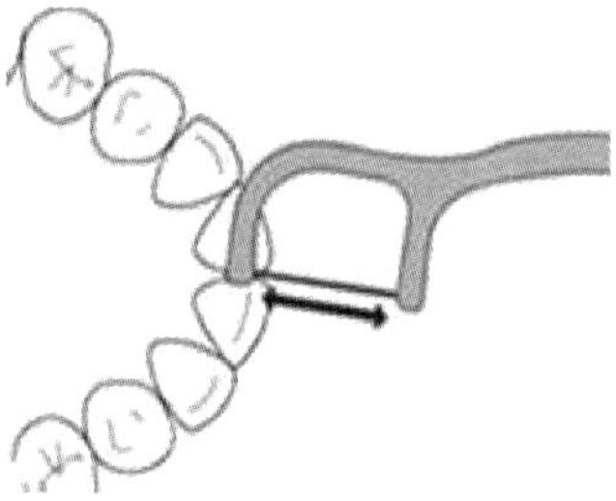 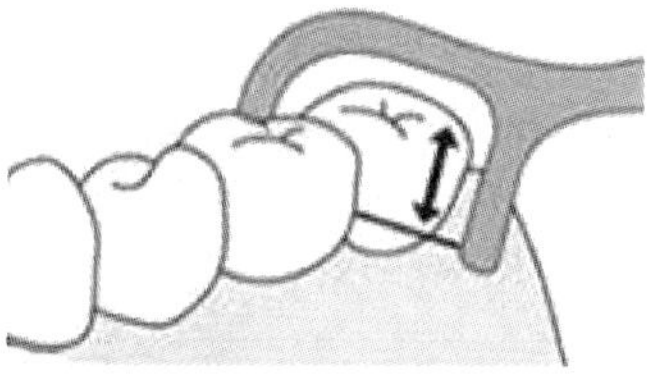 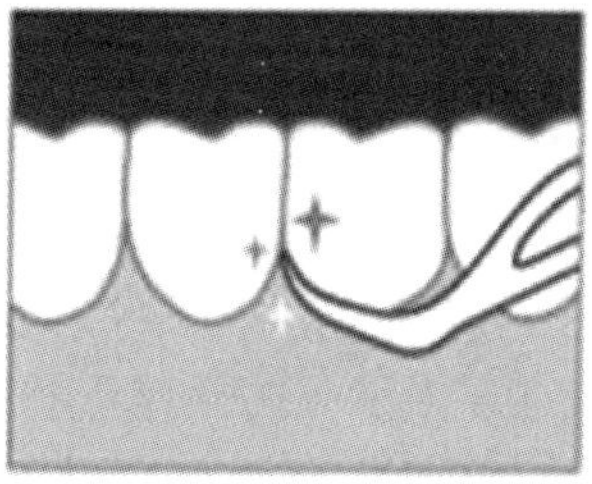

步骤二 找出老年人使用牙线照护操作的安全风险。

步骤三 小组讨论，分析哪些操作环节会导致相应的安全风险。

步骤四 指导老年人使用牙线。

（三）协助戴义齿的老年人进行义齿护理

步骤一 阅读协助戴义齿的老年人进行义齿护理的操作步骤（表 4-12）。

表 4-12 协助戴义齿的老年人进行义齿护理的操作步骤

操作步骤	操作内容
观察点	取下义齿前，观察义齿佩戴是否合适 取下义齿后，观察义齿内套有无结石、牙斑、食物残渣等。检查义齿表面有无破损、碎裂
风险点确认	牙龈损伤、感染
义齿佩戴	鼓励老年人使用义齿以维持正常功能，防止牙龈萎缩变形 义齿佩戴前进行口腔清洁 佩戴义齿，可增进咀嚼功能，维持良好的口腔外观 要告诉老年人不宜吃太硬或黏性较大的食物，以防损坏
义齿的保存	装有义齿的老年人，日间佩戴，餐后及夜间取下清洗，先卸上腭义齿，再卸下腭义齿 放于冷水杯中，每天换水一次。勿将义齿浸于热水或乙醇中，以免变色、变形和老化 每半年或一年到专业医院复查，确保义齿无变形破损 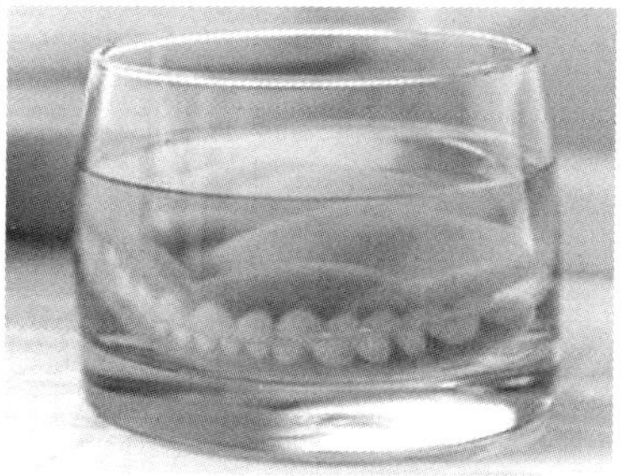

续表

操作步骤	操作内容
义齿清洁	饭前、饭后漱口，餐后清洁义齿，清洗方法与刷牙方法相同。每天至少清洁舌头和口腔黏膜一次，并按摩牙龈部 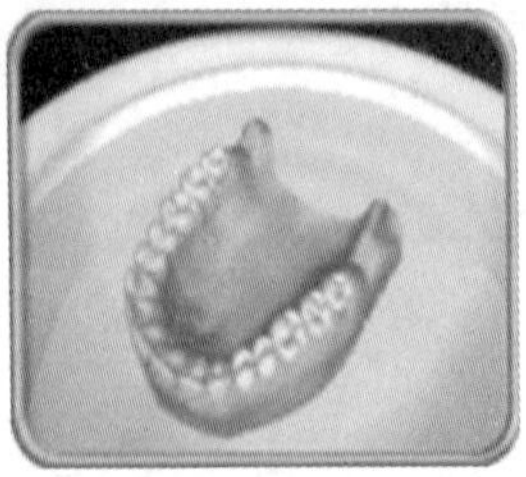 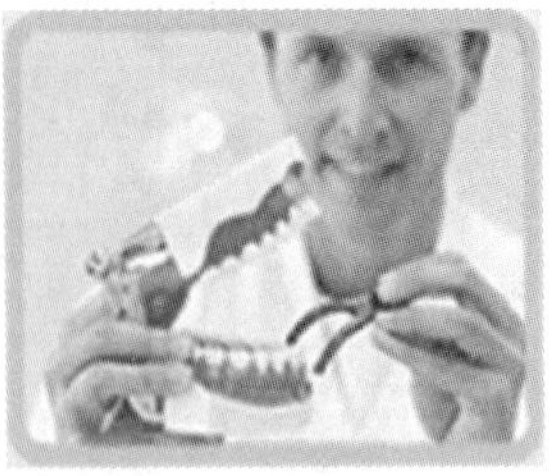 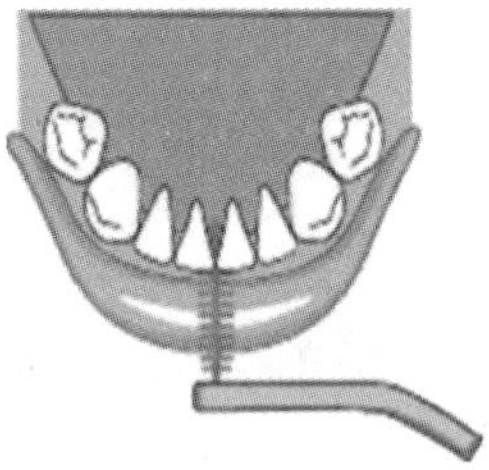

步骤二 找出协助戴义齿的老年人进行义齿护理照护操作的安全风险。

步骤三 小组讨论，分析哪些操作环节会导致相应的安全风险。

步骤四 根据操作方案，协助戴义齿的老年人进行义齿护理。

(四) 协助半失能老年人刷牙

步骤一 阅读协助半失能老年人刷牙的操作步骤(表 4-13)。

表 4-13 协助半失能老年人刷牙的操作步骤

操作步骤	操作内容
操作前评估	①身体状况确认：确认老年人自身活动能力，协助刷牙 ②使用物品确认：污物弯盘、牙刷、水杯、温水 200 mL(38～40 ℃)、牙膏、漱口水、垫巾或毛巾、润唇膏类 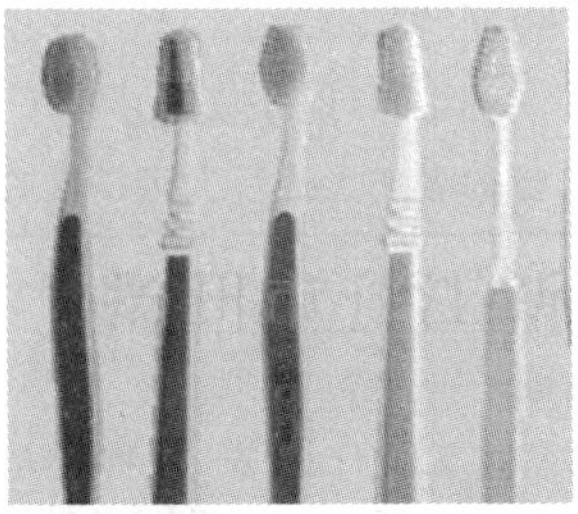 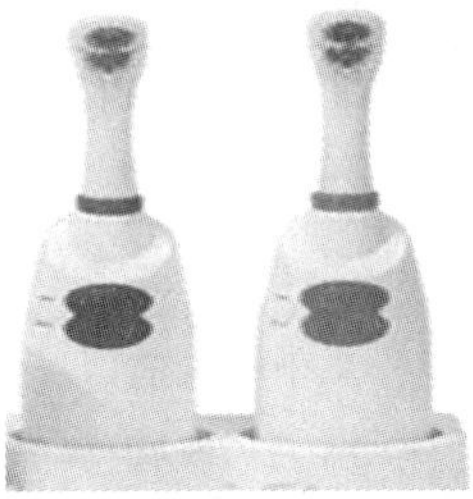 ③环境确认：室内安静，清洁明亮
风险点确认	烫伤、感染、坠床、跌倒
摆放体位	协助老年人床上坐位或坐于床边，将污物弯盘放于桌上 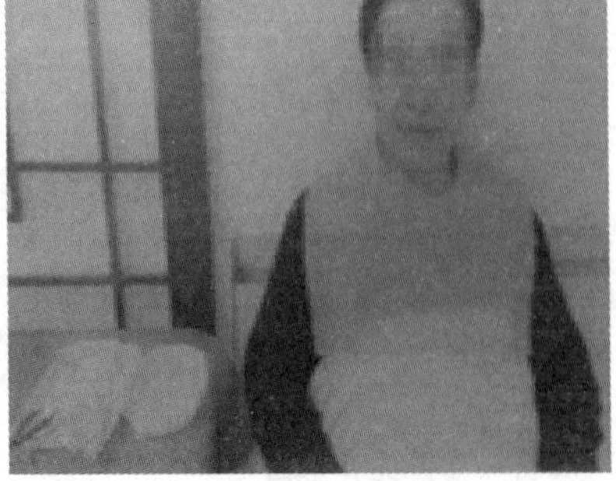 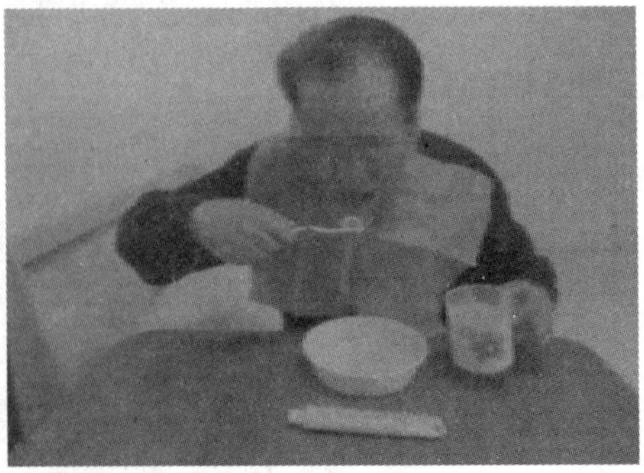

Note

续表

操作步骤	操作内容
摆放体位	坐于洗漱台前刷牙，则调节好自来水温度 解开老年人领扣，将垫巾或毛巾围于颈下，固定好 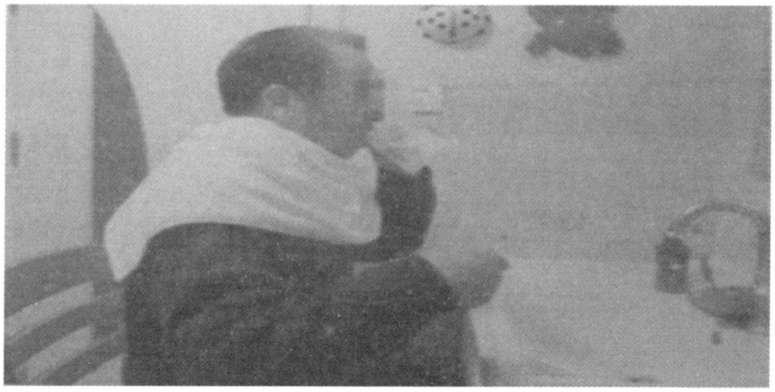
协助老年人刷牙	用温水将牙刷打湿，挤好牙膏，在一旁指导老年人刷牙 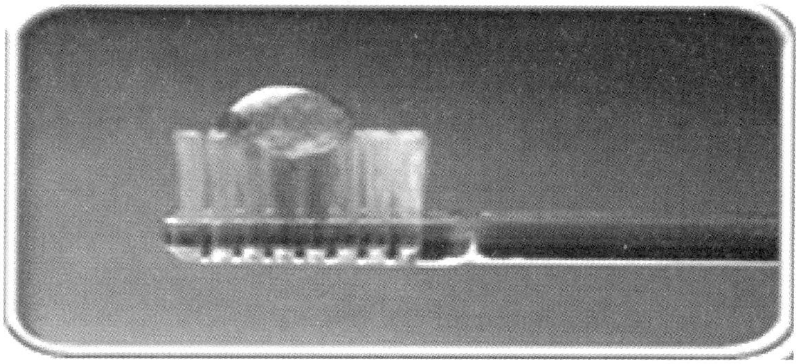
普通牙刷刷牙	①刷牙时请老年人发“一”字的音，将牙刷毛面轻轻置于牙齿及牙龈沟上，刷毛与牙齿成 45°角，快速环形来回震颤刷洗，每次只刷 2～3 颗牙齿，刷完一处再刷邻近部位 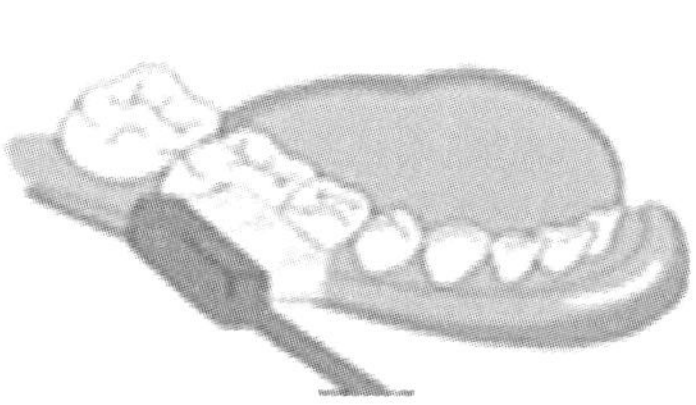 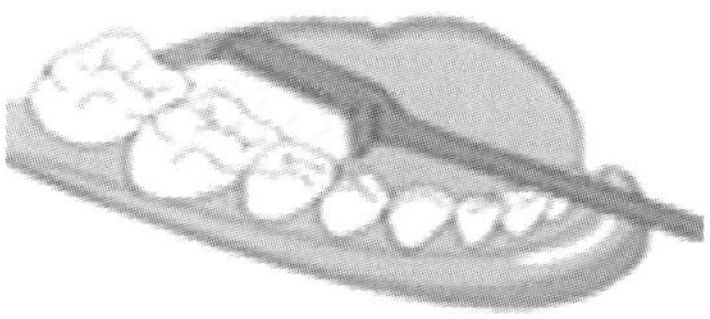 ②前排牙齿的内面，可用牙刷毛面的顶端震颤刷洗；刷洗牙齿咬合面时，刷毛与牙齿平行来回刷洗。刷完牙齿后，再刷舌面 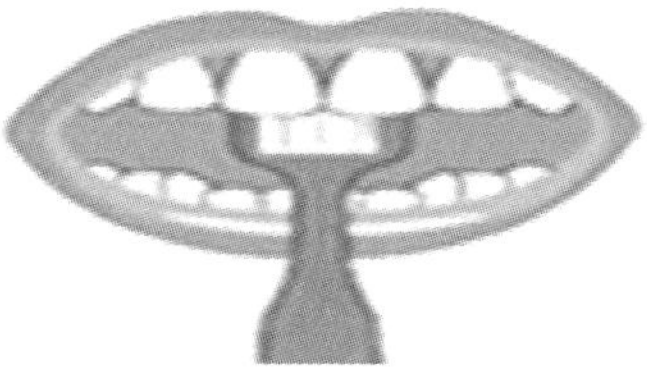 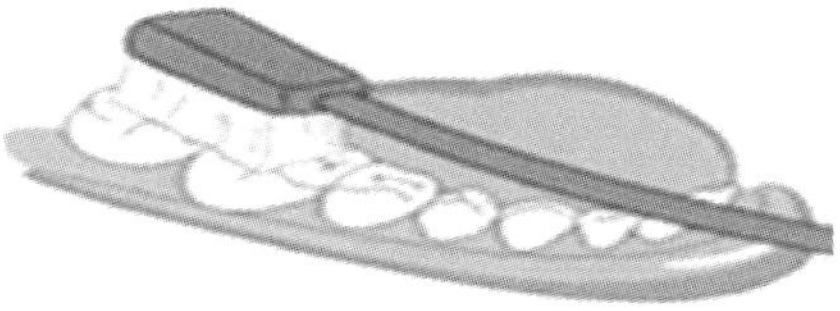 ③刷牙完毕用温水漱口，每次吐出水后用毛巾擦干嘴角，老年人不能吐水时，护理员要用纱布或者干棉签把水蘸出来

续表

操作步骤	操作内容
电动牙刷刷牙	①将电动牙刷头底座凹槽紧紧套入刷柄，并检查是否安装正确 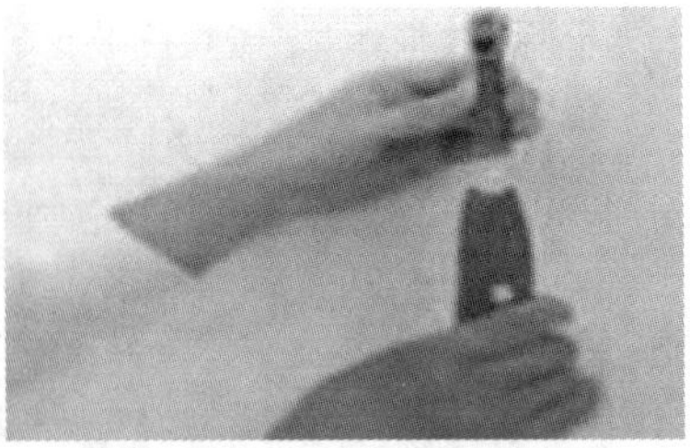 ②调整好漱口水的温度，避免由于水温高低影响牙刷头刷毛软硬度 ③挤好牙膏，用牙刷在牙齿表面来回移动，摩擦牙膏起泡后，再打开开关，根据电动牙刷的震动幅度及老年人的耐受程度，调整手部用力程度及刷牙幅度 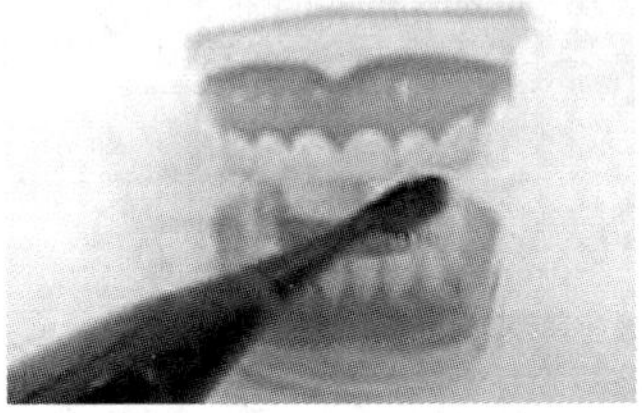 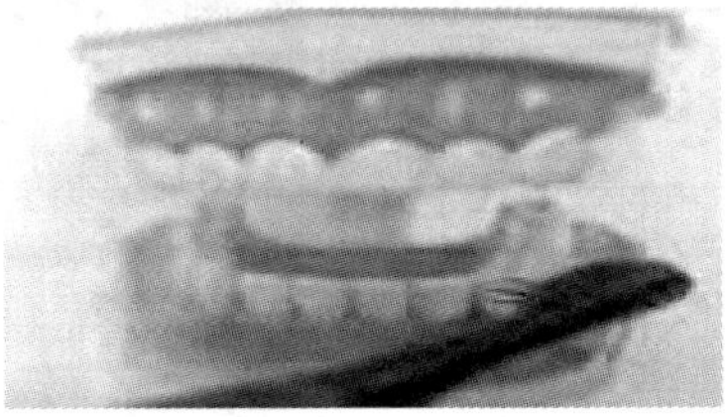 ④刷牙结束后，先关闭电源，再从嘴里取出牙刷 ⑤刷牙后需清洗牙刷毛。将使用后的刷头放入清水中，并打开开关观察清洗状态，直至刷头完全干净 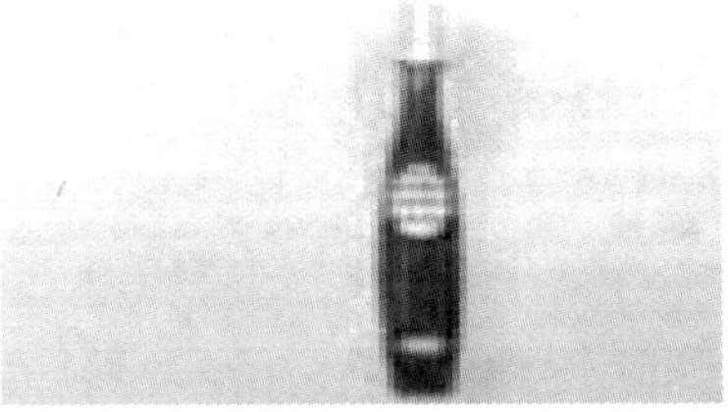 ⑥每次使用电动牙刷前检查刷头与刷柄连接是否牢固，牙齿不整齐、牙齿松动、牙龈萎缩及敏感时最好不要使用电动牙刷
舌苔处理	可根据个人情况，选择刮舌器，对舌苔进行清洁
操作后确认	①身体状况的观察：观察脸色和表情，确认身体状况和情绪有无变化 ②报告：若发现有异常时，报告给本人及家属，必要时联系保健师和主治医师 ③整理：清洁使用过的物品，放回存放处 ④洗手、记录

步骤二 找出协助半失能老年人刷牙照护操作的安全风险。

步骤三 小组讨论，分析哪些操作环节会导致相应的安全风险。

步骤四 根据操作方案，协助半失能老年人刷牙。

（董莲诗　范　华）

（五）失能老年人的口腔清洁

步骤一 阅读失能老年人口腔清洁的操作步骤（表 4-14）。

表 4-14 失能老年人口腔清洁的操作步骤

操作步骤	操作内容
操作前评估	①身体状况确认：确认老年人自身活动能力，协助刷牙 ②使用物品确认：弯盘、一次性口腔护理包、适宜的口腔护理溶液、漱口水、垫巾、手电筒、压舌板、牙垫或开口器、吸引器具、润唇膏类 ③环境确认：室内安静，清洁明亮 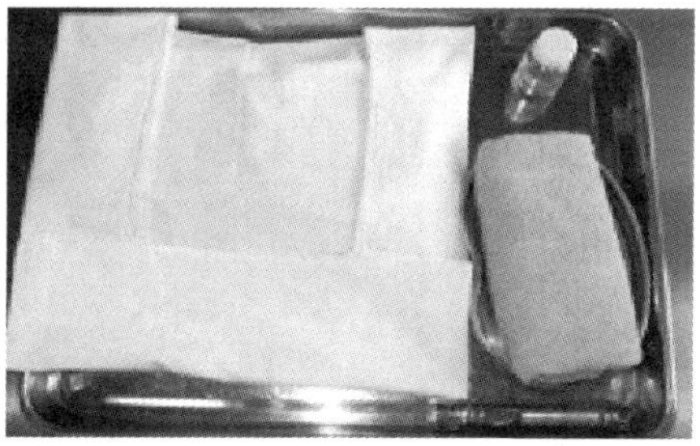 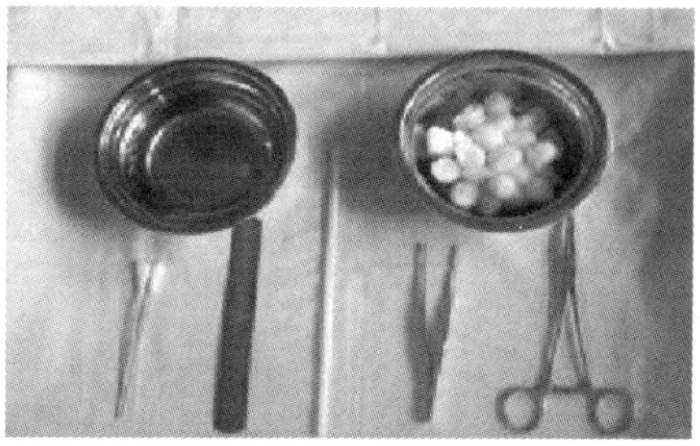
风险点确认	烫伤、感染、坠床、跌倒
操作	将口腔护理包打开，失能老年人取平卧位，头偏向一侧，放置垫巾，将弯盘放于口角旁 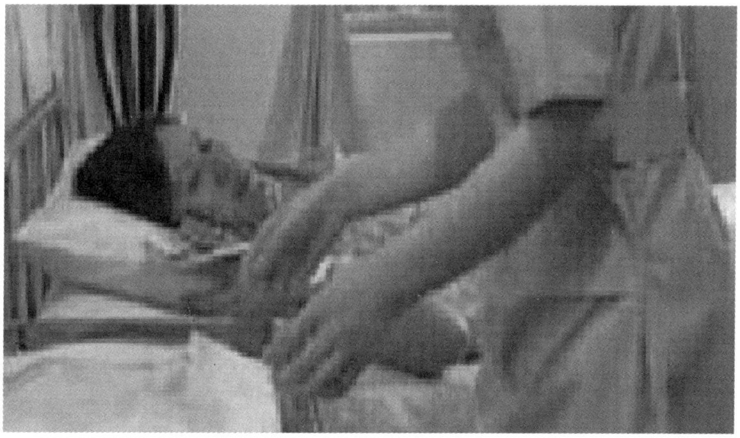
检查口腔	持手电筒及压舌板检查口腔，观察有无出血、溃疡及真菌感染等现象，用后将压舌板放于弯盘内 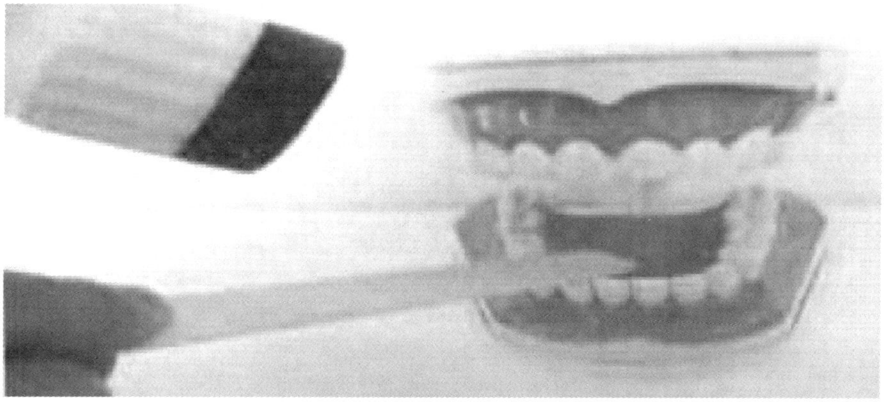

续表

操作步骤	操作内容
擦洗牙齿	按由后向前的顺序纵行擦洗牙齿的外侧 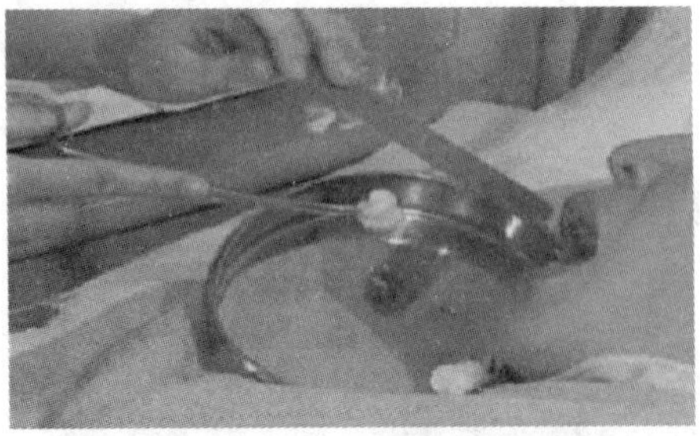 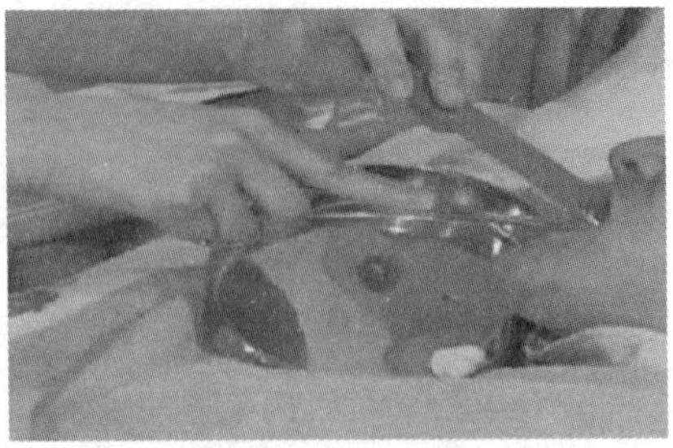 擦洗左侧牙齿内侧面 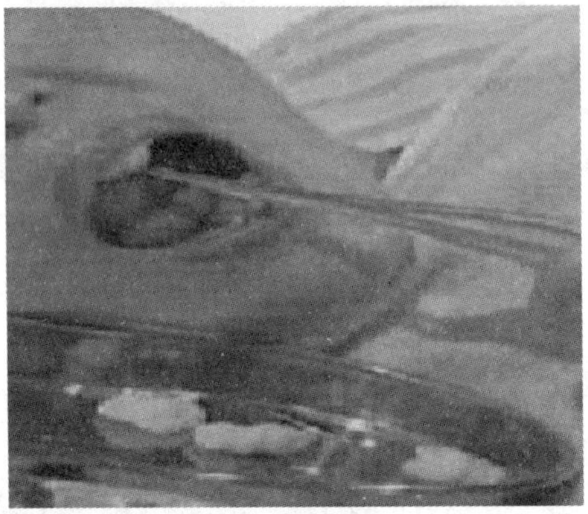 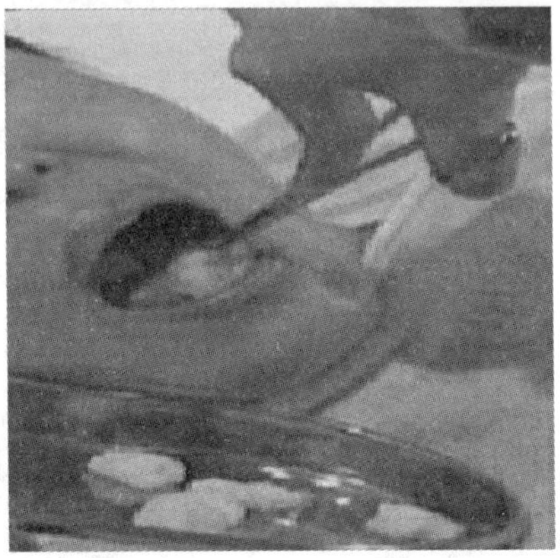 擦洗右侧牙齿内侧面 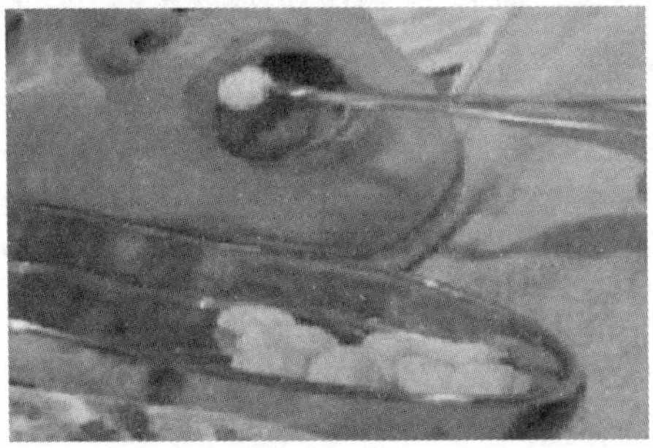 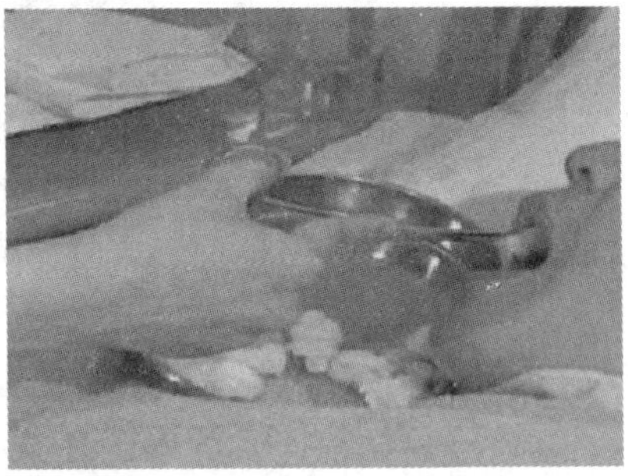 再由内向外擦洗上腭及口底，由内向外擦洗舌的背面及腹面，再擦洗两颊的内侧
检查口腔	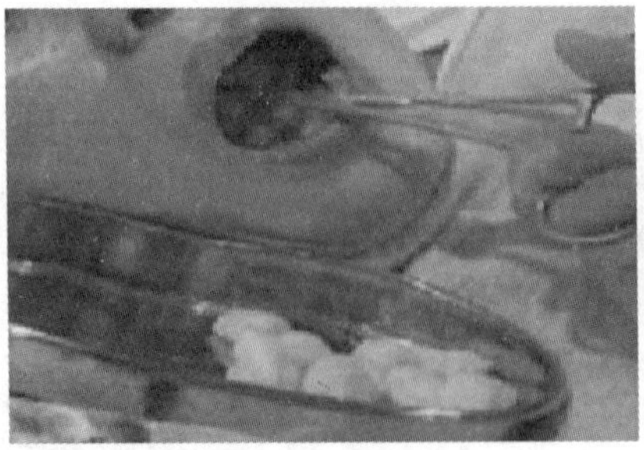 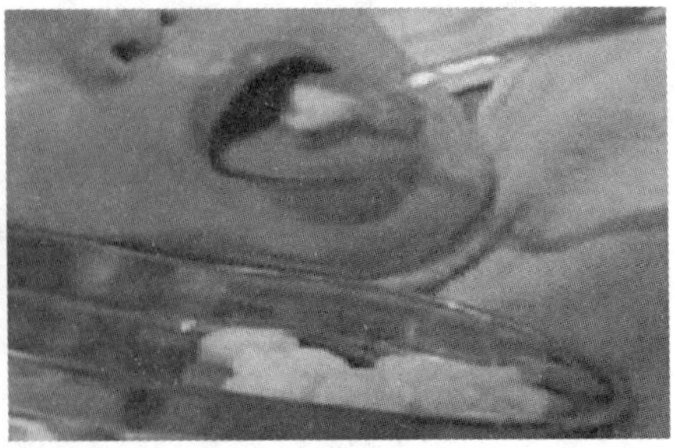

续表

操作步骤	操作内容
口唇护理	再次检查口腔 口腔干燥时，涂以润唇膏 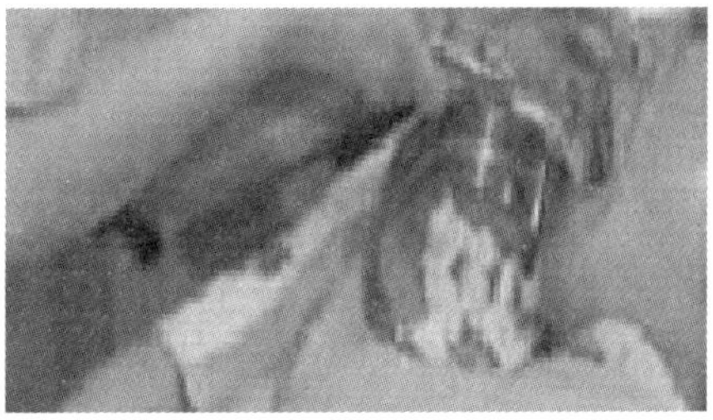 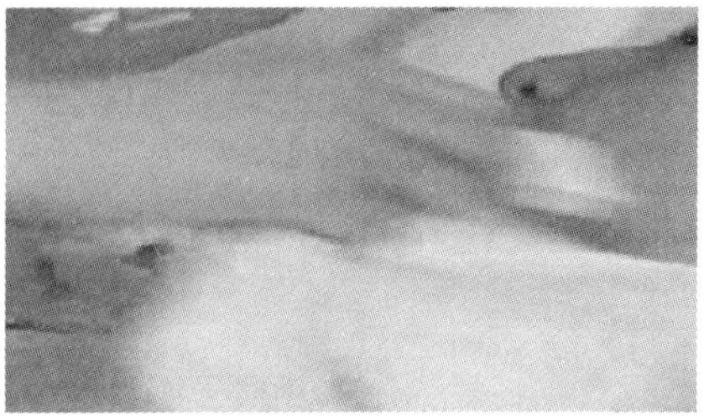
整理	撤去弯盘、垫巾，协助老年人取舒适卧位，整理床单位
操作后确认	①身体状况的观察：观察脸色和表情，确认身体状况和情绪有无变化 ②报告：若发现有异常时，报告给本人及家属。必要时联系保健师和主治医师 ③整理：清洁使用过的物品，放回存放处 ④洗手、记录

步骤二 找出失能老年人的口腔清洁照护操作的安全风险。

步骤三 小组讨论，分析哪些操作环节会导致相应的安全风险。

步骤四 根据失能老年人的口腔清洁方案，模拟进行口腔清洁。

步骤五 独立完成自我检测任务单。

（董莲诗 范 华）

老年人清洁与舒适任务自我检测单四

单元标题	老年人清洁与舒适			任课教师	
班级		学号		姓名	
学习情境	老年照护机构中很多老年人由于身体的因素，活动能力下降或者不能独立活动，每天晨间护理的时候，自己不能完成口腔的清洁，如刘奶奶。请同学们学习保持口腔健康的方法和口腔清洁方法，根据刘奶奶的个人特点，完成刘奶奶的口腔护理，使老年人身心舒适			学习时间	
工作任务	任务 1. 口腔护理评估内容及照护要点 任务 2. 失能老年人的口腔清洁 任务 3. 半失能老年人的口腔清洁 任务 4. 义齿的护理			学习地点	
课前预习	老师下发的学习通上的学习资料				

续表

单元标题	老年人清洁与舒适	任课教师	
口腔护理内容	1. 口腔护理评估内容及照护要点		
	2. 失能老年人的口腔清洁		
	3. 半失能老年人的口腔清洁		
	4. 义齿的护理		

（董莲诗）

任务四　老年人身体清洁

学习目标

能力目标

能为半失能和失能的老年人进行身体清洁。

知识目标

掌握：身体清洁评估内容、照护要点；操作步骤、操作风险点及风险环节。

素质目标

在为老年人进行身体清洁过程中，态度和蔼、动作轻柔，能够与老年人沟通，得到老年人的认可。

情境导入 4-4

李奶奶，72 岁，失能老年人，长期卧床，性格孤僻，今日查房发现李奶奶出汗较多，衣服局部潮湿，身上有异味，带教老师要求小王根据李奶奶的生活习惯和身体情况，采取相应的措施改善老年人的身体清洁度。

步骤一　阅读情境内容，4～6 人为一组，分组讨论分析本次课学习任务，进行任务分解。

步骤二　体验式练习：请体验一下，由他人清洗身体是什么感觉：请穿上泳衣，相互擦拭身体，并思

Note

考以下问题：

1. 你在被他人擦拭身体时是什么感觉？
2. 你在为他人擦拭身体时是什么感觉？
3. 他人如何擦拭会让你舒服一些？如何擦拭可能不会太舒服？
4. 你希望他人如何给你清洗身体？

步骤三 请同学们阅读资料，根据个人任务进行资料收集。可以采用卡片法、划线法收集老年人皮肤清洁照护的内容和相应的技术信息。

步骤四 找到皮肤清洁照护评估要点。

步骤五 每个小组用思维导图分析老年人皮肤清洁照护的内容和用到的技术。

【任务内容分析】

身体清洁是保持个人卫生的基本条件。由于老年人皮下组织萎缩、皮肤变得松弛而出现皱褶，营养基础差。定时身体清洁，能消除皮肤表面污垢及脱落的上皮组织。促进新陈代谢，提高皮肤抗损伤、抗感染能力，同时还可以缓解疲劳、改善睡眠、增强自信、保持心情愉悦和身体舒适。

评估内容及照护要点见表 4-15。

表 4-15 评估内容及照护要点

评估要点	照护要点
洗漱	洗脸、刷牙、梳头、刮胡子等不能独立完成的，协助完成
洗澡	准备好洗澡水，需要他人帮助或监督者，协助沐浴；完全依赖者，床上擦浴
床椅转移	从床移动到椅子再返回，需要他人帮助者，协助沐浴；坐不稳，需要两人搀扶者，床上擦浴
平地行走	需要他人帮助或使用辅助工具者，协助沐浴；完全依赖他人者，床上擦浴
失能程度	完全(重度)失能者，床上擦浴；半(轻、中度)失能者协助沐浴
认知及配合程度	重度认知障碍者，床上擦浴；轻、中度认知障碍能配合者，协助沐浴
平衡能力	不能保持坐位平衡者，床上擦浴；能保持坐位平衡者协助沐浴
感觉功能(温、痛、触)	不能准确感受水温者，床上擦浴；能够准确感受水温者，协助沐浴
老年人皮肤情况评估	
皮肤有无破损	皮肤有破损不能沐浴，擦浴时避开破损部位，擦浴后碘伏消毒破损处皮肤
观察有无皮疹	若有皮疹，清水冲洗，避免使用化学清洗剂
观察有无感染	若有皮肤感染，禁止沐浴，遵医嘱用药
其他相关因素评估	
生活习惯	根据老年人的生活习惯，选择适合老年人的沐浴方式
季节、室温、水温	水温 43～45 ℃、室温 24～26 ℃

步骤六 展示学习成果，随机抽取两个小组进行汇报。

步骤七 阅读半失能(轻、中度失能)老年人的身体清洁操作步骤。

一、操作任务实施

(一) 半失能(轻、中度失能)老年人的身体清洁

半失能(轻、中度失能)老年人的身体清洁操作步骤见表 4-16。

Note

表 4-16　半失能(轻、中度失能)老年人的身体清洁操作步骤

操作步骤	操作内容	
操作前评估	①身体状况确认:提前确认好有无感冒、咳嗽、头晕、血压不稳定、倦怠等身体不适和失能程度。空腹及饭后 30 min 内不能沐浴,沐浴前要排空大、小便 ②使用物品确认:浴巾 1 条、大毛巾 1 条、沐浴液 1 瓶、护肤乳 1 瓶、防滑拖鞋 1 双、防滑垫 1 个、带扶手淋浴椅 1 把、盆浴用物(水温计 1 个、浴盆 1 个、沐浴凳 1 个)、清洁衣裤 1 套 ③环境确认:室内安静,室内温度调节到 24～26 ℃	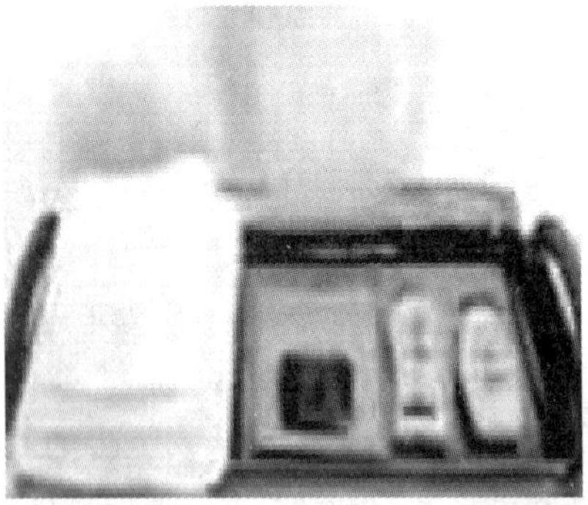 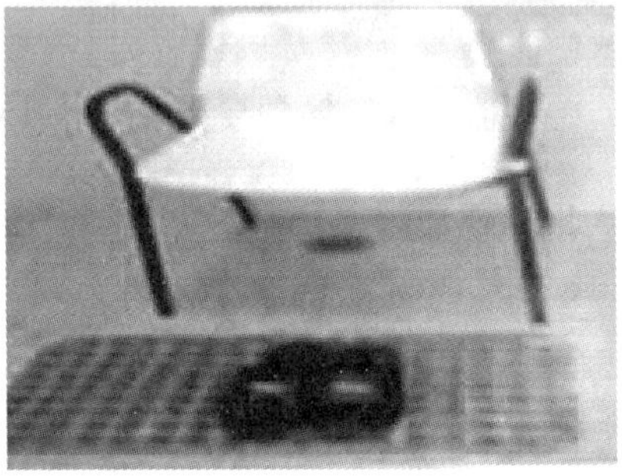
风险点确认	烫伤、跌倒、着凉	做好风险点防控
操作中	协助老年人进入浴室;协助脱衣	
协助淋浴	将淋浴椅放在水龙头下方,防滑垫置于椅前,毛巾放在易于拿到的地方,调节花洒位置,先开冷水再开热水,调节水温 43～45 ℃。协助老年人坐在淋浴椅上,双脚放在防滑垫上 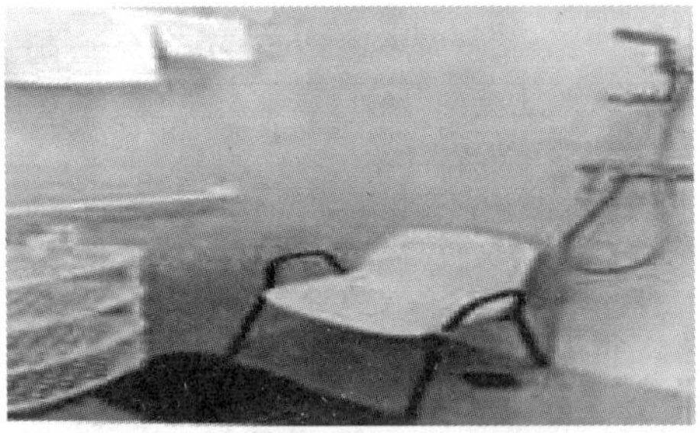 淋浴过程中防止污水溅入眼、耳内,严密观察老年人的反应、如有不适,立即停止淋浴 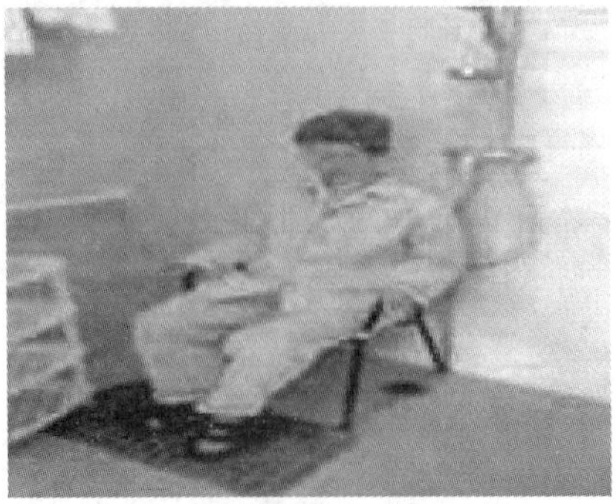	

Note

续表

操作步骤	操作内容
协助盆浴	在浴盆内放置沐浴凳和防滑垫，浴盆内注水 2/3，水温 43～45 ℃，协助老年人入浴盆坐好，抓住扶手
协助老年人洗头	按洗头的操作完成
协助老年人清洗身体	从上向下用沐浴液或香皂清洁全身，然后用清水反复冲洗干净，将浴盆内的水排放完毕
擦干	用大毛巾擦干头发，用浴巾擦干全身并包裹身体，协助老年人坐在扶手椅上
操作后	涂抹护肤乳，必要时涂爽身粉，协助老年人穿好衣服，搀扶或使用轮椅将老年人送回居室休息 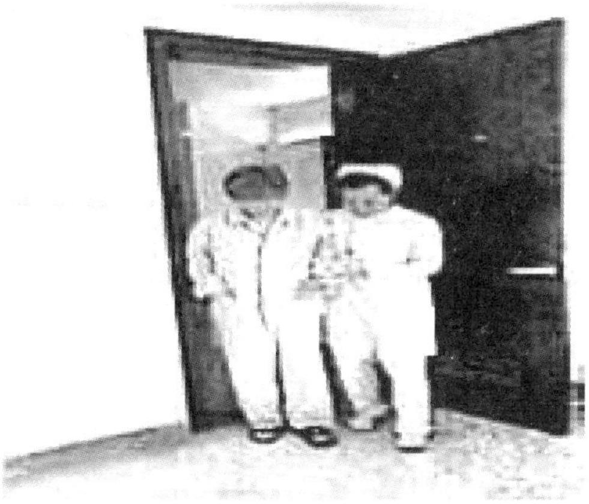 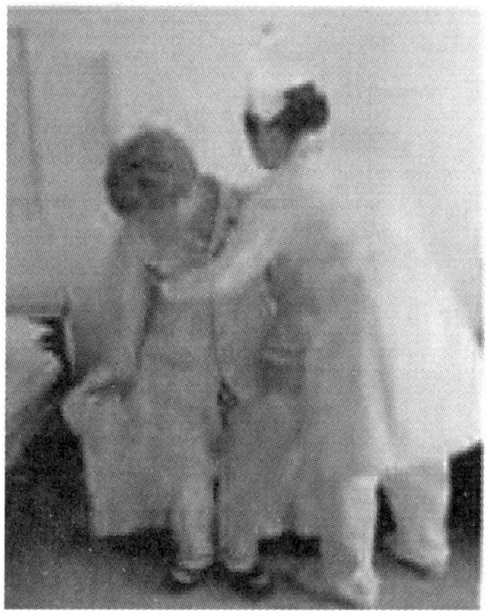
操作后确认	①身体状况的观察：观察脸色和表情，确认身体状况和情绪有无变化 ②报告：若发现皮肤有异常时，报告给本人及家属。必要时联系保健师和主治医师 ③整理：清洁使用过的物品，放回存放处 ④洗手、记录

步骤八 以小组为单位就皮肤清洁照护内容绘制一份护理操作列表，将其分为材料用具、准备、执行及后续护理操作。

步骤九 找到皮肤清洁照护操作的安全风险。

步骤十 小组讨论，分析哪些操作环节会导致相应的安全风险。

步骤十一 根据皮肤清洁照护清洁方案，在模拟人上模拟进行皮肤清洁。

（董莲诗　金　丹）

（二）完全失能（重度失能）老年人的身体清洁

步骤一 阅读完全失能（重度失能）老年人的身体清洁操作步骤（表 4-17）。

表 4-17　完全失能(重度失能)老年人的身体清洁操作步骤

操作步骤	操作内容	
操作前评估	①身体状况确认：提前确认好有无感冒、咳嗽、头晕、血压不稳定、倦怠等身体不适和失能程度 ②使用物品确认：脸盆 1 个、足盆 1 个、会阴清洗盆 1 个、水壶 1 个(盛热水)、大小毛巾各 2 条、浴巾 1 条、护理垫 1 个、水温计 1 个、香皂 1 块、护肤乳 1 瓶、爽身粉(必要时)、清洁衣裤 1 套、女性需准备便盆 ③环境确认：室内安静，关闭门窗，室内温度调节到 24～26 ℃	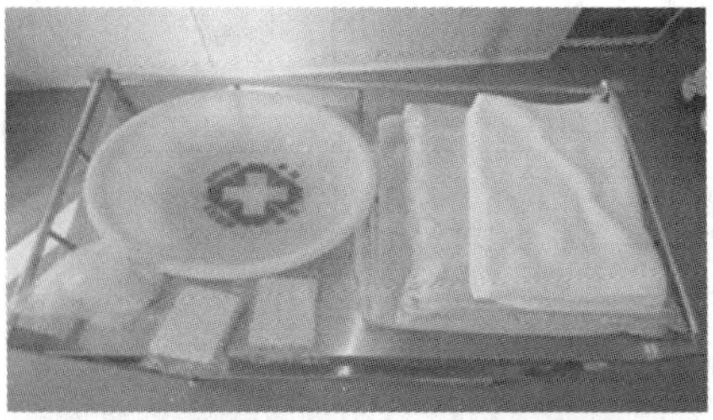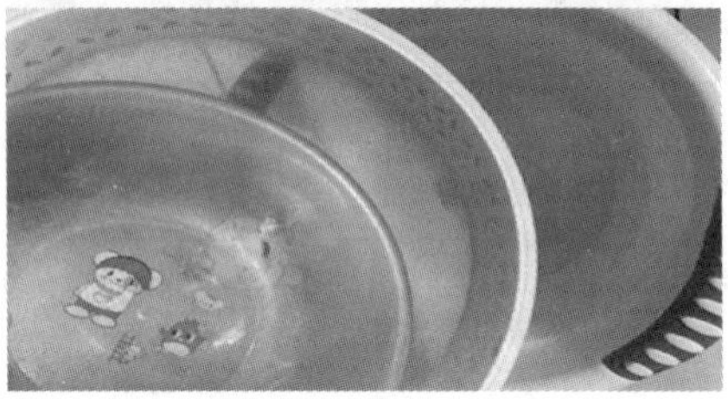
风险点确认	烫伤、坠床、着凉	
操作中	操作者洗手，水壶内备 43～45 ℃热水。将热水倒入脸盆 2/3 满，放入小毛巾，脸盆放在床头柜上，移开床旁椅	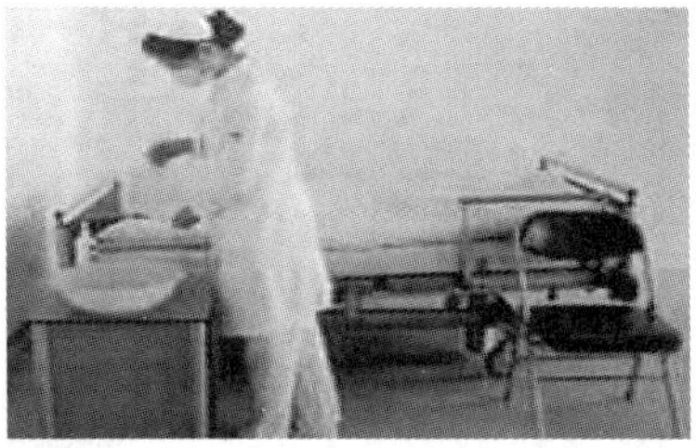
擦洗面部	眼部：用湿毛巾的一角自内眦向外眦擦洗，换毛巾另一角擦洗另一只眼	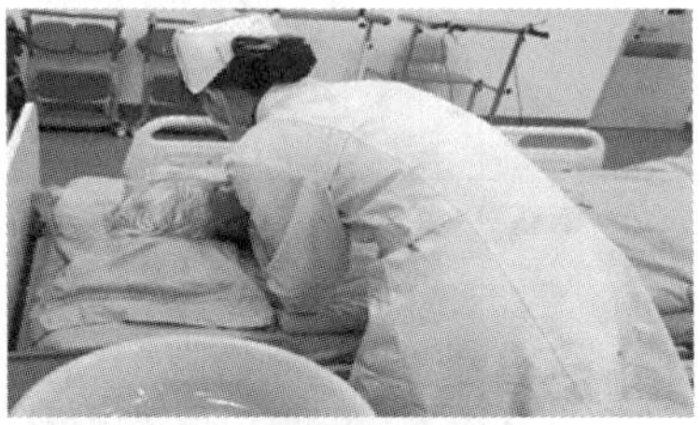
	将湿毛巾包裹在手上成手套状，按照前额→脸颊→鼻部→颌下→耳部的顺序，擦洗两遍	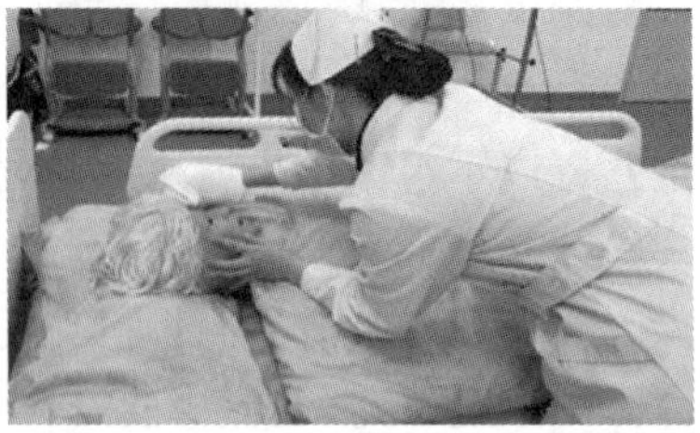
更换热水		
擦洗一侧上半身	①脱去老年人近操作者侧上衣(冬季以棉被遮盖对侧) ②取出浴巾对折，一半垫于上肢、背部、腰部，另一半盖于身上	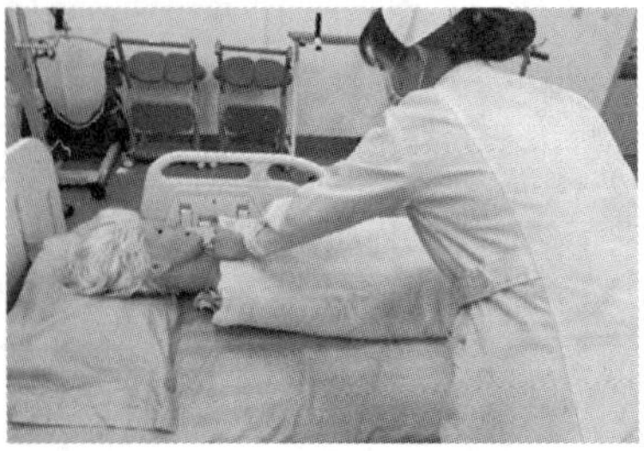

续表

操作步骤	操作内容	
擦洗一侧上半身	③用湿毛巾擦洗颈部两遍	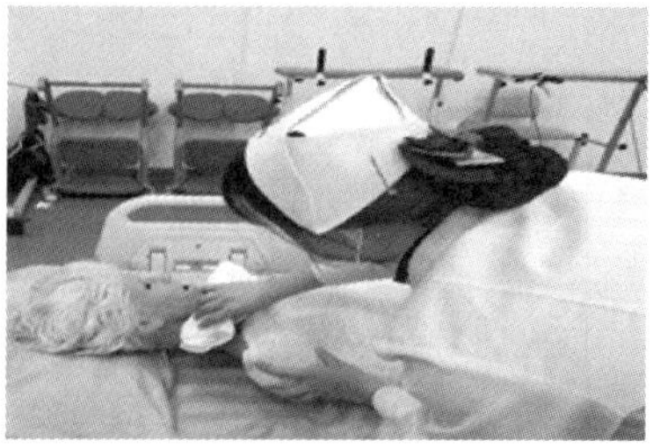
	④擦洗上肢及腋下：由腕部向近心端擦洗	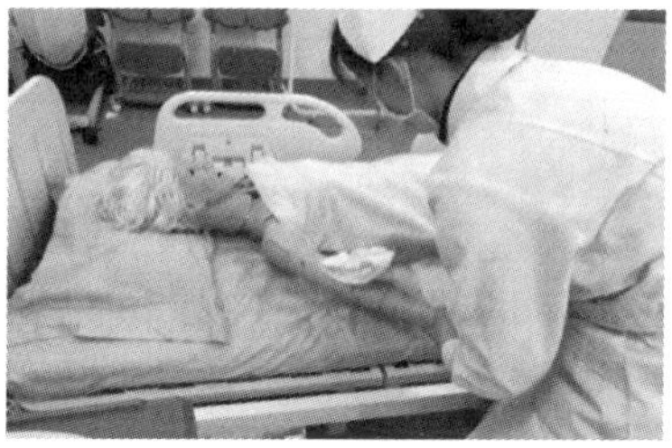
	⑤将老年人上肢外旋，擦洗腋下，共两遍	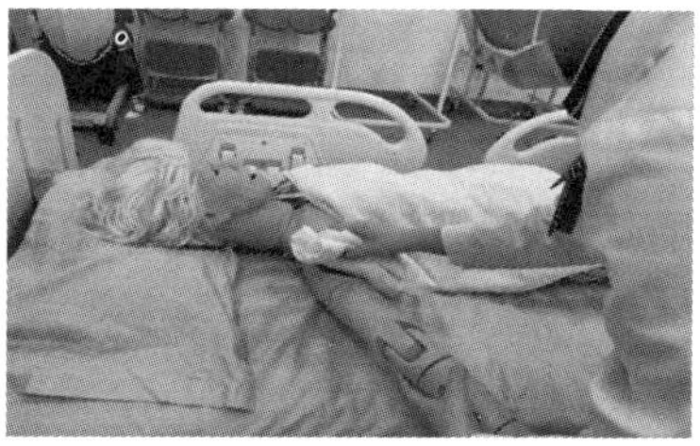
	⑥将浴巾翻下，擦洗近侧胸部→腹部→腋中线	
	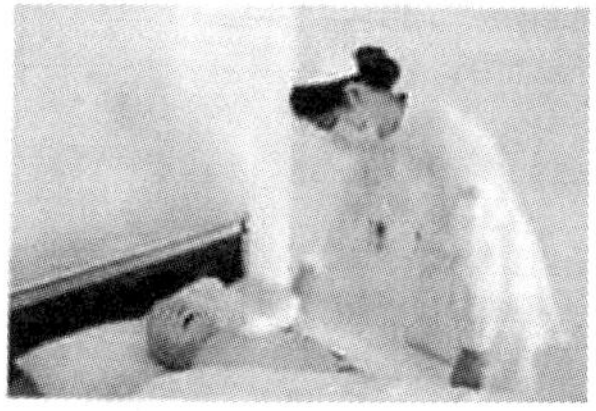 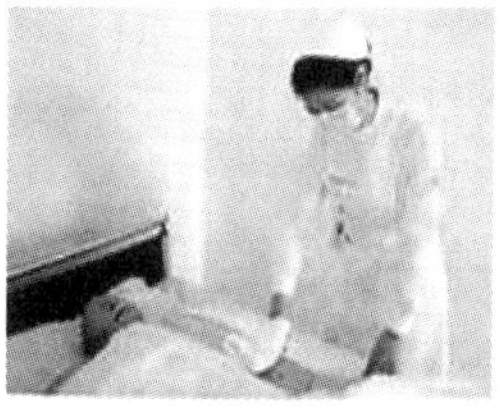 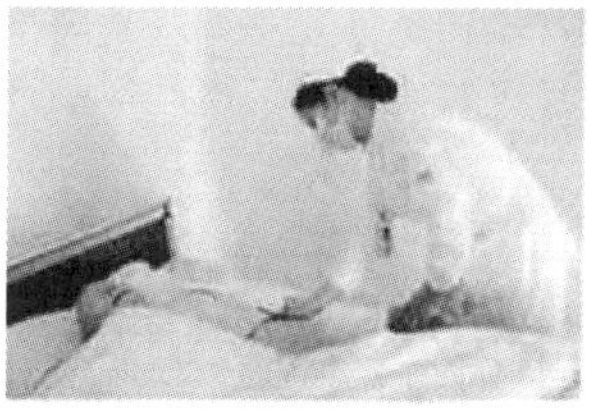	
	⑦用浴巾擦干水迹，盖好棉被	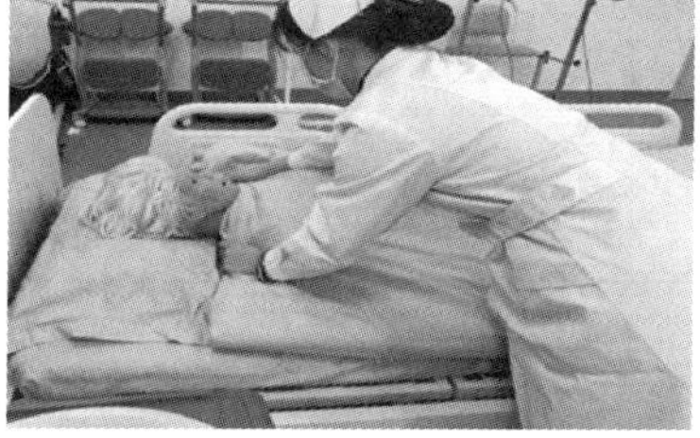
洗手	将脸盆放在护理垫上，手放在脸盆内清洗，必要时用香皂清洗，特别要将指缝清洗干净，之后擦干	
将护肤乳涂抹于手背及上肢		
更换热水		

Note

续表

操作步骤	操作内容	
擦洗背部、臀部	协助老年人取侧卧位(背向操作者),将浴巾盖于老年人背部	取毛巾擦洗背部、臀部两遍
	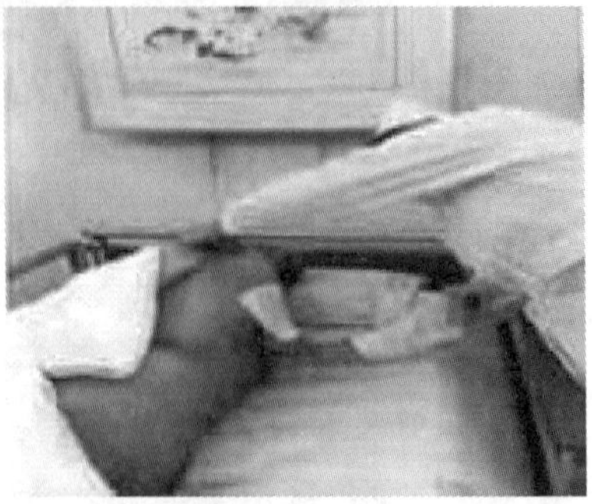	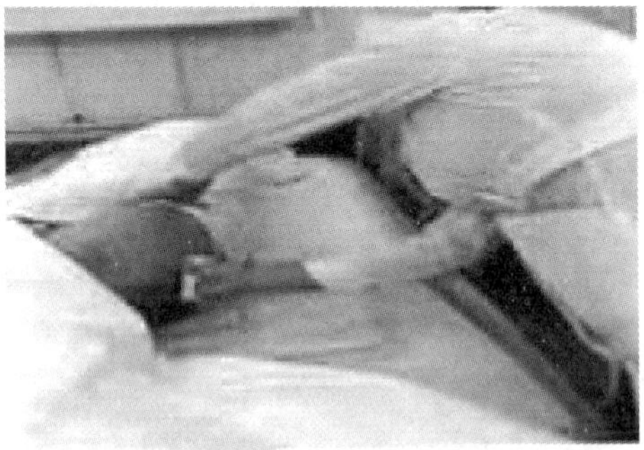
	用浴巾擦干水迹,取出浴巾 穿好近侧清洁上衣,协助老年人平卧 同法擦洗对侧上半身	
擦洗下半身	脱去老年人裤子,遮盖于会阴部 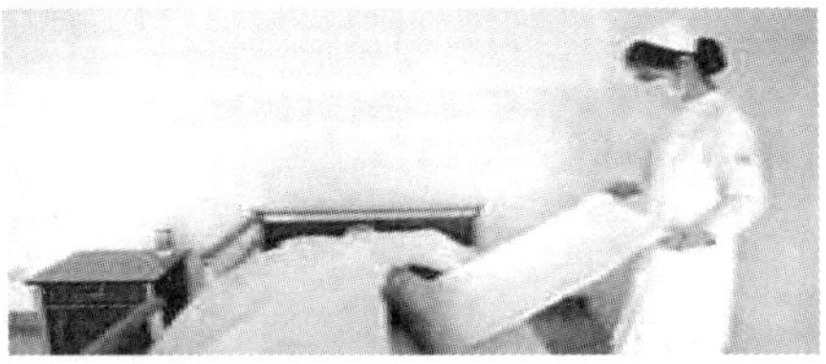 取浴巾对折,一半垫于一侧臀部及下肢,另一半盖于下肢 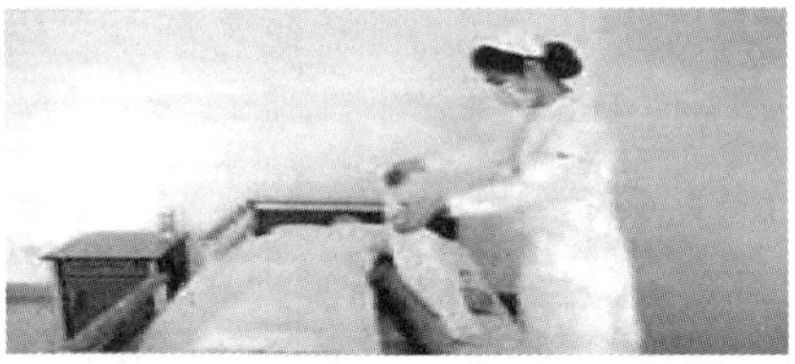	
	擦洗近侧下肢,按照踝部→小腿→腘窝→大腿→腹股沟的顺序,擦洗两遍 擦洗后用浴巾擦干水迹,涂抹护肤乳	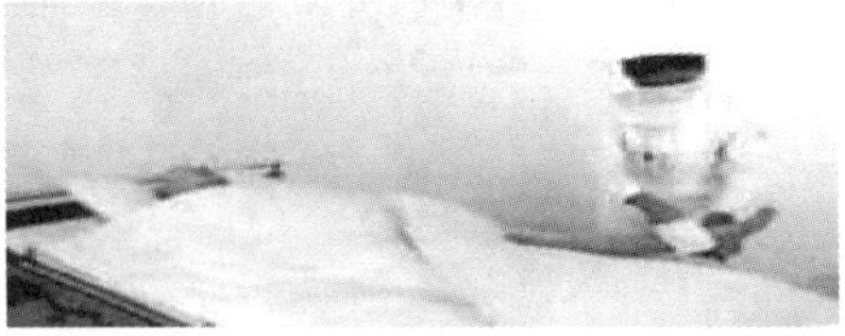
	更换热水 同法擦洗对侧下肢,更换热水	
清洗双足	协助老年人屈膝,足盆下放置护理垫 将老年人双足放入盆内,洗净、擦干	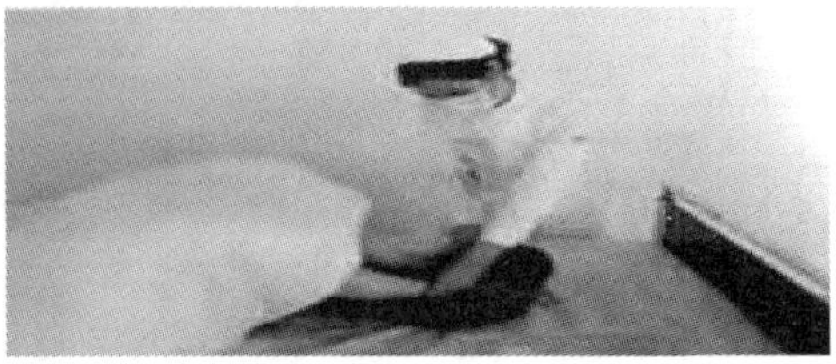

续表

操作步骤	操作内容	
擦洗会阴	男性老年人：放置护理垫和盆，用小毛巾擦洗外阴部，包括阴囊、会阴、肛门	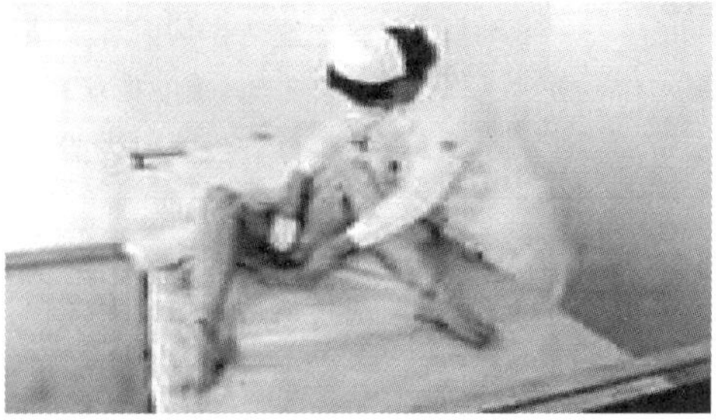
	女性老年人：放置护理垫，取便盆置于臀下，冲洗会阴部(大阴唇、小阴唇及肛门)	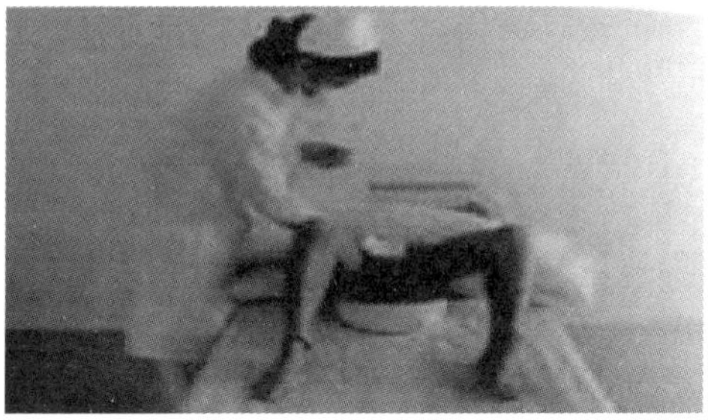
	擦洗完毕、擦干会阴部，撤出护理垫	
	穿好清洁裤子	
	根据需要更换床单、被套、枕套 协助老年人取舒适卧位	态度和蔼，动作轻柔
操作后确认	①身体状况的观察：擦洗时注意观察老年人反应，如有异常，立即停止擦浴 ②报告：若发现皮肤有异常时，报告给本人及家属。必要时联系保健师和主治医师 ③整理：清洁使用过的物品，放回存放处 ④洗手、记录	

步骤二 以小组为单位就完全失能(重度失能)老年人的身体清洁照护内容绘制一份护理操作列表，将其分为材料用具、准备、执行以及后续护理操作。

步骤三 找到完全失能(重度失能)老年人的身体清洁照护操作的安全风险。

步骤四 小组讨论，分析哪些操作环节会导致相应的安全风险。

步骤五 根据完全失能(重度失能)老年人的身体清洁方案，在模拟人上模拟进行皮肤清洁。

步骤六 独自完成任务自我检测单。

(董莲诗 金 丹)

老年人清洁与舒适任务自我检测单五

单元标题	老年人清洁与舒适			任课教师	
班级		学号		姓名	
学习情境	李奶奶，72岁，失能老年人，长期卧床，性格孤僻，今日查房发现李奶奶出汗较多，衣服局部潮湿，身上有异味，带教老师要求小王根据李奶奶的生活习惯和身体情况，采取相应的措施改善老年人的身体清洁度			学习时间	

Note

续表

单元标题	老年人清洁与舒适	任课教师	
工作任务	1.身体清洁评估内容及照护要点 2.完全失能(重度失能)老年人的身体清洁 3.半失能(轻、中度失能)老年人的身体清洁	学习地点	
课前预习	老师下发的学习通上的学习资料		
任务分析	1.身体清洁评估内容及照护要点		
	2.完全失能(重度失能)老年人的身体清洁		
	3.半失能(轻、中度失能)老年人的身体清洁		

(董莲诗)

任务五　老年人床铺的整理

学习目标

能力目标

能够为老年人更换床单、整理床铺,使床铺干净整洁。

知识目标

1.熟悉:给老年人进行床铺整理过程中需要确认的内容。

2.掌握:护理要点和注意事项。

素质目标

在更换过程中,对老年人态度和蔼、动作轻柔,使老年人愿意配合。

情境导入 4-5

王奶奶,80岁,失能老年人,6年前诊断有高血压病,因脑出血导致偏瘫,一侧肢体不能自主运动,大小便失禁。今日查房发现王奶奶将裤子和床单尿湿了,为了给王奶奶创造干净整洁的环境,让王奶奶感觉舒适,带教老师要求实习生小张为王奶奶整理床铺,更换床单。

步骤一　阅读情境内容,4～6人一组分组,讨论分析本次课学习任务,进行任务分解。

步骤二　学生查阅资料,根据个人任务进行资料收集,获得更换床单的内容和相应的技术。

步骤三　找出床单更换评估要点。

步骤四 每个小组阅读资料，用思维导图分析床单更换的内容和用到的技术。

【任务内容分析】

要保持日常身心健康，必须保证高质量的睡眠。特别是对瘫痪在床或生病的人来讲，床铺既是他们的生活空间，也是他们休息、养病的场所，所以，舒适的床铺尤其重要。而且，被褥被人体所散发的热量及汗渍污染后，极易滋生细菌，所以，保持被褥的干净整洁是非常重要的。

一、确认要点

1. 事前确认

(1) 身体状况确认：确认身体是否有麻痹及不能活动的部位、症状等。

(2) 生活状况确认：确认是全天瘫痪在床还是白天可以下床活动。

(3) 现状确认：确认是睡哪种床，对床铺是否有不满意的地方。

2. 实施时确认

(1) 物品确认：床单和被罩等床上必备品的类型、放置位置等。

(2) 所使用物品的确认及准备：在整理床铺及更换床单之前，除了需要准备好必需物品，还要查看有无污渍、是否干燥、大小如何等。

(3) 室内环境的确认：当被护理者躺在床上，而床单需要更换时，要注意通风换气，以免灰尘飞扬，天冷时要打开暖气，或者给他们盖上毛巾被避免着凉。

3. 事后确认

(1) 事后收拾：使用过的物品要分类放置，必要时要进行清洗。物品晾干后要放回原处，其他用具也要放回原处。

(2) 护理结果的确认：向本人或其家人确认在护理过程中是否感到任何不适或者不满。

(3) 建议：如对床铺或床单等有任何建议，告知其家人或本人。

二、护理要点和注意事项

(1) 床铺的整理应当注重整洁安全，能够有助于睡眠。

(2) 特别当老年人卧床不起时，一定要注意保持床垫及被褥的干燥。

(3) 更换床单时，避免灰尘飞扬，动作要快，不要抖动。

(4) 为防止老年人压疮，注意床单要铺平。

(5) 整理床铺时要注意沿中心线向两边均匀铺开，以避免压迫身体，让身体能自由活动，另外，注意盖的被褥不要太重，脚下要松缓一些。

(6) 为避免多余的动作，床单、被罩等应按照规定的折叠方法折叠。

(7) 不仅床铺，床铺周围也要保持整洁。

(8) 熟悉身体力学原理，使老年人在接受护理时保持舒适的姿势。

三、床铺用品的清洁

晒被褥的时间应在 10:00～15:00，正反面各晒 2 h。

床垫放在通风良好的背阴处晾干。床单如有污渍必须更换，没有污渍时，对于卧床不起的老年人，则需要 2～3 天更换一次，不需要更换床单时，应清扫床上的灰尘。为方便换洗，可以在床单或床罩易脏的部分铺上毛巾或小床单。褥子及床垫、枕头等可以准备两套，以便轮换晾晒使用，保持清洁。

四、床上用品的选择要点

1. 枕头 枕头应该保持跟脊椎和头部在同一水平位置，枕头的宽度即使大于肩宽 20～30 cm，翻身时头部也不会从枕头上滑落，同时可以避免颈部受凉。枕芯可以根据本人的需要来选择。

2. 枕套 枕套大小要以正好装入枕头为准，长度是枕头的长度加上折缝的 15～20 cm，宽度大约是

Note

枕头的宽度加上 3 cm 的宽松度再加上 2 cm 的伸缩度。

3. 床　老年人可以离床活动时，床的高低应该距离地面 35～45 cm，对于卧床不起需要全面护理的人来说，应该以离地面 60～65 cm 为佳。

4. 床单　床单要有足够的长度和宽度，可以完全覆盖床垫和褥子。套取式的床单也可以。应该采用吸湿性较好并易于洗涤的棉线制品。

5. 床垫　床垫过软会导致姿势不佳，且容易疲劳，所以一般应选择比较硬一些的床垫。

6. 床垫罩　床垫罩铺在床垫上能够吸汗并减少床垫刺激，所以应该选择吸湿性好的。

7. 被子　被子应该选择轻巧柔软的被子，需要足够的长度和宽度，以避免颈部和脚部受凉。

五、床上用品的准备要点

1. 床单被罩的浆洗　床单和被罩使用浆洗容易除污，但浆洗后极易变硬，翻身时可能会刺激皮肤，感到不适。但反过来，不浆洗又容易起皱，所以需要注意。

2. 床单被罩等的折叠方法　如果不按照一定的方法折叠，会因此产生多余的动作，还有可能造成灰尘飞扬。所以，为了高效使用，美观收放，需要按照一定的折叠方法折叠。

3. 被罩等的套取

(1) 毛毯一定要罩上棉线罩，避免直接接触患者的皮肤。

(2) 被子应罩上被罩使用或盖在毛巾被上使用，以保持清洁。

步骤五　每个小组以展览会法，进行上述成果展示。

步骤六　阅读操作任务实施步骤。

六、操作任务实施

(一) 空床床铺整理

空床床铺整理操作步骤见表 4-18。

表 4-18　空床床铺整理操作步骤

操作步骤	操作内容
操作前评估	①物品确认：床单和被罩等床上必备品的类型、放置位置等 ②所使用物品的确认以及准备：在整理床铺及更换床单之前，除了准备好必需物品，还要查看有无污渍、是否干燥、大小如何等
操作中	把必要的物品按照使用顺序摆放，将折痕面向自己，叠放在触手可及的地方
	把床周围的物品拿开，便于活动
	床脚若有轱辘，将其固定，并将其推入床的内侧，以免被绊倒
	把床垫放到固定的位置，在上面铺上床垫罩
	床垫和床垫罩上需铺床单，床头左右部分折成三角
三角法铺床单	把床单的中折线和床垫的中折线对齐，将床单展开，铺平褶皱 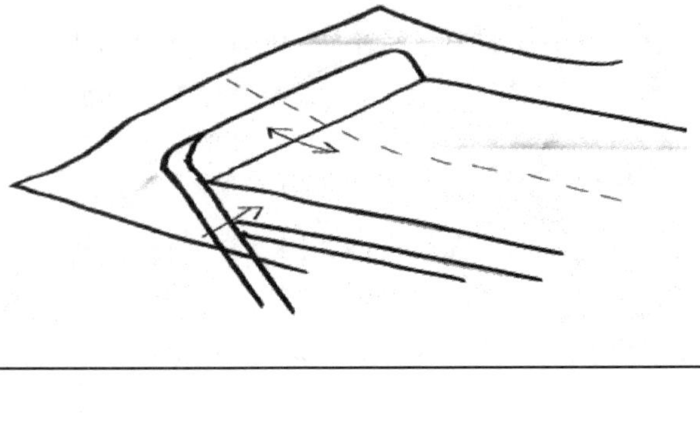

续表

操作步骤	操作内容
	将床头一侧的床单塞到床垫下 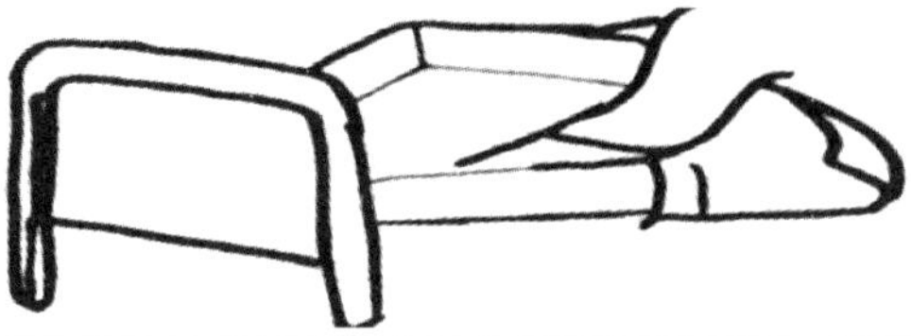
	一只手拿起床单垂下的部分，使床单边与床垂直，另一只手将床单沿脚下方向展开 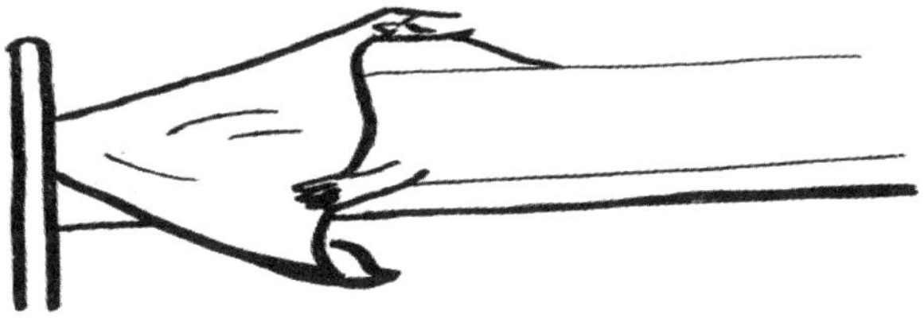
	将床单垂下的部分塞到床垫下，用远离床的那只手的手背固定住床垫上边的一条线，用另一只手铺床单 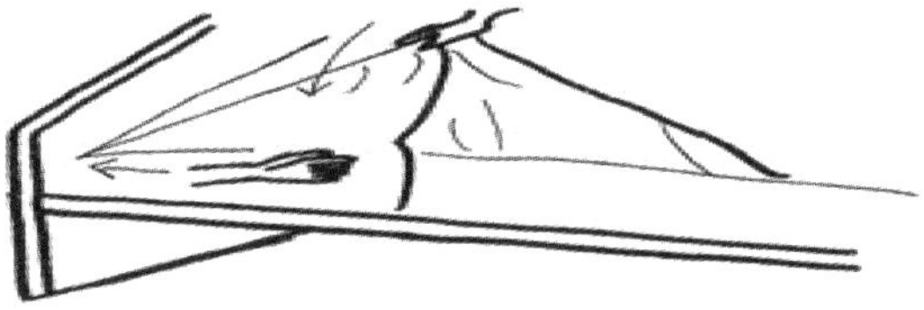
三角法铺床单	将垂下床垫的部分用手背抻平，塞到床垫下面 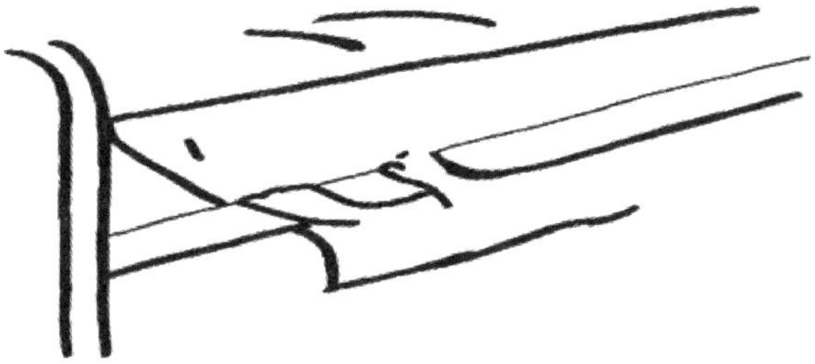
	床头铺好后，换到床尾一端，拇指朝内抓住床单，沿床单纹路展开并抻平褶皱，和床头一样，折成三角塞到床垫下
	拽住垂在两侧的床单抻平塞到床垫下面
	使用防水床单时，要注意将其铺到需要防水的准确位置
	展开装好被罩的被子，把床尾一端塞到床垫下面，注意要留出足够的空余，让脚部有松缓的空间 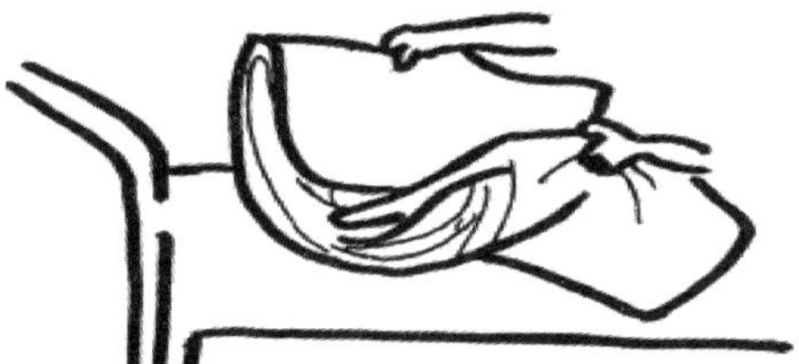 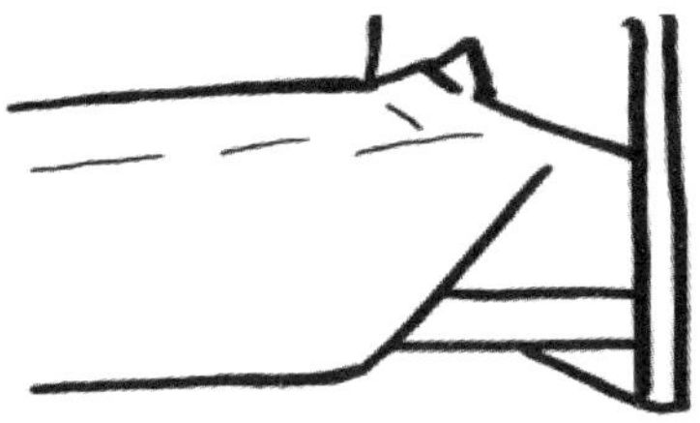

续表

操作步骤	操作内容
三角法铺床单	将枕头套上枕套，放在床头中间位置，放置时需注意应将枕套口侧放于床内侧 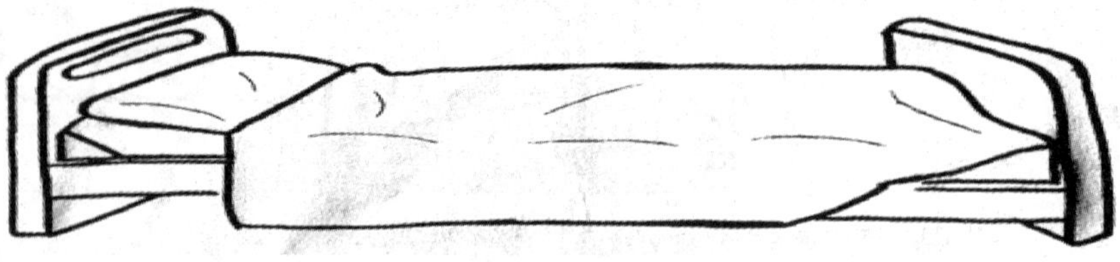
	安置床护栏，同时根据室温或老年人的需要增减被褥。
操作后确认	①事后收拾：使用过的物品要分类放置，必要时要进行清洗。物品晾干后要放回原处，其他用具也要放回原处 ②护理结果的确认：向本人或其家人确认在护理过程中是否感到任何不适或者不满 ③建议：如对床铺或床单等有任何建议，告知其家人或本人

（二）卧床老年人床铺整理

卧床老年人床铺整理操作步骤见表 4-19。

表 4-19　卧床老年人床铺整理操作步骤

操作步骤	操作内容
操作前评估	①身体状况评估：确认身体是否有麻痹及不能活动的部位、症状等 ②所使用物品的确认以及准备：先确认床单、被罩等是否干净，以及污染的程度，判断是否需要换洗，如果需要换洗，则需要准备干净的床单和被罩、放置换洗衣物的框子、扫床的刷子、毛巾被（必要时） ③尽量避免让老年人移动，为确保高效地完成床单的更换，可以事先按照使用顺序将必要的物品叠放好
风险点确认	坠床
床铺整理	为方便毛毯和被子再次打开使用，需将其折向床尾，或放在床边的椅子等的上面。必要时，为老年人盖上毛巾被
	把床单从床头向床尾慢慢展开，注意不要扬起灰尘
	根据需要，替换下枕套和毛毯罩
	整理床的四周，仔细观察老年人是否舒适，并进行整理
	让老年人侧卧，安好床护栏，防止其从床上滑下（注意其姿势是否舒适）如果被护理者患有半身麻痹，要让患侧朝上侧卧 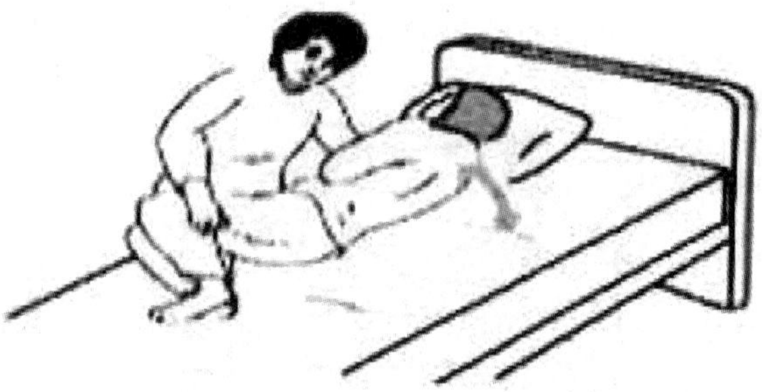

续表

操作步骤	操作内容
	背部的旧床单需从两端向中间收起，从床头扫向床尾清扫灰尘，整理干净 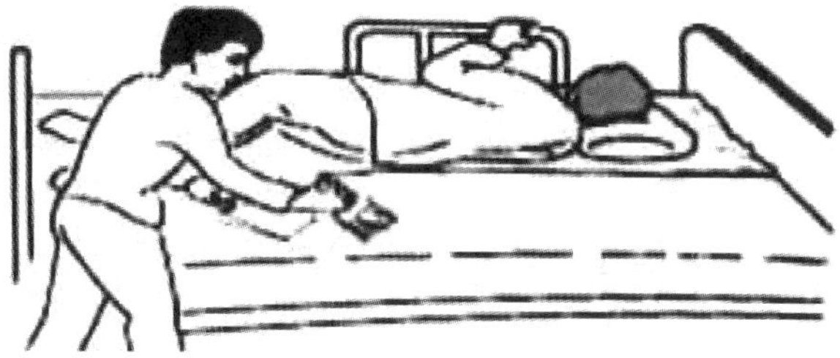
	将新床单的中央线与床垫的中央线保持一致，铺好新床单 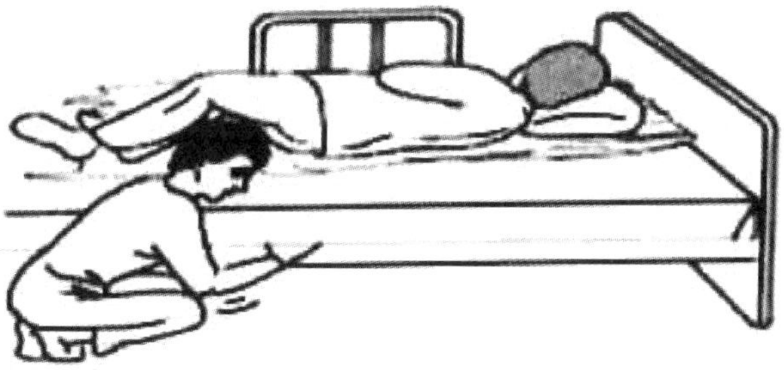
	将老年人移回新床单上，帮助患半身麻痹的老年人恢复仰卧状态 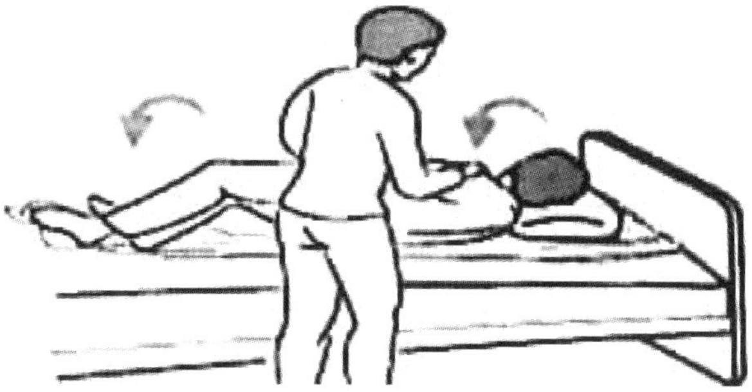
	安好床护栏，到床的另侧，将旧床单换下 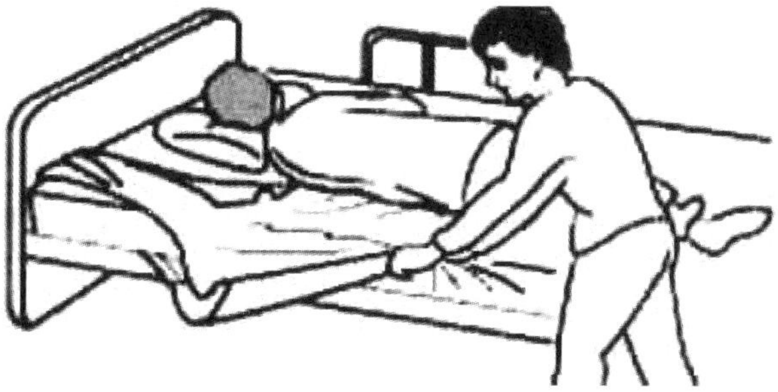
	抽出新换好的床单，抻平褶皱，整理好，帮助老年人恢复到舒适的体位 

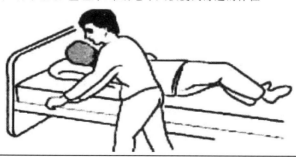

Note

续表

操作步骤	操作内容
操作后确认	①事后收拾:使用过的物品要分类放置,必要时要进行清洗。物品晾干后要放回原处,其他用具也要放回原处 ②护理结果的确认:向本人或其家人确认在护理过程中是否感到任何不适或者不满 ③建议:如对床铺或床单等有任何建议,告知其家人或本人

步骤一 以小组为单位绘制一份床铺整理操作列表,将其分为材料用具、准备、执行以及后续护理操作。

步骤二 找出老年人卧床床铺整理照护操作的安全风险。

步骤三 小组讨论,分析哪些操作环节会导致相应的安全风险。

步骤四 根据操作方案,进行床铺整理。

步骤五 独立完成任务自我检测单。

(董莲诗 金 丹)

老年人清洁与舒适任务自我检测单六

单元标题	老年人清洁与舒适			任课教师	
班级		学号		姓名	
学习情境	王奶奶,80岁,失能老年人,6年前诊断有高血压病,因脑出血导致偏瘫,一侧肢体不能自主运动,大小便失禁。今日查房发现王奶奶将裤子和床单尿湿了,为了给王奶奶创造干净整洁的环境,让王奶奶感觉舒适,带教老师要求实习生小张为王奶奶整理床铺,更换床单			学习时间	
工作任务	1.床铺整理确认要点 2.床上用品的准备要点 3.床铺的整理要点 4.更换床单的顺序			学习地点	
安全风险					
可能导致安全风险的操作环节					

Note

续表

单元标题	老年人清洁与舒适	任课教师	
床铺整理	1.床铺整理确认要点		
	2.床上用品的准备要点		
	3.床铺的整理要点		
	4.更换床单的顺序		

（董莲诗）

任务六　老年人穿脱衣服照护

学习目标

能力目标

能够为老年人选择合适的衣物。

能够为老年人更换衣物，让老年人感觉舒适。

知识目标

掌握：护理要点和注意事项。

熟悉：给老年人进行衣物更换过程中需要确认的内容。

素质目标

在更换过程中，对老年人态度和蔼，动作轻柔，老年人愿意配合。

情境导入 4-6

张爷爷，70 岁，失能老年人，既往脑梗死后遗症致左侧肢体偏瘫而卧床多年，左手屈曲，无法伸直，左侧脚踝不能弯曲，口齿不清。今日带教老师带着实习生小王去查房，为老年人翻身时发现裤子被尿湿，老师要求小王根据老年人的肢体情况为其更换衣物。

【任务实施】

步骤一　分析情境内容，讨论本次课的工作任务。

步骤二　体验式学习，两人一组，一名同学协助另一名同学穿脱衣服，互换角色，谈谈自己的感受，在协助他人穿脱衣服和他人帮助自己穿脱衣服时有哪些不适。谈谈自己的内心感受。

步骤三 阅读以下内容，找到协助他人穿脱衣服有哪些技巧，并用思维导图把相关内容记录下来。

【任务内容分析】

衣服可分为夜间和白天穿着，日常服装和外出服装。每天更衣，要保持清洁。保持规律的生活节奏，做到有张有弛。每日穿脱衣服，不仅是老年人自己身体活动、康复锻炼的机会，同时还能起到转换心情的作用。

一、衣服种类的选择要点

(1) 便于穿脱的质地和设计，根据季节变化，考虑衣服质地的吸湿性、透气性、保湿性。

(2) 尽量选择外衣、短裙、裤子等上下分开的衣服。

(3) 可自由活动身体的宽松尺寸。

(4) 纽扣换成大号，拉链换成尼龙褡裢。选用稍松的衣服，避免腰部和袖口处过紧。

(5) 不易变形，在家中也易洗涤的衣服。

二、长期卧病在床老年人的更换衣物的注意事项

(1) 选择在排泄、更换尿布时可快速穿脱的睡衣。选择有前排纽扣的衣服。

(2) 有时需要处理如因汗渍及排泄物的渗漏而等造成的预想不到的脏污，因此平时要预备好 2～3 件干净的内衣和睡衣。

(3) 更换睡衣时，在观察皮肤状况的同时，对背部至臀部之间部位进行按摩，促进血液循环。

(4) 更换睡衣时，注意勿在衣服和被单上留下褶皱。

三、更换衣物时需要确认的问题

1. 事前确认

(1) 身体状况确认：是否长期卧病在床，是否可以在床上取坐位，以及离开床铺后，手、脚、身体的活动和障碍状况等。

(2) 环境、物品确认：确认室内温度的调节方法，确认更换衣物、毛巾、浴巾是否齐全。

2. 实施时确认

(1) 身体状况确认：确认体温，若有出汗或皮肤脏污，清洁之后再行确认。

(2) 室温调节：将室温设在 22 ℃左右，冬季时，要保持衣物温暖，护理员双手温暖，需要时拉上窗帘。

(3) 物品准备：准备好需要换的衣服、毛巾、存放更换下衣服的盆子等。此外，根据气候变化可准备盖膝毛毯、披肩等。

3. 事后确认

(1) 观察身体状况：打招呼确认身体状况的同时，确认身体是否不适，有无异常。如果老年人看似有些疲惫，可横躺在床上进行休息。

(2) 状态报告：在出现皮肤状况或其他身体状况、衣服有脏污处、身体情况有变化时，应报告给老年人家属及相关医护人员。

(3) 整理：收拾更换下来的衣物，必要时进行洗涤。

四、护理要点及注意点

(1) 即使花费时间，也应该敦促老年人自己完成力所能及的部分，无法完成的部分，协助完成。

(2) 尽量减少老年人的羞耻感，注意使用浴巾等遮盖，减少身体暴露。

(3) 如果老年人可以在床上取坐位或者可以离开床铺，为了帮助老年人区别白天和夜晚，白天应将睡衣换成日常衣服。

Note

(4) 如果为瘫痪老年人或有疼痛时,应从健侧开始脱下,从患侧开始穿上。

步骤四 用展览会法进行展示。

步骤五 以小组为单位学习穿脱衣服的操作步骤,确定更换衣物的相应技术,准备更换衣物所需物品。

步骤六 为偏瘫老年人更换衣物(取坐位)设计方案,进行操作练习。

(董莲诗 王艳华)

五、操作任务实施

(一) 偏瘫老年人更换衣物(取坐位)

偏瘫老年人更换衣物(取坐位)的操作步骤见表 4-20。

表 4-20 偏瘫老年人更换衣物的操作步骤

操作步骤	操作内容	
操作前评估	①身体状况确认:确认体温,若有出汗或皮肤脏污,清洁之后再行确认 ②室温调节:将室温设在 22 ℃左右,冬季时,要保持衣物温暖,护理员双手温暖,需要时拉上窗帘 ③物品准备:准备好需要换的衣服、毛巾、存放更换下衣服的盆子等。此外,根据气候变化可准备盖膝毛毯、披肩等	
操作中取坐位,更换开襟上衣	解开纽扣,将患侧的衣服拉到肩膀以下	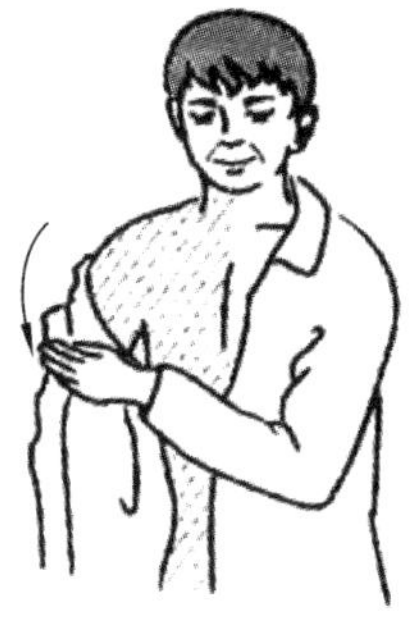
	脱下健侧的全部衣服	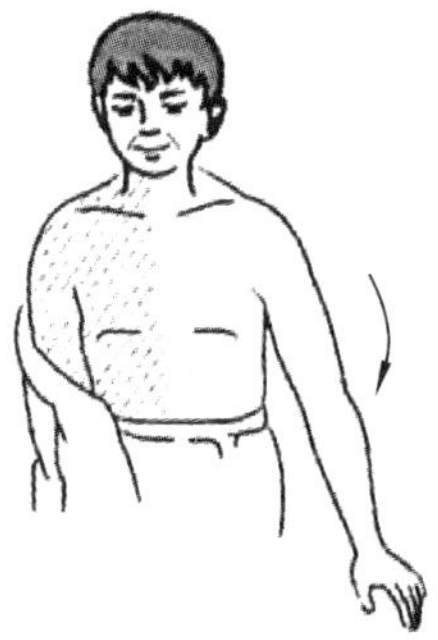
	脱下患侧的衣服袖子	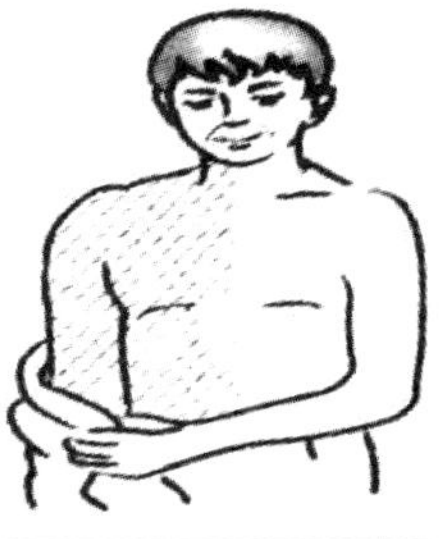

续表

操作步骤	操作内容	
操作中取坐位，更换开襟上衣	穿上患侧的袖子。应提前将袖子拉近，使袖口张开，使衣服更容易通过手腕和胳膊	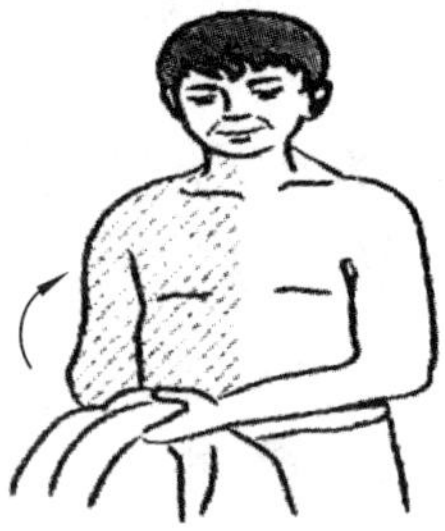
	穿至患侧肩膀	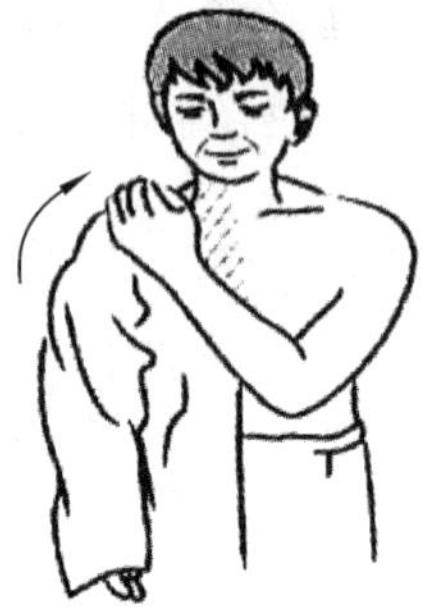
	穿上健侧衣服，整理双肩	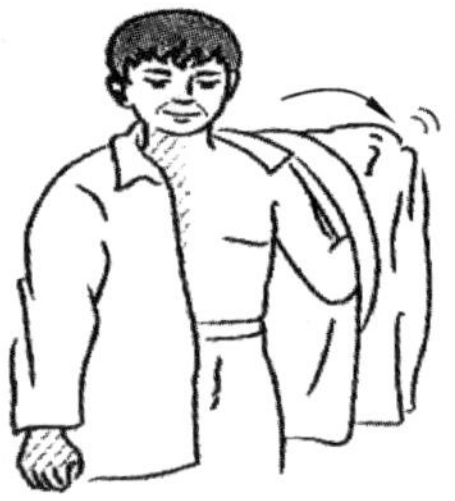
	扣好纽扣，整理衣摆	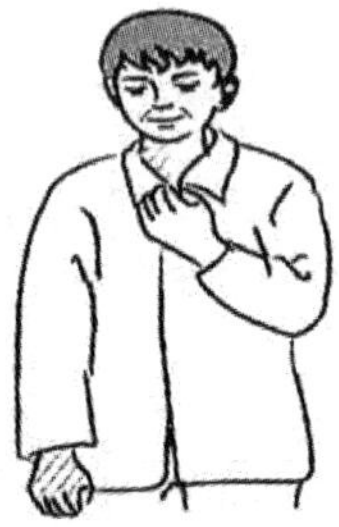
取坐位更换套穿衣服	将衣服的前面部分拉到胸前	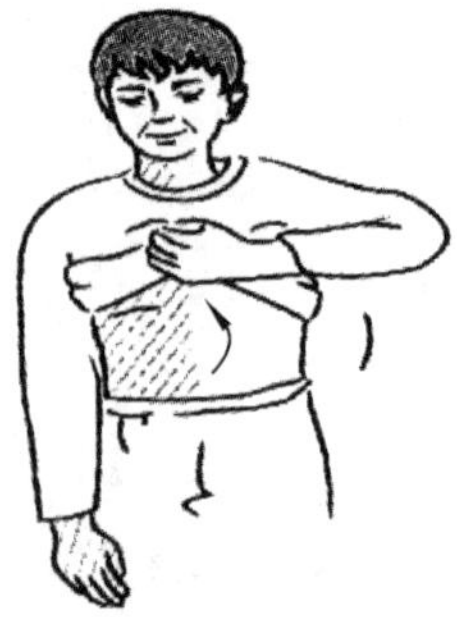

续表

操作步骤	操作内容	
取坐位更换套穿衣服	从健侧开始脱衣服，协助老年人从腋下拿出手肘，同时也尽量将衣服的后面部分拉起	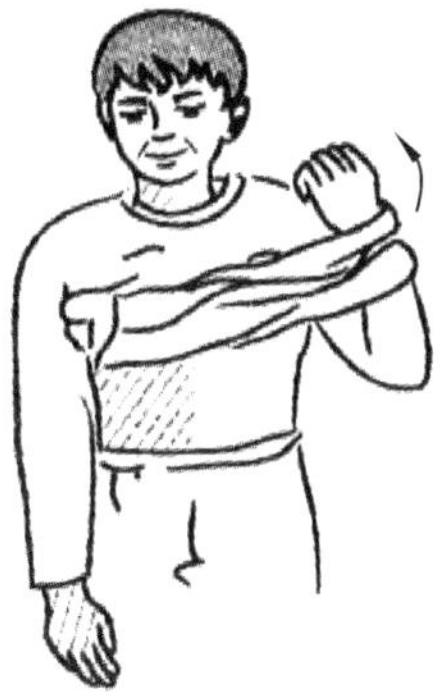
	将衣服从头部脱出至患侧，从上向下脱下衣服	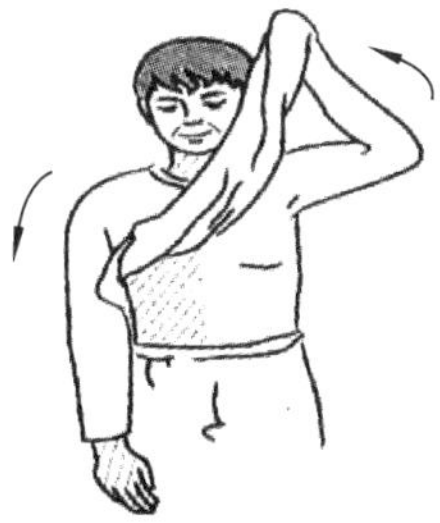
	从患侧穿上衣袖	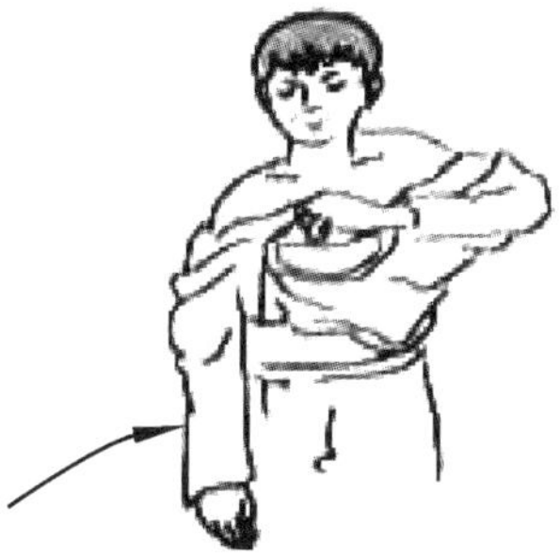
以后的步骤，可一边护理一边和老年人一起考虑，选择容易穿戴的方法	穿上健侧衣袖，拿住衣领	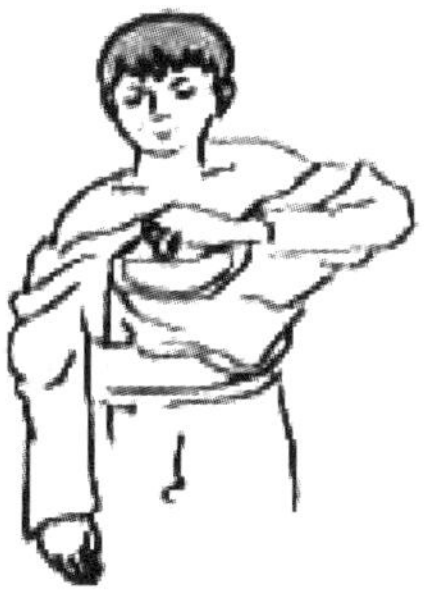
	将衣领穿过头部	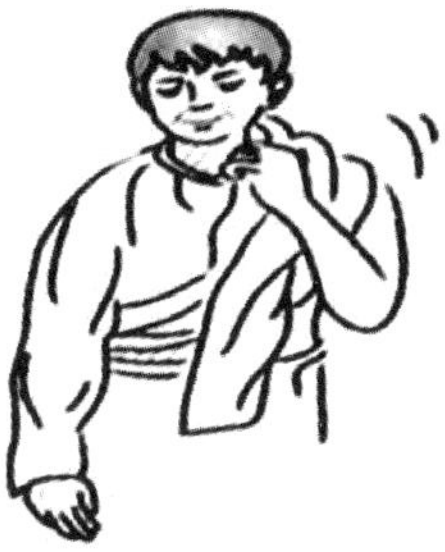

Note

续表

操作步骤	操作内容	
以后的步骤，可一边护理一边和老年人一起考虑，选择容易穿戴的方法	一边保护老年人一边将衣领穿过头部，整理衣摆	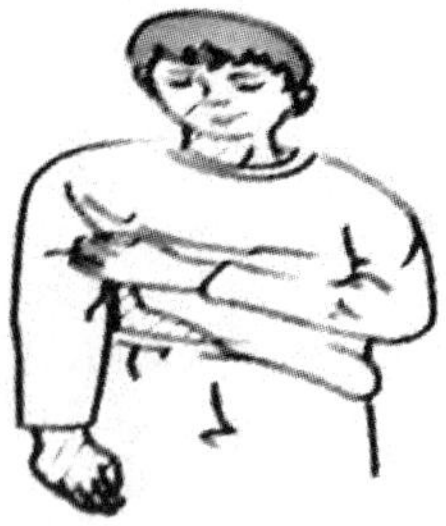
	穿上健侧的衣袖，整理衣摆	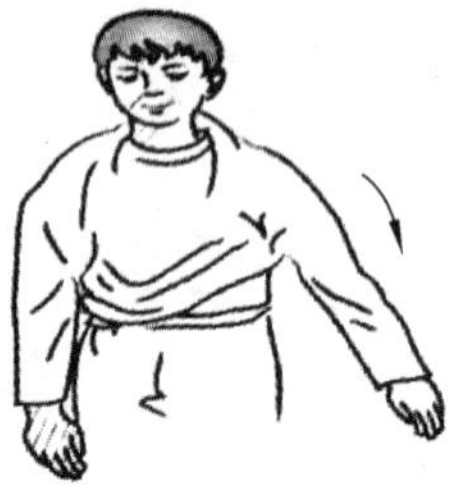
取坐位更换裤子	老年人借助扶手或桌子等支撑站起，帮助其脱下裤子	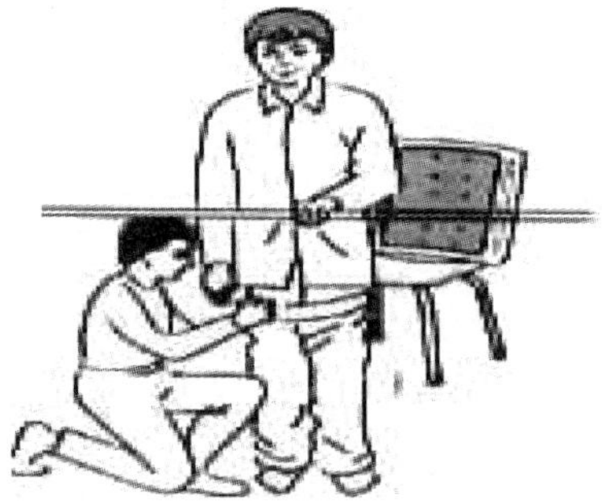
	老年人靠在椅子上，从健侧腿开始往下脱，然后再脱下患侧	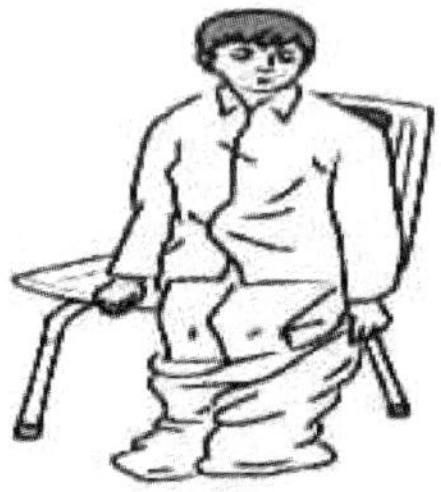
	先将干净裤子从患侧裤腿开始穿上	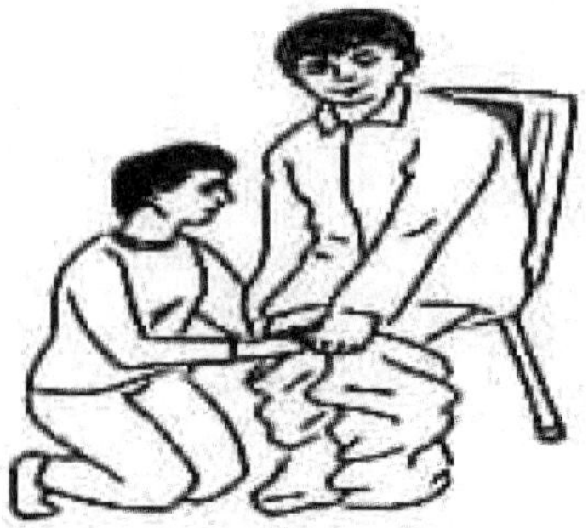

续表

<table>
<tr><th>操作步骤</th><th colspan="2">操作内容</th></tr>
<tr><td rowspan="2">取坐位更换裤子</td><td>穿上健侧裤腿</td><td>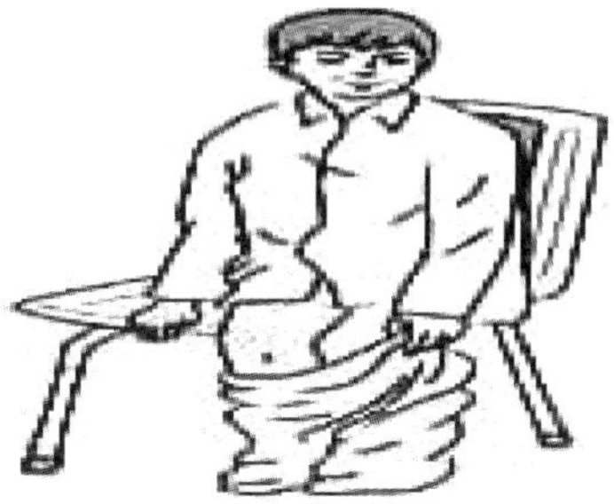</td></tr>
<tr><td>站立、穿上裤子</td><td>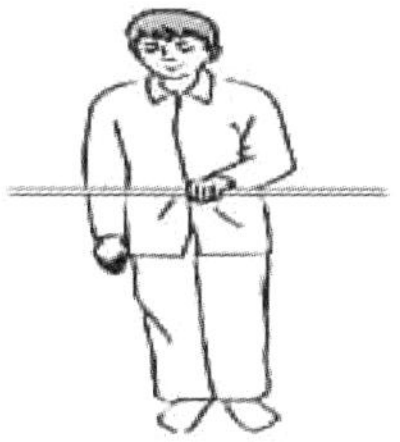</td></tr>
<tr><td>操作后</td><td colspan="2">①观察身体状况：打招呼确认身体状况的同时，确认身体是否不适，有无异常。如果老年人看似有些疲惫，可横躺在床上进行休息
②状态报告：在出现皮肤状况或其他身体状况、衣服有脏污处、身体情况有变化时，应报告给老年人家属及相关医护人员
③整理：收拾更换下来的衣物，必要时进行洗涤</td></tr>
</table>

步骤七 小组展示，其他同学观察展示同学的操作过程，找出优缺点，进行点评。

步骤八 阅读以下资料，为卧床老年人穿脱衣物设计方案，进行操作练习。

（二）为卧床老年人穿脱衣物

卧床老年人穿脱衣物的操作步骤见表4-21。

表4-21 卧床老年人穿脱衣物的操作步骤

<table>
<tr><th>操作步骤</th><th colspan="2">操作内容</th></tr>
<tr><td>操作前评估</td><td colspan="2">①身体状况确认：确认体温。若出汗或有皮肤脏污，清洁之后再行确认
②室温调节：将室温设在22 ℃左右，冬季时，要保持衣物温暖，护理员双手温暖，需要时拉上窗帘
③物品准备：准备好需要换的衣服、毛巾、存放更换下衣服的盆子等。此外，根据气候变化可准备盖膝毛毯、披肩等</td></tr>
<tr><td>风险点确认</td><td colspan="2">皮肤损伤、跌倒、坠床、受凉</td></tr>
<tr><td>操作前准备</td><td>向老年人解释→掀开盖被→解开上衣纽扣或系带→拉下患侧的衣服至肩部后，再从健侧拉松衣服。将手放入健侧衣服腋下，将衣服脱至肩膀，再弯起胳膊，拿出手肘</td><td>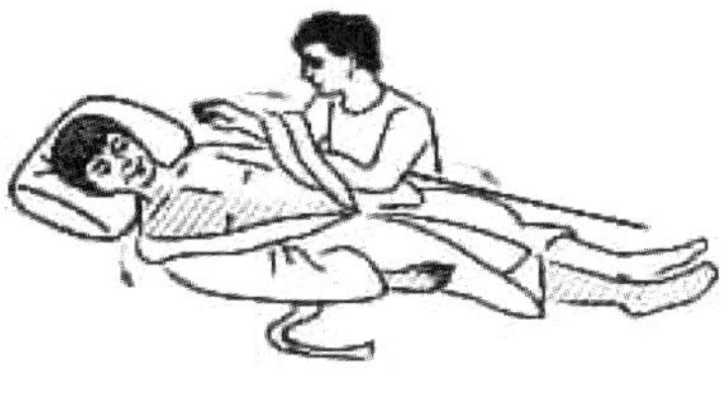</td></tr>
</table>

续表

操作步骤	操作内容	
操作中取卧位更换开襟衣物	护理员至老年人健侧，一手扶住老年人肩部→另一手扶住髋部→协助老年人翻身侧卧，换取侧卧位，将患侧的衣服全部脱下	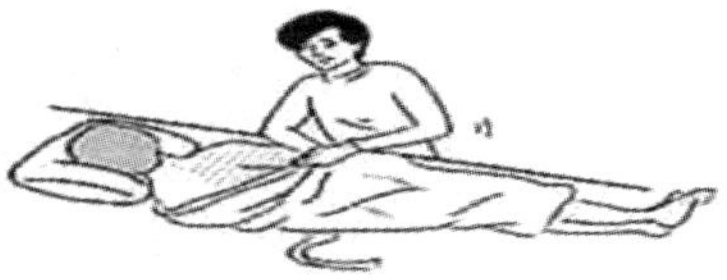
	迅速地将干净衣服袖子通过患侧的胳膊，将开襟衣物边线放至身体腋下处后，再将开襟衣物展开盖在身上。将衣服宽裕部分卷起放下健侧的身体下方	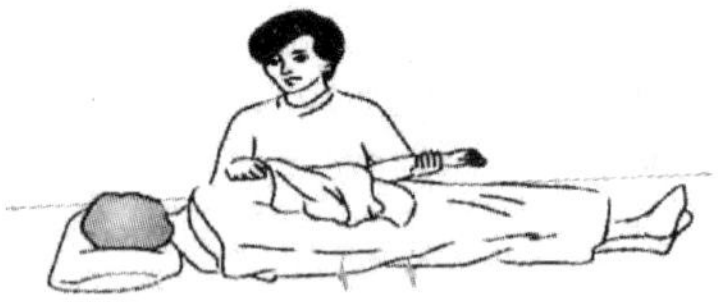
	让老年人仰躺，脱下弄脏的开襟衣物后，再将健侧的干净衣服拉展开来，稍留宽裕，穿上袖子	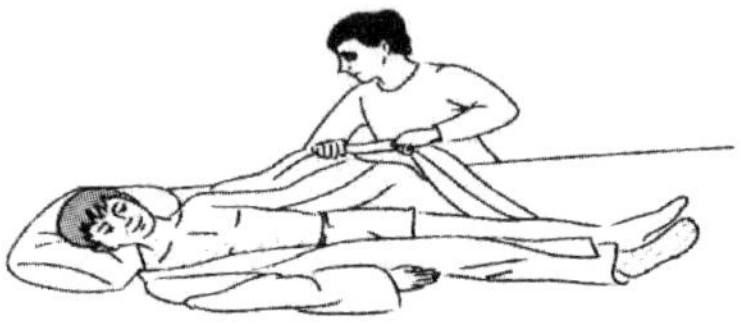
	调整右下方衣领，宽松有度地系好腰带，抚平背部衣服及床单的褶皱，整理好枕头后，盖上毛毯，被褥	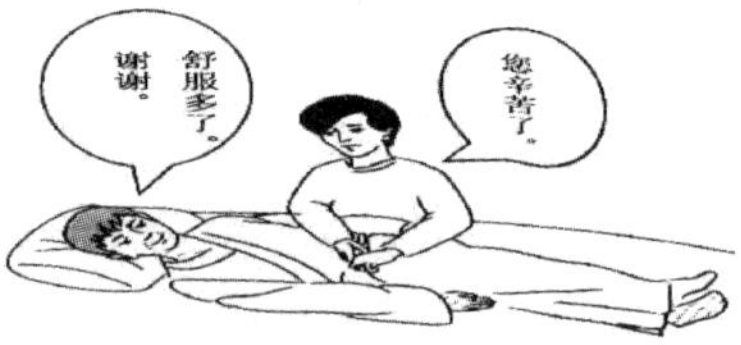
取卧位更换套穿上衣	将衣服的前面部分拉至胸部，后面部分拉至肩部	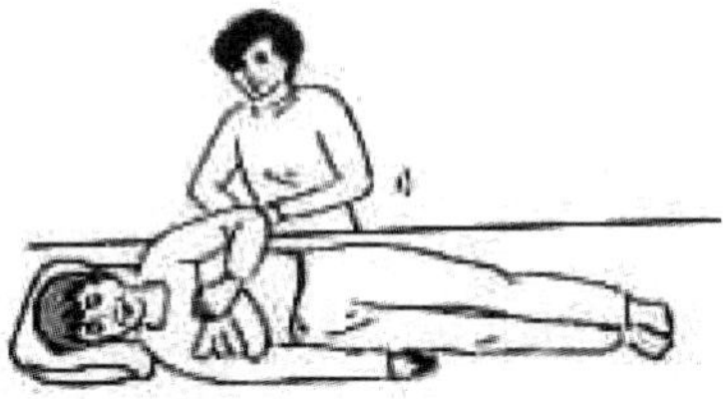
	从衣服里伸出健侧手肘，手腕。此时，应将衣服的肩膀部分脱至手腕后再拿出手肘，这样，手肘不容易被卡住	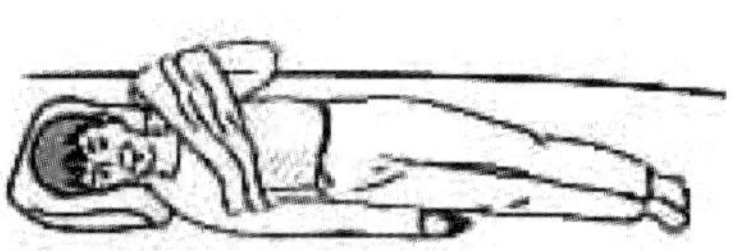
	将上半身稍转向健侧后会露出患侧，将衣服肩膀部分脱至胳膊处	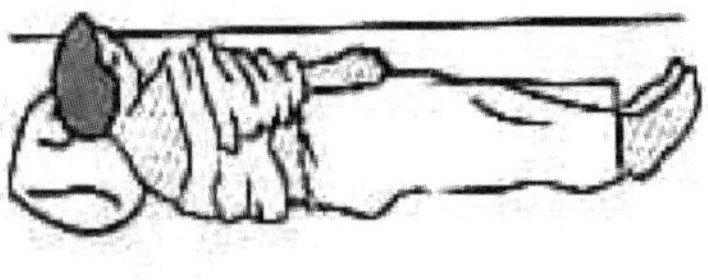
	伸出胳膊，脱下衣袖	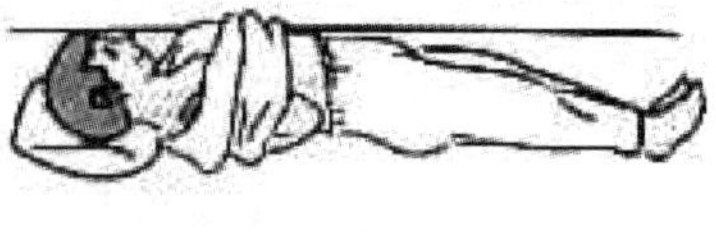

Note

续表

操作步骤	操作内容	
取卧位更换套穿上衣	从头部脱下衣服。患病部位有疼痛或瘫痪严重时，先将衣服穿过头部，再依次脱下肩膀、胳膊上的衣服	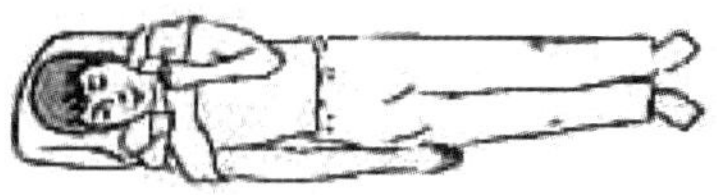
	将干净的衣服穿于患侧手部。将衣袖挽至腋下。为便于穿戴，将衣服下摆拉展开来	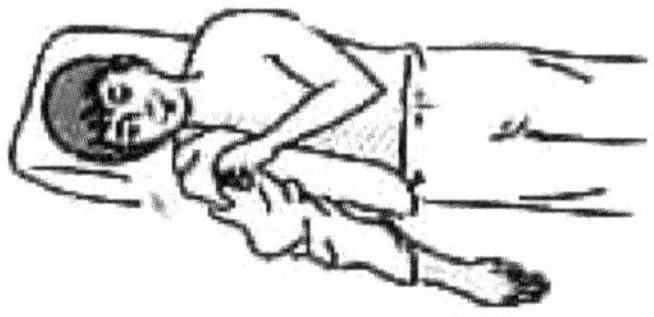
	穿上健侧的袖子后，将衣服拉至双臂腋下。再将衣领穿过头部，脖子，拉下衣眼下摆，整理好背部褶皱	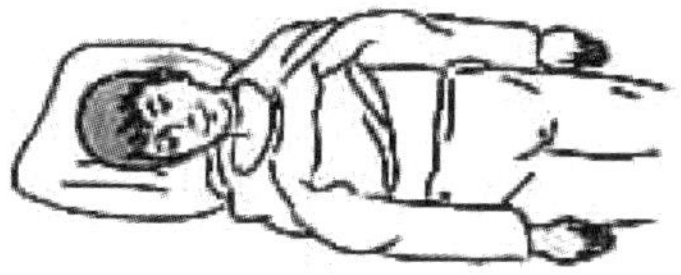
取仰卧位更换裤子	屈起健侧的脚，抬起臀部，将裤子拉至两膝盖附近，脱下健侧的裤子	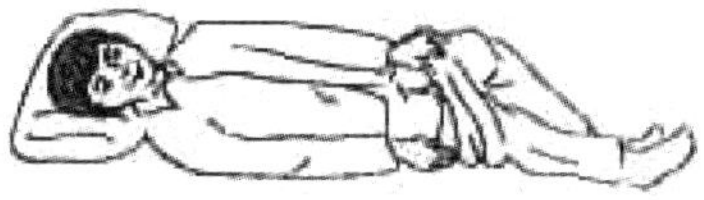
	轻松地脱下患侧的裤子	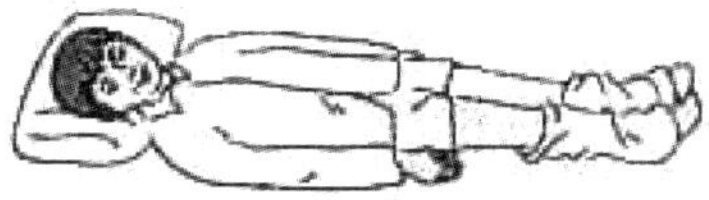
	将干净的裤子先穿上患侧脚	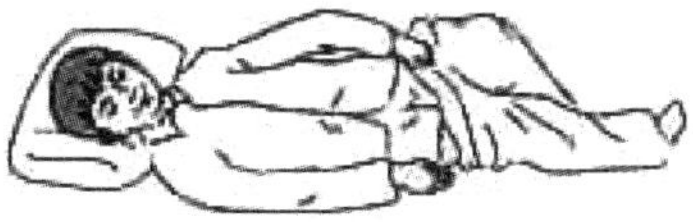
	健侧脚穿上裤子后，屈膝，抬起臀部穿上裤子	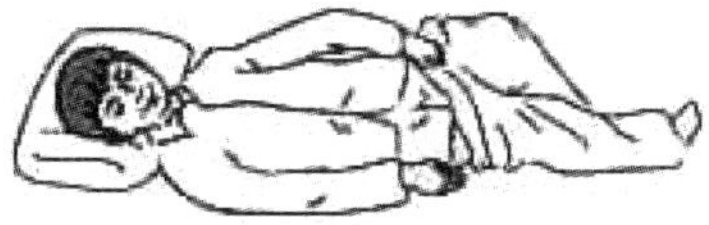
操作后确认	①观察身体状况：打招呼确认身体状况的同时，确认身体是否舒适，有无异常。如果老年人看似有些疲惫，可躺在床上休息 ②状态报告：在出现皮肤状况或其他身体状况、衣服有脏污处、身体情况有变化时，应报告给老年人家属及相关医护人员 ③整理：收拾更换下来的东西，必要时进行洗涤	

步骤九　小组展示、其他同学观察展示的同学的操作过程，找出优缺点，进行点评。

步骤十　阅读以下资料，获得更多的更换衣物的方法，并进行练习。

Note

(三) 胸部以下部位瘫痪时的衣物更换

胸部以下部位瘫痪时的衣物更换的操作步骤见表 4-22。

表 4-22　胸部以下部位瘫痪时的衣物更换的操作步骤

操作步骤	操作内容	
上半身衣服的更换	因为两个腋下和肩部都被支撑，可以在轮椅上进行上衣的更换。这时务必将轮椅的刹车拉下，固定住轮椅	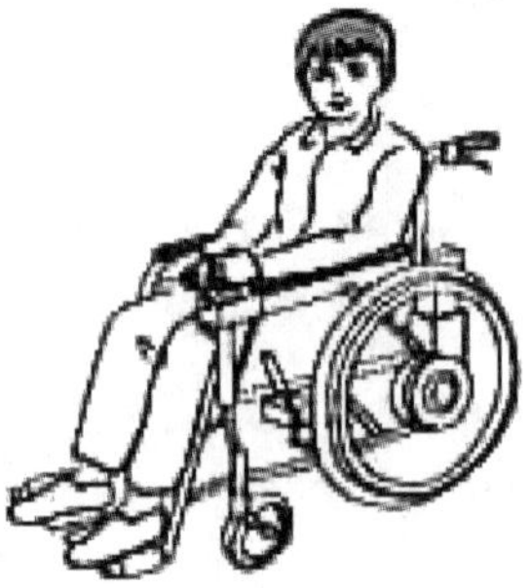
	腿伸直时，会造成坐姿不稳，这时使老年人背部靠在墙壁上以固定其姿势	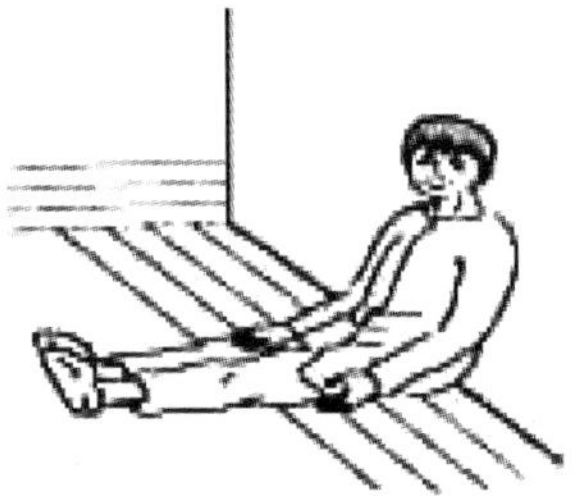
下半身衣服的更换	左右轮流抬起臀部的同时往下拉裤脚，再依次分别脱下	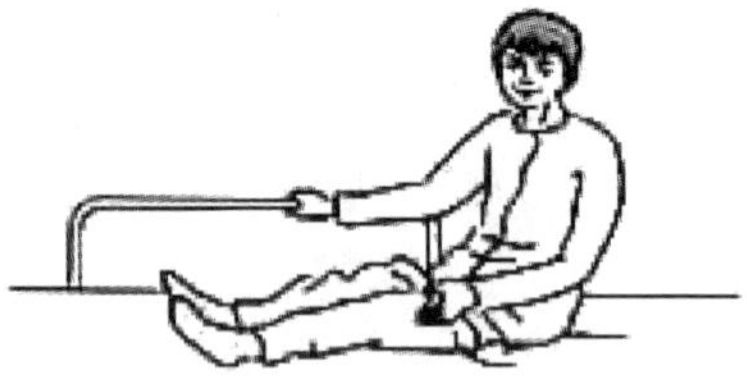
	穿上干净的裤子，左右轮流抬起腰的同时拉上裤子	

(四) 四肢、身体关节有障碍时的衣物更换

由于风湿病等因素，关节部位疼痛和变形而造成活动范围受限，症状严重的老年人需要护理时，应选用穿戴时不需要过多关节活动的前开式衣物为佳(表 4-23)。

表 4-23　四肢、身体关节有障碍时的衣物更换

操作步骤	操作内容	
上衣的更换	打开纽扣，将衣服由肩部向手臂方向下拉，脱下衣袖	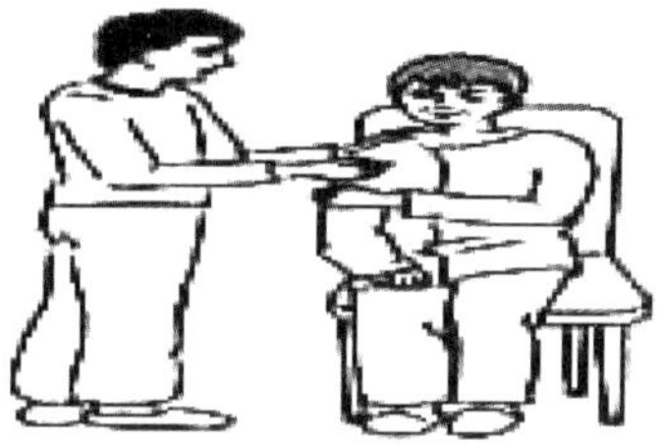
	迅速在先脱下的一侧穿上干净衣服的袖子，再脱下另一侧的衣服，穿上干净衣服的袖子	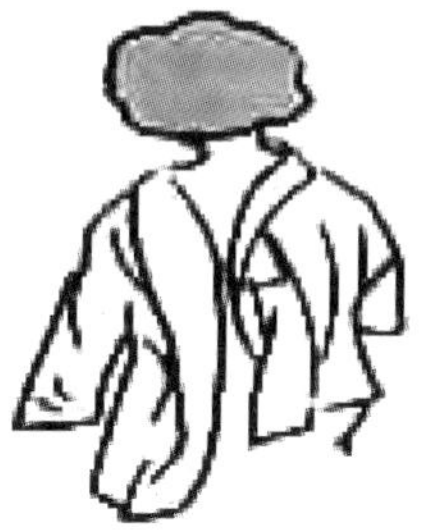
下半身衣服的更换	站立，斜靠在桌子上，在自己的能力范围内脱下裤子	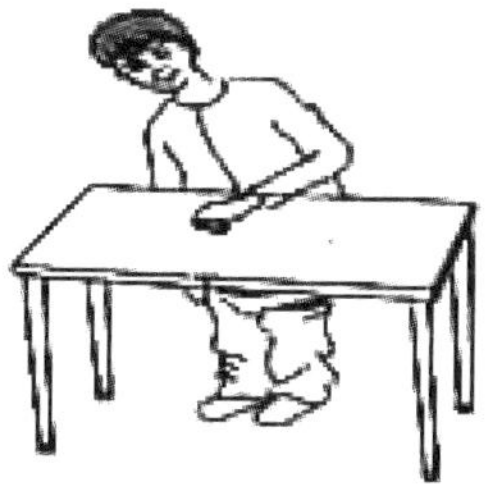
	在老年人坐到椅子上后，协助其脱下膝盖以下部分。然后保持姿势不变，协助老年人将干净的裤子依次一只脚一只脚地穿上。膝盖以上部分，在老年人站起后，协助其拉至臀部	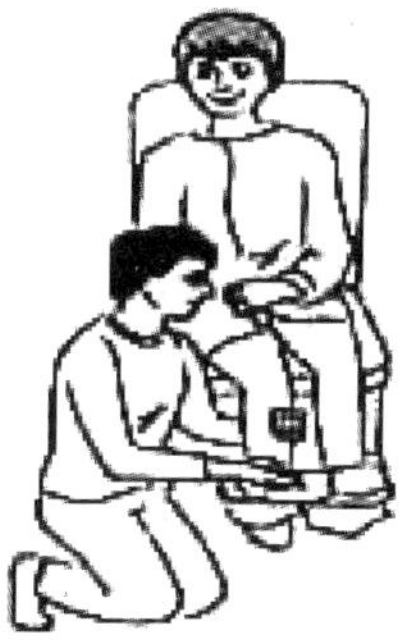

（董莲诗　王艳华）

任务七　老年压疮评估与预防

学习目标

能力目标

能够为老年人设计预防压疮的方案。

Note

能够为老年人变换体位，让老年人感觉舒适。

知识目标

熟悉：老年人压疮的评估要点。

掌握：老年人压疮的分期和表现。

素质目标

在变换体位过程中，对老年人态度和蔼，动作轻柔，老年人愿意配合。

情境导入 4-7

学生小王在老年照护机构实习。刘爷爷，80 岁，3 年前因无人照护入住老年照护机构，刘爷爷平日可使用手杖独立行走，3 日前刘爷爷在护理区走廊行走时不慎摔倒，后经医院诊断为骶尾部软组织挫伤，医嘱要求刘爷爷在老年照护机构保守治疗，近期需卧床休养，保证营养摄入，按规定时间进行复查。带教老师要求小王注意刘爷爷床单位及个人卫生，进行压疮危险因素识别和评估，做出压疮预防。

【任务实施】

步骤一 详细阅读上述情境，并画出刘爷爷的症状及长期卧床可能导致的危险，全班范围内用头脑风暴的方法，收集信息，并讨论刘爷爷应该做哪些评估。

步骤二 阅读以下内容，找到老年压疮的危险因素，并进行评估。

【任务内容分析】

为了更好地指导帮助老年人管理压疮，照护人员应积极掌握如何评估老年人的压疮，帮助老年人预防治疗压疮，做好压疮管理，提高生活质量。

（一）压疮危险因素评估

1. 评估压疮的高危人群 评估压疮的高危人群，以及诱发和加重压疮的因素，是老年人压疮预防的前提。发生压疮的危险因素包括活动受限、意识状态改变、感觉障碍、营养不良、水代谢紊乱、局部潮湿、排泄物刺激、体温升高、应用矫形器械、使用药物、全身缺氧等。

评估人群及评估时间：卧床活动限制于轮椅、自行变换体位能力受限、皮肤完整性受损、使用医疗设备并与皮肤紧密接触、年龄>65 岁的老年人均为压力性损伤高危人群。评估时间则应该在入院/转入 2 h 内对其进行从头到脚的皮肤检查，完成压疮发生风险的首次评估。再评估间隔时间则根据首次评估结果确定，以 Braden 计分为例，见表 4-24。

表 4-24 不同危险程度的评估要求

危险分级	Braden 计分	评估要求
无风险	>17 分	病情稳定时至少 1 次/月或出院时再评估或病情变化随时评估
低度风险	15～16 分	病情稳定时 1 次/周或病情变化随时评估
中度风险	12～14 分	病情稳定时 1 次/72 h 或病情变化随时评估
高度风险	<12 分	1 次/天，ICU 或危重人群 1 次/班

还要考虑不同医疗结构、不同科室的规定，当病情发生变化时随时、及时复评见表 4-25。

表 4-25 不同医疗机构的评估要求

医疗机构	首次评估	再评估
治疗性医院或病房	入院/转入	之后至少 1 次/24 h 或病情变化随时评估
长期护理机构或病房	入院/转入	之后 1 次/4 周，之后 1 次/季度或病情变化随时评估

Note

续表

医疗机构	首次评估	再评估
护理机构或家庭病房	首诊	之后每次访视时复评1次；访视时间根据老年人病情和治疗护理需求确定

2. 压疮危险因素评估量表的选择

目前国际常用的压疮危险因素评估量表有Norton量表（表4-26）、Braden量表（表4-27）、Waterlow压疮危险因素评估表（表4-28）等。

表4-26 Norton量表

项目	4分	3分	2分	1分
一般健康状况	好	一般	差	非常差
意识状态	清醒	淡漠	模糊	昏迷
活动	可走动	需要帮助	依赖轮椅	卧床不起
身体移动	移动自如	轻度受限	中度受限	移动障碍
排泄失禁	无	偶然	经常	两便失禁
用药	未使用镇静剂和类固醇	使用镇静剂	使用类固醇	两种均使用

Norton量表满分为24分，分值越低，发生压疮的危险性越高；当评分＜16分时，提示有发生压疮的危险；评分＜14分时，提示中度危险；评分＜12分时，提示极易发生压疮。

表4-27 Braden量表

项目	1分	2分	3分	4分
感知	完全受损	高度受损	轻度受损	无受损
潮湿	持续潮湿	经常潮湿	偶尔潮湿	罕见潮湿
活动	卧床不起	局限于坐椅子	偶尔步行	经常步行
移动能力	完全受限	重度受限	轻度受限	不受限
营养	重度摄入不足	可能摄入不足	摄入充足	摄入极佳
摩擦和剪切力	现存问题	潜在问题	无明显问题	—

Braden计分结果判断：分值越低，危险越高，得分＜12分预示有高度危险，预测灵敏度为90%～100%，即90%～100%得此分值的患者会出现压疮；12～14分为中度危险，预测灵敏度为65%～90%；15～17分为轻度危险，预测灵敏度为50%～60%；得分≥18分，无发生压疮的危险。

表4-28 Waterlow压疮危险因素评估表

一般因素									
体质指数(BMI)	分数	皮肤类型	分数	性别和年龄	分数	失禁	分数	运动能力	分数
20～24.9，一般	0	健康	0	男	1	全失控/导尿	0	完全	0
25～30，高于一般	1	薄如纸	1	女	2	小便失禁	1	躁动不安	1
＞30，肥胖	2	干燥	1	14～49岁	1	大便失禁	2	冷漠的	2
＜20，低于一般	3	水肿	1	50～64岁	2	大小便失禁	3	限制的	3
		潮湿	1	65～74岁	3			卧床	4
		颜色异常	2	75～80岁	4			轮椅	5
		破溃	3	＞81岁	5				

Note

续表

特殊因素									
组织营养状况	分数	神经系统缺陷	分数	大手术或创伤	分数	药物	分数		
恶病质	8	运动异常	4～6	骨/脊柱手术	5	细胞毒性药物	最多		
多器官衰竭	8	感觉异常	4～6	手术时间＞2 h	5	长期大量类固醇	为 4		
单器官衰竭	5	截瘫	4～6	手术时间＞6 h	8	抗生素			
外周血管病	5								
贫血(Hb＜8)	2								
吸烟	1								
营养状况评估									
近期体重下降	分数	体重下降评分	分数	患者进食少或食欲差	分数				
否	0	0.5～5 kg	1	否	0				
是	1	5.1～10 kg	2	是	1				
		10.1～15 kg	3						
		＞15 kg	4						

注：如果该量表评分≥10 分，则患者有发生压疮的危险，建议采取预防措施。

（二）老年人压疮危险因素的识别

现已明确，压力性损伤(pressure injury)的发生危险因素分为内源性因素与外源性因素。就长期卧床的老年人而言，发生压力性损伤的内源性因素主要包括老年人皮肤的特殊性、失禁感染、意外跌倒、营养不良(低蛋白血症、贫血)、意识减退、活动能力受损甚至不能移动、体温异常、应激反应及合并循环衰竭呼吸衰竭、脊髓损伤、脑卒中等疾病；外源性因素又称医源性因素，包括暴露于潮湿环境，使用医疗设备或器具，以及药物、压力、剪切力等与医护人员治疗或操作有关的因素。

1. 内源性因素

(1) 老年人皮肤的特殊性：随着年龄的增长，老年人皮肤含水量及保湿能力下降，造成皮肤表面过度干燥、粗糙、松弛进而褶皱增多，柔韧性降低；皮脂腺逐渐衰老，皮下脂肪萎缩变薄，皮肤变得菲薄和脆弱，影响皮肤屏障和免疫功能，造成骨性区域对压力的缓冲能力降低，骨突部位更易受到压力的损伤。真皮层纤维细胞数目减少，寿命缩短，合成胶原纤维能力下降，进而造成皮肤保护能力降低。而皮肤角质细胞层次减少，代谢率降低，胶原蛋白和弹性纤维稀疏无序，一旦损伤，组织难以修复，上皮化过程延迟，致创面愈合缓慢。再加上老年人毛细血管减少，血管增生减慢，血流速度减慢，皮肤血供减少，其对压力的耐受性下降，局部受压后更易发生皮肤及皮下组织缺血缺氧，导致压力性损伤易感性增加。加上老年人皮肤感觉运动功能障碍和敏感度下降，致其自我保护能力、对压力的感受能力、躲避能力降低。故在同一环境、同一体位下，老年人感受痛觉较中青年患者迟钝，压力性损伤更易发生。

(2) 失禁(incontinence)：尿路梗阻、躯体移动障碍、神经精神系统疾病等病理性因素；尿道括约肌/肛门括约肌松弛、盆腔内肌肉韧带力量减退、激素水平下调等生理性因素均可导致压力性尿失禁、急性尿失禁等，造成局部组织潮湿，增加骶尾部、会阴部压力性损伤的发生。再者，尿液为碱性，尿失禁时，尿液长期浸渍会导致偏酸的皮肤酸碱度改变及角质层变软，从而使皮肤失去保护能力及防御功能。

(3) 活动能力受限：慢性消耗性疾病及意外跌倒等均有可能导致老年人活动能力受限或丧失，甚至长期卧床或仅限于轮椅的骶尾部、足跟、坐骨结节等骨突处受压概率增加，进而增加压力性损伤的发生率。

(4) 营养不良：营养不良与压力性损伤的发生有着紧密的联系。据文献报道，血清白蛋白与压力性损伤发生存在显著相关。当血清白蛋白＞35 g/L 时，压力性损伤的发生率仅为 7.7%；但当其＜35 g/L 时，压力性损伤的发生率升至 21.4%，由此可见，营养不良的老年人应提高压力性损伤的警惕性。但老年人营养状况缺乏特异性评价指标，应动态观察人体测量学指标如 BMI 等指数及血清白蛋白等免疫生化指标，同时结合有利的营养状态评估表，全面评估老年人营养状况。

(5) 体温异常：老年人体温过高或过低均会增加压力性损伤的发生率。体温升高，汗液分泌增多；老年人体温每升高 1 ℃，组织耗氧量就会增加 10%，两者协同作用加大了压力性损伤的风险。体温降低，组织微循环血流灌注量减少，受压部位血供随之减少，相对缺氧，导致压力性损伤发生。

(6) 老年慢性并发症：老年人极易并发各种慢性疾病。糖尿病、肥胖、心血管疾病、脑血管疾病等慢性疾病，糖皮质激素、免疫抑制剂等药物，均会增加压力性损伤发生率。

(7) 其他：出现躁动时，部分身体部位摩擦力增加，皮肤受损风险增高。老年人由于社会生理环境的变化，极易出现性格、情绪等方面的变化，表现为固执、易激动、暴躁等。负向情绪影响下，肾上腺素分泌增加，蛋白合成抑制，组织极易被分解，致皮肤耐受性下降，促进压力性损伤的发生，甚至诱发、加重原发性疾病。

2. 外源性因素

1) 压力　正常成人不同部位毛细血管关闭压为 16～33 mmHg，当局部压力＞33 mmHg 时，局部血流完全被阻断。老年人由于血管、组织弹性下降，皮下脂肪减少，皮肤变薄等原因致毛细血管血压仅为 20 mmHg。在相同因素作用下，长期卧床的老年人压力性损伤发生的危险性更高，发展更快，程度也更重。

2) 剪切力　老年人取床头抬高 30°卧位或坐于椅子、轮椅上时，相应部位骨突处承受剪切力骤增，致深部组织血管拉伸或损坏，易引起压力性损伤的发生。

（三）压疮的评估

压疮的评估是管理压疮的基础。完整的评估包括压疮的发生和持续时间、危险因素、先前的伤口护理、目前的健康问题和用药、心理健康、行为、认知状况、社会和经济状况等。照护人员应该检查和记录压疮的数目、位置、大小（长、宽、深度）、颜色，有无分泌物、出血和气味，是否存在静脉窦、坏疽或焦痂、瘘管或窦道，伤口边界红斑范围，愈合情况和伤口的边界及疼痛情况。另外，还应判断伤口的分期。2016 年 4 月美国国家压疮咨询委员会（NPUAP）发布了新的压疮分期系统（表 4-29）。

表 4-29　压疮的分期及表现

分　期	表　现
1 期	局部皮肤完好，按压皮肤出现不变白的红斑，深色皮肤表现可能不同
2 期	部分皮层缺失，伴真皮层暴露
3 期	全层皮肤缺失，常常可见脂肪、肉芽组织、边缘内卷、腐肉和(或)焦痂
4 期	全层皮肤和组织缺失，可见或直接可触及筋膜、肌肉、肌腱、韧带、软骨或骨头，可见腐肉和(或)焦痂
不可分期	全层皮肤和组织缺失，由于被腐肉和(或)焦痂覆盖，不能确认组织缺失程度
深层组织损伤	指压局部完整或破损的皮肤出现持续不变白的深红色栗色或紫色，或表皮分离呈现黑色的伤口床或充血水疱，深色皮肤的颜色表现可能不同

步骤三　请同学们 4 人一组，进行小组讨论，设计一个为刘爷爷进行评估的方案。

步骤四　各小组将小组设计的成果粘贴到黑板上进行展示，小组之间互相比较，选出一个方案，以小组为单位，设计一个评估的情景剧。并进行练习。

步骤五　选两个小组进行角色扮演，其他小组进行观察和点评。

步骤六　独立完成老年人压疮评估与预防任务自我检测单。

（董莲诗　付敬萍）

Note

老年人压疮评估与预防任务自我检测单一

单元标题	老年人压疮评估与预防			任课教师	
班级		学号		姓名	
学习情境	学生小王在老年照护机构实习。刘爷爷，80 岁，3 年前因无人照护入住老年照护机构，刘爷爷平日可使用手杖独立行走，3 日前刘爷爷在护理区走廊行走时不慎摔倒，后经医院诊断为骶尾部软组织挫伤，医嘱要求刘爷爷在老年照护机构保守治疗，近期需卧床休养，保证营养摄入，按规定时间进行复查。带教老师要求小王注意刘爷爷床单位及个人卫生，进行压疮危险因素识别和评估，做出压疮预防			学习时间	
工作任务	任务 1. 老年人压疮危险因素评估 任务 2. 老年人压疮危险因素的识别 任务 3. 压疮的评估 任务 4. 角色扮演，为刘爷爷进行评估			学习地点	
课前预习	老师下发的学习通上的学习资料				
老年人压疮危险因素评估内容	1. 评估压疮的高危人群：				
	2. 压疮危险因素评估量表：				
老年人压疮危险因素的识别	1. 内源性因素：				
	2. 外源性因素：				

（董莲诗）

步骤七 回顾前面学过的内容，用头脑风暴的方法找出预防压疮的方法。

步骤八 阅读以下资料，获取相关信息。

【任务内容分析】

（四）压疮的预防

1. 营养状况评估与改善 评估老年人营养状态、局部皮肤状态，了解压疮的危险因素。老年人消化能力减弱，食欲下降，常出现营养不良的状况。照护人员应全面评估老年人的营养状况，避免引起营养缺乏的因素。对于营养不良的老年人，在病情允许的条件下，可适当给予富含蛋白质、糖类、维生素、微量元素的食物，或适量给予营养补剂。必要时，少食多餐。不能正常进食的老年人应考虑置入胃管或采用胃肠外营养治疗。另外适量饮水，防止脱水对于老年人压疮的预防也很重要。

2. 皮肤护理 对于压疮的高危人群，应按时评估皮肤状况，尤其是压疮易发部位，如长期受压的骨隆突处及皮肤皱褶处等。具体部位包括枕部、肩胛部、肘部、骶尾部、足跟部、肩峰部、肋部、足趾部、膝部、坐骨结节、面颊、耳廓、生殖器、乳房、腋下、腹股沟等。

（1）清洁皮肤：用温水清洗皮肤，保持皮肤的清洁、干燥和适度湿润，尽量使用中性、无刺激性的清洁剂或温水清洁皮肤，避免使用肥皂、含乙醇的用品。可用清水或弱酸性的沐浴露，最好采用冲洗的方法，不要用力揉搓。大小便后及时清洗局部。

（2）加强护肤：清洗后皮肤可涂擦润肤乳液预防干燥。清洁后的皮肤不要使用粉剂，避免出汗液后堵塞毛孔。大小便失禁老年人，肛周清洗后涂油剂保护。

（3）照护人员应注意保持床单、被服的清洁、干燥、平整，并定期更换。对于大小便失禁的老年人应用温水及时清洗会阴部和臀部，及时更换尿垫或床单，以减少排泄物对皮肤的刺激。对于高热出汗的老年人须及时擦干汗液并保持床单被服清洁干燥。

（4）照护人员可使用温水浴和按摩的方式来促进老年人皮肤的血液循环，从而预防压疮。

3. 避免局部长期受压

（1）对活动能力受限或卧床的老年人，定时被动变换体位。

（2）翻身间隔时间应根据老年人病情及受压处的皮肤情况决定，一般间隔 2 h 翻身一次，必要时每 30 min 至 1 h 翻身一次。受压皮肤在解除压力 30 min 后，压红不消退者，缩短翻身时间。对于长时间坐轮椅的老年人尽量 1 h（至多不超过 2 h）变换体位 1 次。

（3）长期卧床老年人可以使用交替式充气床垫，使身体受压部位交替着力。也可使用楔形海绵垫垫于老年人腰背部，使老年人身体偏向一侧，与床铺成 30°角。另外还可以使用气垫床、水床，或者将枕头、软垫等垫在骨隆突处或身体空隙处来减轻压力。

（4）坐轮椅的老年人，轮椅座位上需增加 4～5 cm 厚的海绵垫，并且每 15 min 抬起身体一次，变换坐位身体着力点。

（5）关节骨隆突部位的压疮预防，可在一侧肢体两关节之间肌肉丰富的部位加垫软枕。骨隆突处皮肤可使用透明贴膜或者减压贴膜保护局部减压。

4. 避免摩擦力和剪切力的作用 协助老年人更换体位时，应将老年人的身体抬离床面、座椅、便器等，切忌拖、拉、推的动作。对于长期卧床的患者，床头抬高不超过 30°，尽可能减少抬高时间；半卧位时，注意防止身体下滑，以减少剪切力的发生。

5. 健康教育 老年人及其家属的参与是预防压疮的重要措施之一。照护人员应帮助老年人及其家属了解预防压疮的重要性，讲解压疮的基本知识、皮肤评估的方法等，以帮助老年人减少压疮的发生。

（五）压疮的管理

2011 年 Meiner 提出了压疮管理的三大基本原则：①减少或消除压力、摩擦力、剪切力等危险因素。②监控营养状况并提供营养支持。③创造和维持一个干净、湿润、有利于愈合的伤口环境。压疮的管理包括压疮评估、感染控制、清创术与伤口清洁、敷料选用及物理疗法等。

1. 压疮评估 临床上常通过量表评分进行判断。

2. 感染控制 创面若伴有感染，应先进行细菌培养，有针对性地选择抗生素。并且要根据感染的严重程度选择局部或全身抗感染治疗。由于杀菌剂的细胞毒作用，应稀释并短期应用，避免在正常或有肉芽组织的创面上使用。应遵医嘱使用药物，不可以随便涂抹或服用不明药物以免创面恶化或给老年人带来其他身体危害。

3. 清创术与伤口清洁 清创术是为了去除坏死组织、分泌物和伤口代谢产生的废物。伤口清洁是通过清除细菌分泌物、脓液等促进创面愈合并防止感染。清创及清洁伤口前后应清洁双手并注意无菌操作。换药的棉签不可重复使用，以免造成创面感染。

4. 敷料选用 敷料可以维持伤口的湿润并促进伤口愈合。照护人员应针对临床诊断和伤口情况选择最适合的敷料。合成敷料，如透明膜水凝胶、海藻酸盐等可减少照护时间，降低老年人不舒适感，并能维持持续湿润的环境。覆盖创面时应选用无菌纱布，纱布大小应超出创面 5 cm 并以纸胶布固定，以免移动时暴露创面或刺激皮肤，若纱布渗湿应及时更换。

5. 物理疗床 临床上常采用紫外线、红外线频谱仪氧疗等治疗或辅助治疗压疮。

（六）全身及局部减压，避免长时间组织受压

1. 选择适当的减压装置 选择减压装置时要从全身减压出发，切勿仅仅考虑局部减压而贻误病情。目前减压装置种类繁多，选择时应综合考虑老年人自身特点、依从性、耐受性等，确定最佳压力再分布装置以减轻或缓解组织压力。

（1）静态减压垫

①海绵垫：可为患者提供柔软接触面，各种密度海绵垫可以拆分组合，以最大限度解除支撑面压力，增加舒适感；可促进患者良好卧姿或坐姿摆放。海绵垫厚度至少 8 cm，密度≥21.1 kg/m^3，当受压时被压缩厚度≤1/2 为宜。适用于中等体重患者，乘坐时间较短者，可促进移位。但海绵垫通气性不佳且使用较长时间后容易受压变形形成凹陷，造成局部皮肤潮湿、组织淤血进而发生压力性损伤；且当压缩后的厚度超过 1/2 时，说明海绵已老化，弹性不足，应及时更换（图 4-1）。

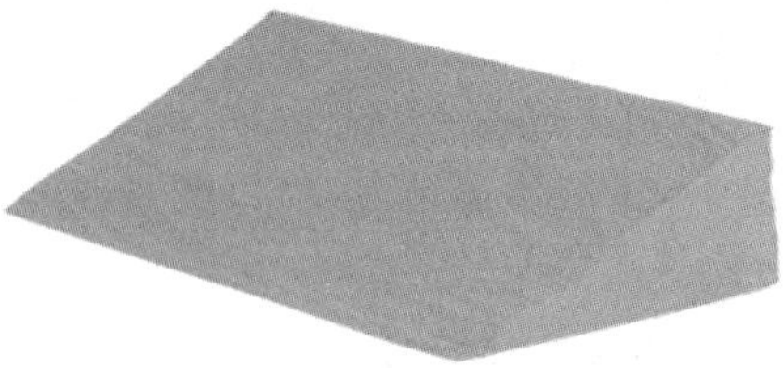

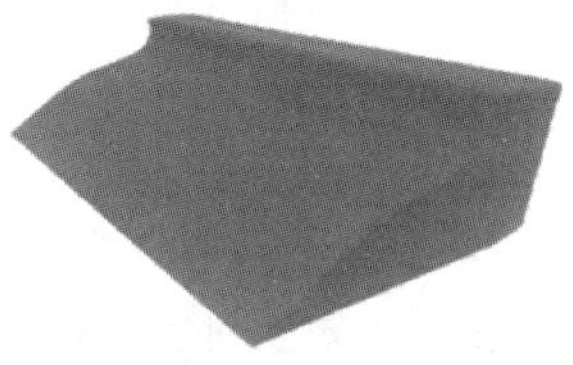

图 4-1 海绵垫

②水垫：由于内装液体，通过流动性减轻局部压力；同时水垫的四槽有利于气体流通，可促进皮肤保持干燥，减少压力性损伤发生危险因素。同时其具有吸热大、使用方便、可重复使用等特点，并且可以通过调整水垫内水的容量来提高患者的舒适度，常适用于骨折、发热患者等。但由于市售水垫采用高密度超厚 PVC 复合材料制作而成，无吸湿性，皮肤敏感者可能会有过敏发生，故建议使用时在其表面外加柔软丝绸或纯棉布套。同时，要避免尖锐物品刺破及充水量适宜（图 4-2）。

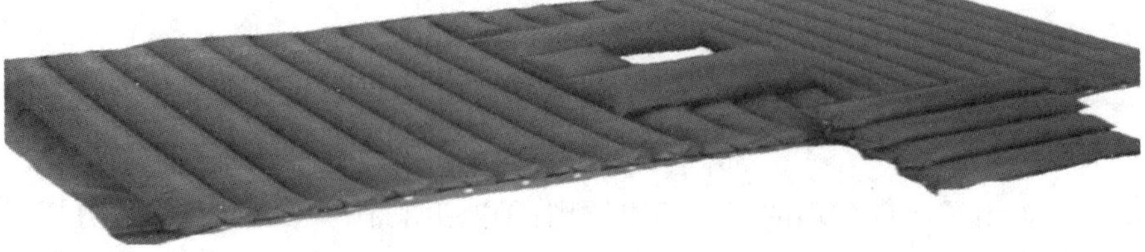

图 4-2 水垫

③凝胶体位垫：一种可随人体重量而流动的分压坐垫，可增进生理解剖位置摆位的支撑舒适及压力解除，具有很高的吸收和降低震动的能力；其柔软性同人体软组织相似，有良好的组织相容性，减少受压

部位的剪切力和摩擦力，改变皮肤氧分压，改善局部供血供氧，进而达到保护作用。凝胶体位垫表面光滑，防水防污染，可经消毒后反复使用，密封性极佳并可透过 X 线，适用于压力性损伤高风险人群及术中患者。但凝胶减压垫价格较高(图 4-3)。

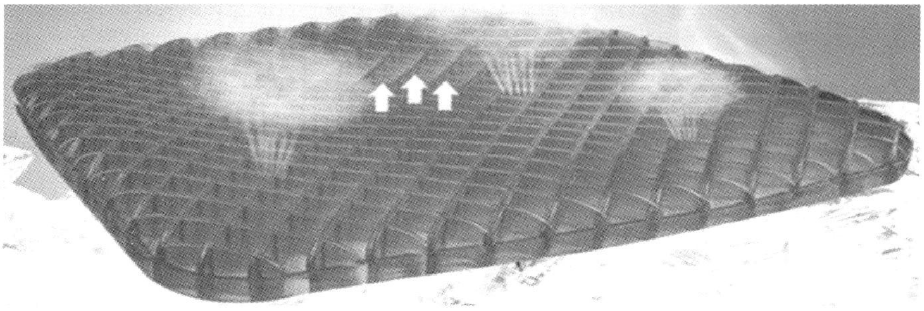

图 4-3 凝胶体位垫

④静态充气垫：由于内部为囊状造型，各囊可相通且随着人体造型而有最大面积的接触以分散压力。静态充气垫分压效果良好，对姿势支撑性小，所以需配合硬式底垫使用，以增加其稳定性。适用于压力性损伤高风险患者。注意：使用静态充气垫时，不是充气越足防压效果越好，充气太足反而会失去减压功效。使用时，请依照说明书根据体重设定充气量，且每日检查充气量。无法反复操作充气或被尖锐物品破坏时，床垫无法正常工作进而无法发挥减压作用(图 4-4)。

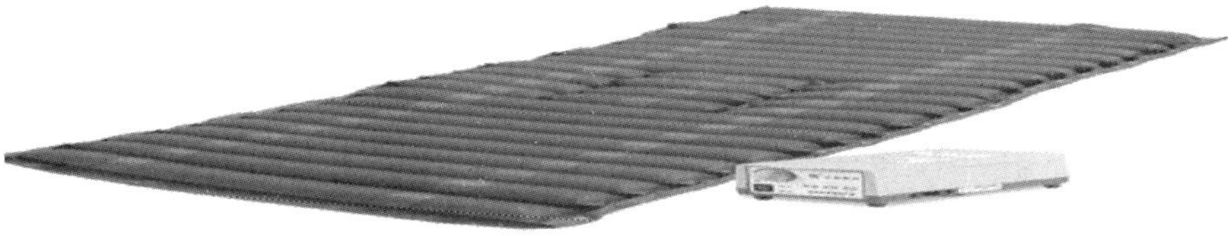

图 4-4 静态充气垫

(2) 动态气垫床：如交替充气床垫、悬浮床、电动持续两侧翻身床等。

①交替充气床垫：市售分两管与三管，二者减压效果无明显差异。对于压力性损伤高风险患者或较敏感人群，建议使用带有异常压力警示及可暂停交替开关的三管式气垫床。

②悬浮床：充气管中布满细砂粒，充气时硅砂悬浮于床垫内，可将体表压力维持在 12 mmHg，适合于Ⅱ度或Ⅲ度烧烫伤患者。

③电动持续两侧翻身床：利用其气垫内充气管放置位置的改变，在充泄气过程中达到身体两侧高低落差，使身体倾斜达到压力重新分布。有叩击、震荡效果的床垫适用于合并肺部疾病的患者。

(3) 高密度泡沫垫及以聚氨酯泡沫为代表的新型预防性敷料等：在选择新型预防性敷料时要注意敷料对微环境的控制能力、使用时操作的难易程度、是否可“定期反复”撕粘、形状是否符合粘贴部位、尺寸大小是否合适 5 个方面的特性。

避免选择气垫圈或圈状减压装置。选择减压装置时还要参考需减压部位，如膝盖、踝关节、足跟等。就足跟部而言，配合者可选择塑形较好的软枕垫于小腿以使足跟抬离床面减少受压；不配合者则建议选择特制足跟减压靴。确定减压装置后，尚需细化与皮肤接触的装置表面覆盖物特征，如覆盖物对局部温湿度控制能力、对摩擦力及剪切力的消减能力。

在选择减压装置预防压力性损伤时，禁忌将加热装置(如热水袋、热垫等)直接放在皮肤表面来实现复温或保暖。并且，减压装置不是万能的，不可在使用减压装置后省略其他减压方法，如使用气垫床后就无需翻身等错误方法。再者，减压装置使用后，仍需全面、定期检查包括减压装置保护区域的全身皮肤状况。

2. 合理进行体位变换及管理 老年人皮肤易形成压力性损伤。因此，应制订涵盖翻身频率、方法、所需辅助工具等在内的合理个性化体位变换计划及活动、移动能力的科学康复计划。一般情况下，不同

Note

活动能力受损的护理方案见表 4-30。

表 4-30　不同活动能力受损的照护要点

分　级	照护要点
可经常下地：经常可独立小范围改变身体位置，少部分需要他人协助	1. 评估身体活动的功能程度或受限程度可完成翻身改变体位的程度
	2. 给予防坠床的护理措施
	3. 每天检查骨突处皮肤颜色完整性有无发红等异常
	4. 坐位者，应每 15 min 变换受力点 1 次
	5. 鼓励患者下地活动增加肌力，预防血栓等并发症，督促床上主动活动
可偶尔下床活动：大部分时间卧床或坐在椅子上，偶尔可以进行短距离步行，有时需他人协助	1. 评估身体活动的功能程度或受限程度、可完成翻身改变体位的程度
	2. 给予防坠床的护理措施
	3. 每天检查骨突处皮肤颜色、完整性，有无发红等异常。骨突处可给予泡沫敷料、软枕等预防
	4. 鼓励患者下地活动增加肌力，预防血栓等并发症，督促床上主动活动
	5. 坐位休息时间≤1 h
	6. 请康复科医生会诊，训练主动、被动活动
	7. 身体约束处用棉质物品加强保护
受限于轮椅活动：步行困难，无法自行由床上移到椅子上，需他人协助	1. 评估身体活动的功能程度或受限程度、可完成翻身改变体位的程度
	2. 给予防坠床的护理措施
	3. 每天检查骨突处皮肤颜色、完整性，有无发红等异常。骨突处可给予泡沫、敷料、软枕等预防
	4. 至少每 1 h 翻身 1 次
	5. 鼓励患者床上主动、被动活动，增加肌力
	6. 坐位休息时间≤1 h
	7. 请康复科医师会诊，训练主动、被动活动
	8. 身体约束处用棉质物品加强保护
	9. 因疼痛等问题拒绝翻身时，给予止痛措施或请疼痛科会诊进行专业治疗
完全卧床：病情或医嘱限制完全卧床	1. 评估身体活动的功能程度或受限程度、可完成翻身改变体位的程度
	2. 给予防坠床的护理措施
	3. 每天检查骨突处皮肤颜色、完整性，有无发红等异常。骨突处可给予泡沫敷料、软枕等预防
	4. 至少每 2 h 翻身 1 次
	5. 鼓励患者床上主动、被动活动，增加肌力
	6. 坐位休息时间≤1 h
	7. 请康复科医生会诊，训练主动、被动活动
	8. 身体约束处用棉质物品加强保护
	9. 因疼痛等问题拒绝翻身时，给予止痛措施或请疼痛科会诊进行专业治疗

老年人具体翻身频率尚需依据其压力性损伤发生风险、病情、皮肤状况及使用减压装置的效果等综合考虑后决定。翻身时切忌暴力，注意翻身方法，避免人为的皮肤损伤。无论取何种体位，均应通过合理使用软枕等减压装置，避免骨突处直接受压，增加身体与床单位轮椅的有效接触面积，从而分散局部

Note

区域压力。在为老年人翻身前应确认其活动能力受限或丧失的原因、病程、一般情况等；翻身时应全面检查周身皮肤，确认压力性损伤有无发生及发生情况，注意倾听主诉；翻身后再次确认其舒适度。

为老年人选取体位时，应兼顾减压与舒适度。侧卧位时，建议采用30°侧卧，避免坐骨大转子处直接受压。

步骤九 以小组为单位按照为刘爷爷评估的情况为刘爷爷设计预防压疮的方案。

步骤十 用展览会法展示各小组的方案。

步骤十一 独立完成老年人压疮评估与预防任务自我检测单。

（董莲诗 付敬萍）

老年人压疮评估与预防任务自我检测单二

<table>
<tr><td>单元标题</td><td colspan="3">老年人压疮评估与预防</td><td>任课教师</td><td></td></tr>
<tr><td>班级</td><td></td><td>学号</td><td></td><td>姓名</td><td></td></tr>
<tr><td>学习情境</td><td colspan="3">学生小王在老年照护机构实习。刘爷爷，80岁，3年前因无人照护入住老年照护机构，刘爷爷平日可使用手杖独立行走，3日前刘爷爷在护理区走廊行走时不慎摔倒，后经医院诊断为骶尾部软组织挫伤，医嘱要求刘爷爷在老年照护机构保守治疗，近期需卧床休养，保证营养摄入，按规定时间进行复查。带教老师要求小王注意刘爷爷床单位及个人卫生，进行压疮危险因素识别和评估，做出压疮预防</td><td>学习时间</td><td></td></tr>
<tr><td>工作任务</td><td colspan="3">任务1.压疮的预防
任务2.压疮的管理
任务3.全身及局部减压，避免长时间组织受压</td><td>学习地点</td><td></td></tr>
<tr><td>课前预习</td><td colspan="5">老师下发的学习通上的学习资料</td></tr>
<tr><td>压疮的预防</td><td colspan="5"></td></tr>
<tr><td>压疮的管理</td><td colspan="5"></td></tr>
<tr><td>不同活动能力受损的照护要点</td><td colspan="5"></td></tr>
</table>

（董莲诗）

（七）护理要点和注意事项

（1）为了让老年人充分发挥自己的活动能力，不要完全地为他们提供帮助，要鼓励他们自立。

（2）一旦老年人卧床不起，要注重引导他们自立，使他们能尽早地恢复到能起能坐的生活状态。

（3）帮助老年人起身或移动老年人身体时，即使是意识不清或耳背的老年人，也要事先跟他们打个招呼，然后再移动他们的身体。

（4）帮助老年人翻身时，要事前确认老年人是否残疾及是否有麻痹、疼痛等症状，要让老年人保持安全、舒适的姿势。

（5）注意不要让患侧朝下。

（6）注意不要让睡衣或床单有褶皱。

（八）操作任务实施

1. 老年人床铺上的体位变换（表 4-31）

表 4-31　老年人床铺上的体位变换的操作步骤

操作步骤	操作内容	
操作前评估	①确认老年人的状态，是属于卧床不起，还是一天内大部分时间在床铺上度过，症状开始的时间、原因及老年人现在的身体状况 ②跟老年人本人或其家属商量今后的治疗及护理方法。有主治医师时，要遵照医师的指示	
实施时确认	①确认老年人是否有压疮，如果有，具体在哪个部位 ②准备保持体位所需要的靠垫或浴巾等 ③确认老年人是否有恶心或头晕的症状，特别是起身站立时，不要让老年人勉强坐起来	
靠近老年人胸前	帮助老年人翻身或坐立时，以及由坐立的姿势躺下时，或者端正床铺上老年人的身体时，可以采用以下动作	
	把老年人的双手交叉放在腹部，抬起双膝	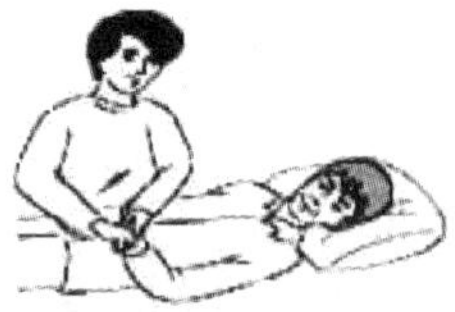
	护理员一只手肘关节支撑其颈部，用手掌托起老年人的肩胛部。以另一只手的手腕为支撑，抱起老年人的上半身	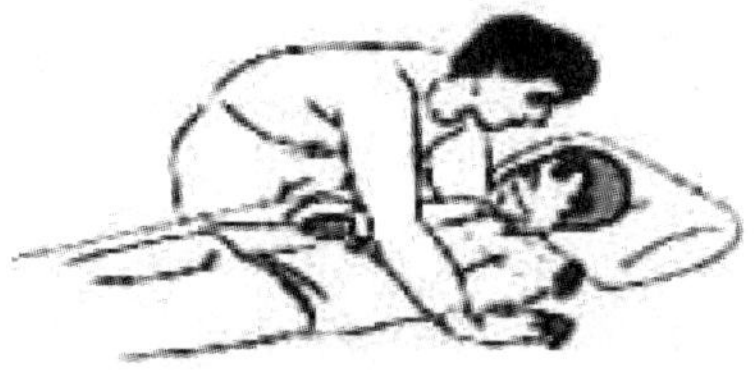
	一只手伸到老年人的腰下，另一只手伸到老年人的大腿根部（靠近臀部处），向自己胸前移动	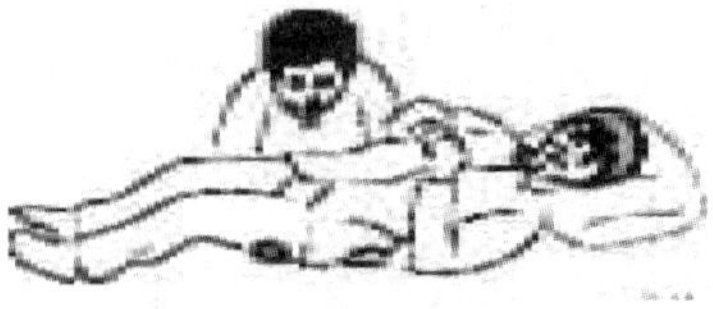
	护理员的双膝靠在床沿，弯腰	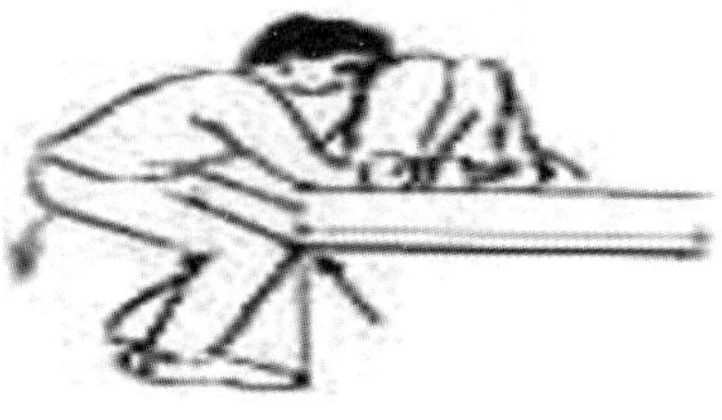

续表

操作步骤	操作内容	
侧卧(翻身)	由仰卧变侧卧的体位变换，是换尿布、睡衣、床单、起身等护理中常用的动作	
	先将老年人头部转向要侧卧的一侧	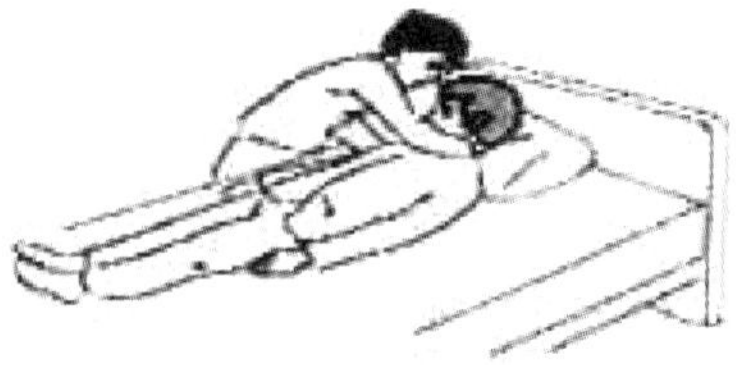
	如果老年人是平躺状态，应先将双手放在胸前或腹部，以免侧卧时压到一侧的胳膊	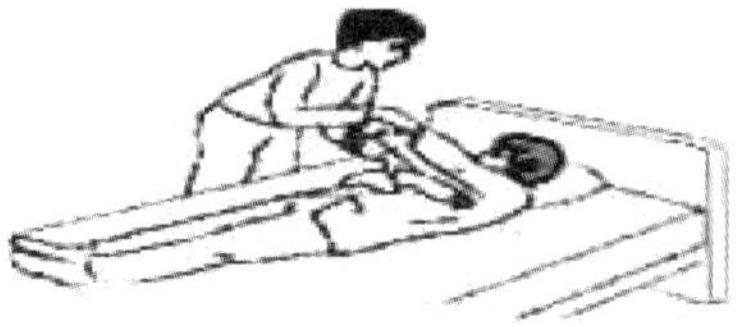
	将双膝弯曲或者双腿交叉	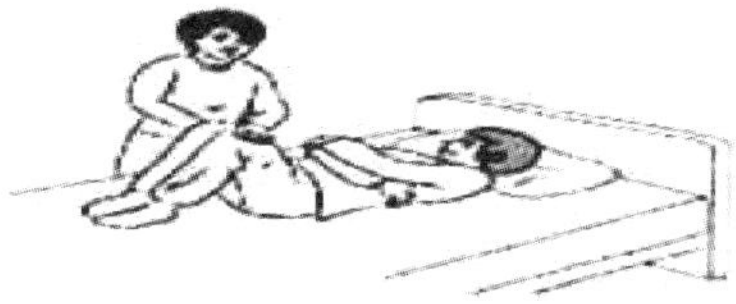
	护理员将手分别放在老年人的膝盖部和肩部	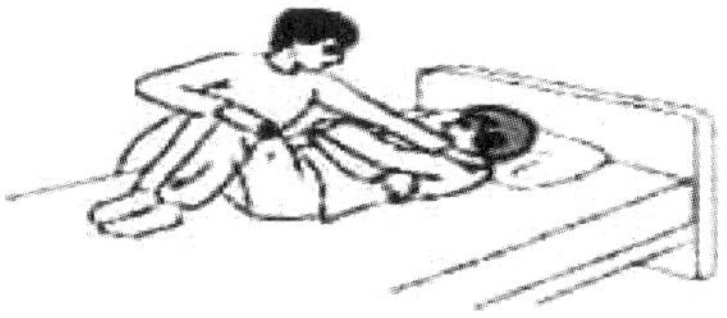
	将老年人的膝盖转向护理员	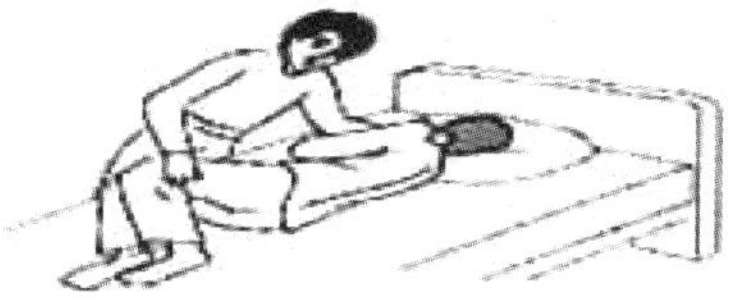
	紧接着将肩转向同一侧	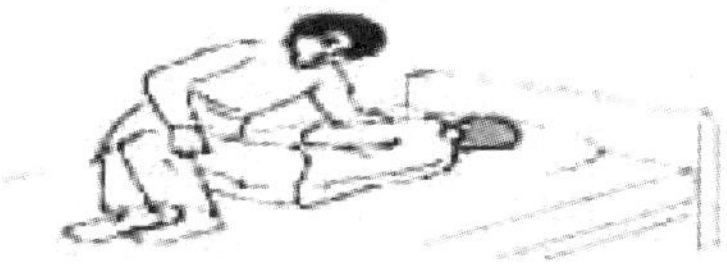
注意事项	(1) 护理员应注意节力原则 (2) 移动老年人时动作应轻稳，协调一致，不可拖拉，以免擦伤皮肤，应将老年人身体稍抬起，再行翻身 (3) 翻身时注意为老年人保暖并防止坠床 (4) 如老年人有胃管、尿管、引流管、输液管等管道时，翻身前妥善固定，防止拔出，翻身后检查理顺，如有脱出，禁止重新置入。腹腔、胸腔引流管脱出后，用无菌敷料或清洁敷料盖住引流口，立即送往医院 (5) 翻身时动作不宜过猛，防止骨折。若翻身时出现骨折，禁止翻身和改变体位，寻求专业医护人员帮助 (6) 为脊柱骨折老年人翻身时，必须保持正确的脊柱位置，保持脊柱平直，头、脊柱、下肢三点呈一条线，避免扭伤及移位	

Note

续表

操作步骤	操作内容
保持舒适的侧卧体位	身体侧卧后，为保持舒适的侧卧体位，可以借助一些垫靠物 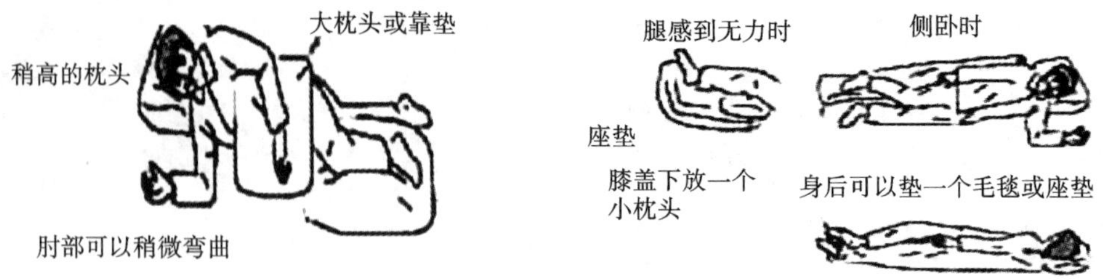 大枕头或靠垫 稍高的枕头 肘部可以稍微弯曲 腿感到无力时 侧卧时 座垫 膝盖下放一个小枕头 身后可以垫一个毛毯或座垫
向床头移动	方法1： 将老年人双膝立起。用一只手托住老年人身体另一侧的腰骨，另一只手的手臂伸到老年人肩下，让老年人一起使劲（可以让老年人双脚向下踩），同时臀部提供助力，使其上移将老年人抱向床头部 注：如使用活动靠背床，需将床尾升高后进行 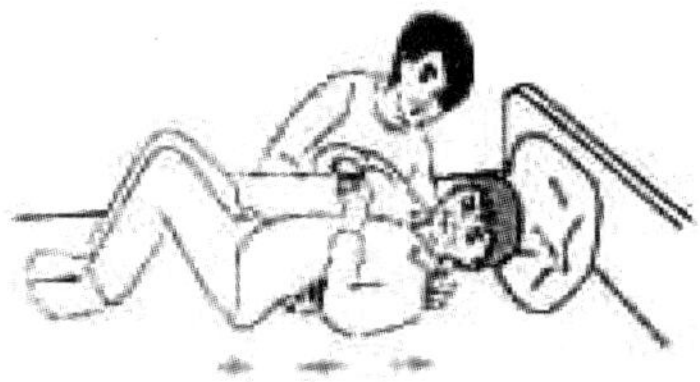 方法2： 将老年人双膝立起或将其双腿交叉，将塑胶板放在老年人肩、腰、脚后跟下等，护理员用双手紧紧抱住老年人腋下，将重心放低，移到床头 注意要减少摩擦 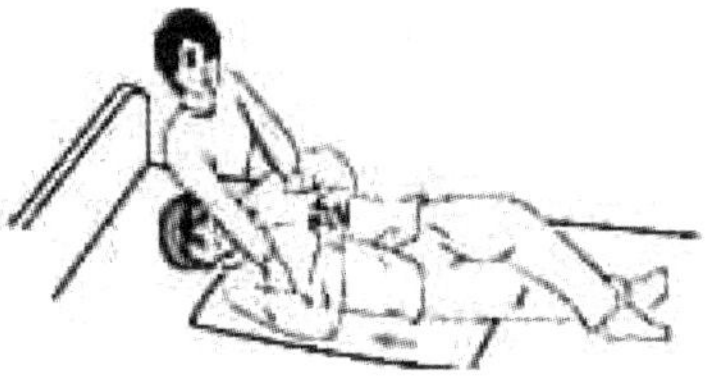 方法3：双人法。老年人仰卧屈膝，双手握住床头栏杆 方法4：两名护理员站于老年人同侧，一人托住老年人颈肩及腰部，另一人托住臀部及腘窝 方法5：两名护理员分别站于床的两侧，两人双手相接，手指相互交叉，托住老年人颈肩部和臀部，同时用力，协调地将老年人抬起，移向床头
注意事项	(1)护理员应运用人体力学原理，操作轻稳、节力、安全，两人的动作应协调一致 (2)移动老年人时不可有拖、拉、推等动作，以减少老年人与床之间的摩擦力，避免擦伤皮肤及关节脱位 (3)枕头横立于床头，避免撞伤老年人
操作后确认	①观察老年人的面色及表情，询问老年人的身体状况 ②特别要注意当长时间卧床不起的人突然起身时，容易产生体位性低血压症状，在老年人坐立期间，要一直在旁边仔细观察，老年人如有脸色苍白、恶心、发冷汗等症状，应马上帮助其恢复原来的姿势

步骤十二　以小组为单位，进行角色扮演，为刘爷爷进行床上体位转换训练。

（董莲诗　王艳华）

Note

2. 老年人其他姿势训练

（1）老年人坐姿训练（表 4-32）。

表 4-32　老年人坐姿训练

<table>
<tr><td>坐姿</td><td colspan="2">坐下的姿势。有端坐、长坐、倚坐等。坐姿可以说是行动的出发点。从横躺到坐立，随着视线高度的变化可视范围也变得广阔，活动性也加强。因此，产生了手术后的步行训练，康复的移动训练，更衣动作训练，包含进食动作的日常生活训练的基本肢位的动作</td></tr>
<tr><td>端坐</td><td>坐在床上，双脚着地的姿势，即端坐。此姿势，由于脚关节为直角，特别能预防马蹄足。由靠背支撑的坐姿到能自己坐稳，不仅带动了姿势调节肌肉的活动，而且还可以刺激脑部的网状组织，起到改善意识的效果</td><td>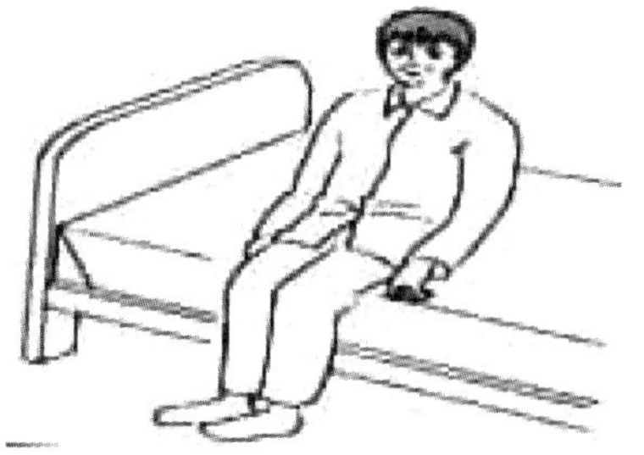 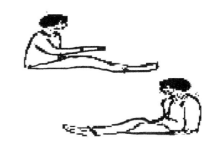</td></tr>
<tr><td>长坐</td><td>伸长双腿坐立的姿势。此姿势需要腰部及膝盖内侧的筋肉有一定的柔韧度。否则容易翻倒。如果上肢没有麻痹，也可以用手抓住东西保持身体平衡，取长坐姿势</td><td></td></tr>
<tr><td colspan="3">（1）半身麻痹的人，移动或体位变换时，可用健肢拖动患肢
（2）弯起一条腿，使身体接触地面的面积更大，这种姿势的长坐可用于入浴等时保持身体平衡
（3）在浴室内，脊椎损伤的人可以坐在搬运板上，以长坐的姿势移动。虽然在室内的榻榻米或地板上也可以移动，但此时需要上肢用力协助</td></tr>
<tr><td>倚坐位</td><td>坐在椅子上的坐姿，称为倚坐位。选择适合的椅子，让后背伸直，膝屈曲为直角，双脚着地。如果椅子边缘与膝盖之间有一定的空隙的话，会比较舒服</td><td>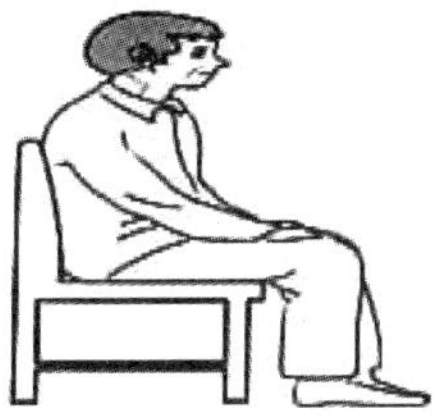</td></tr>
<tr><td>半坐位</td><td>上半身与水平面成 45°角的姿势称作半坐位。半坐位为不能从卧床状态直接坐起时采取的姿势。如果由仰卧位直接取半坐起的时候，身体容易下滑，所以变换体位前应该先将膝盖稍抬高一点。此时，可以使用座垫或毛毯垫入膝下。呼吸困难者、甲状腺手术后，以及有肺炎等症状的患者一般采用此体位。就日常护理来说，这个体位容易进食。但需要注意的是，头部前倾时食道管口会张开，要防止食物呛入气管
注：(1) 因护理床操作比较简单，在护理过程中若只图省事而过度使用会阻碍老年人自立
(2)长时间卧床会引起腿部二头肌的肌腱缩短，伸腿时会感到疼痛，此时可通过调整靠背的高度来调节</td><td>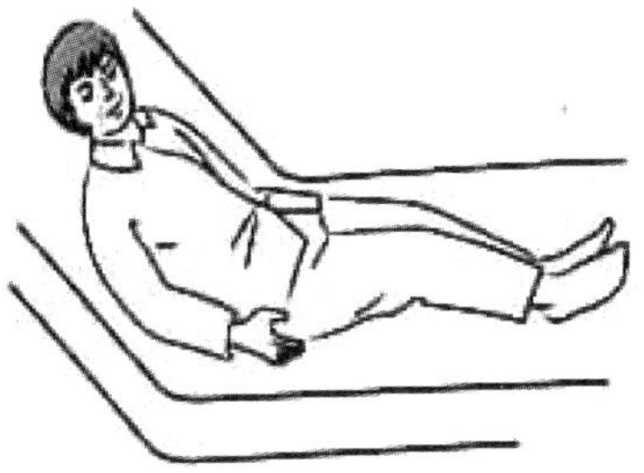</td></tr>
</table>

步骤十三 以小组为单位，进行角色扮演，为刘爷爷进行坐位训练。

（2）老年人卧位的训练（表 4-33）。

表 4-33 老年人卧位的训练

操作步骤	操作内容	
仰卧位或背卧位	仰卧位或背卧位指面朝上仰卧、下肢伸展的姿势，为就寝时或者休息时常用的体位。临床上，一般用于检查、急救处理（ICU、CCU）或手术时	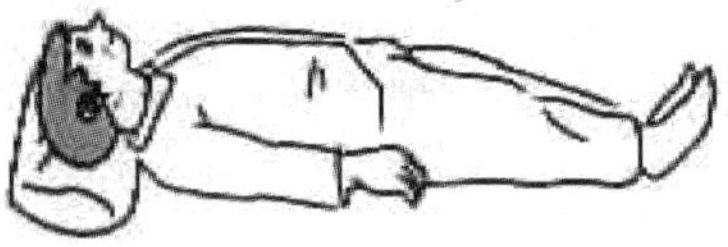
俯卧位	俯卧位指脸和身体向下的卧床姿势，为背部、臀部手术后或用来除压时采取的体位。为了放松身体，休息时应将双手和双腿伸开，或者膝关节弯曲，扩大身体与床的接触面积	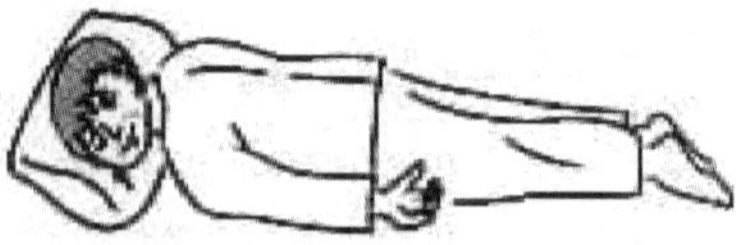
侧卧位	侧卧位是以髋骨、肩峰、脚踝外侧为支撑面朝一侧横躺的姿势，称为侧卧位。为保持身体平衡，维持放松状态，横躺的身体一般呈“V”字形。此时，为保持轻松的状态，可以借助枕头等物品。在临床上，此体位常用于换睡衣或床单被罩，以及帮助老年人排便	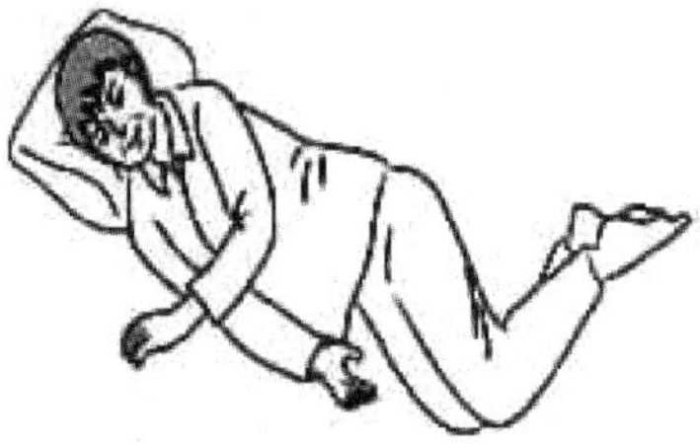

（3）卧位转为坐位

①老年人半护起身的操作步骤（表 4-34）。

表 4-34 老年人半护起身的操作步骤

操作步骤	操作内容	
半护起身（左半身麻痹）	让老年人右手握住左手，放在自己腹部，脸朝向右侧	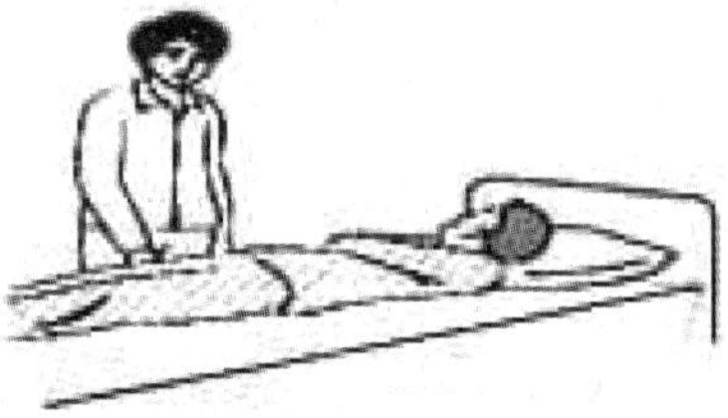
	抬高右腿，左腿由护理员帮其抬高	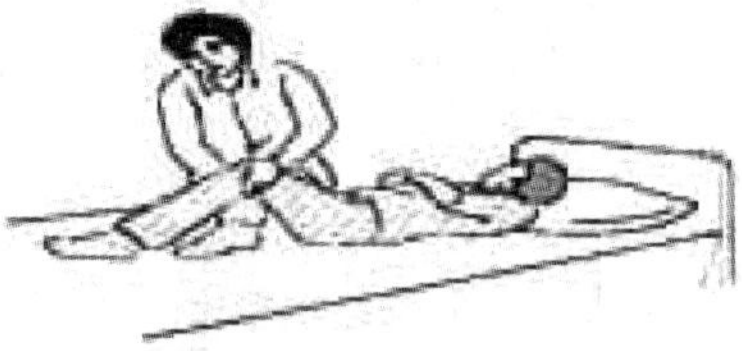
	让老年人用右手将握住的左手腕斜拉向右下方，同时护理员将双膝轻轻地朝自己一侧翻转。这样，老年人就可以轻松地变成侧卧位	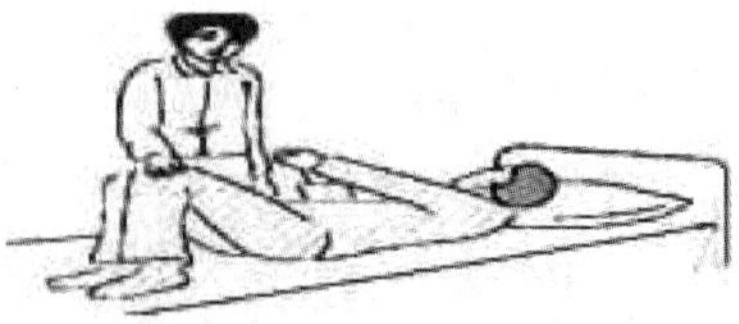
	让老年人以右肘为支撑坐起来，护理员扶住老年人右肩以协助用力	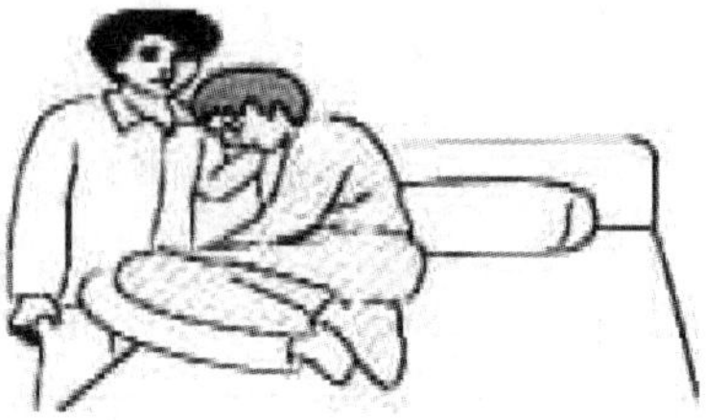

续表

操作步骤	操作内容	
利用辅助工具等坐立(左半身麻痹) 利用安置在床铺一侧的看护架坐立		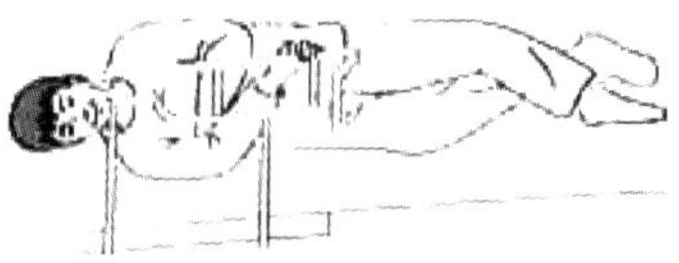
1. 自己坐立 (左半身麻痹)	将右腿伸入左腿下方,右手握住左手	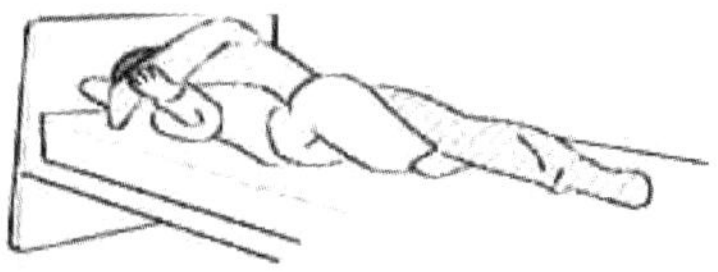
	右手拉左手,依次移动肩部,腰部呈侧卧位	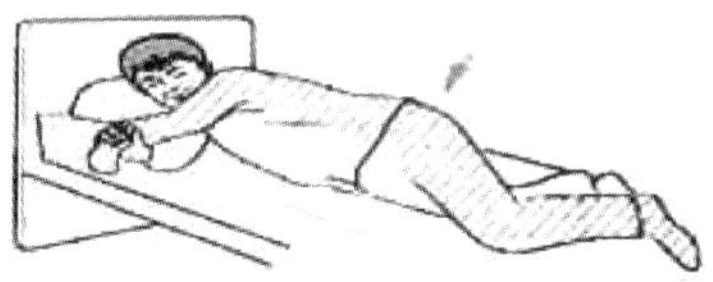
	以右肘为支撑坐立起来	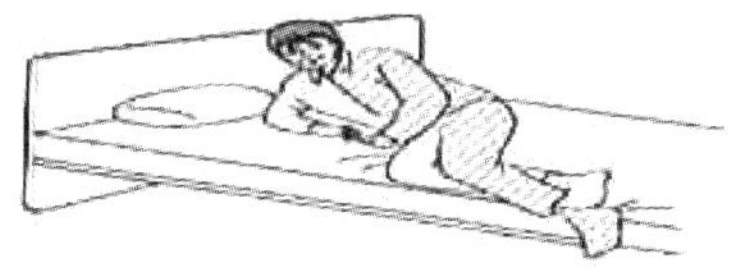
	右手伸直,撑于床面,安定身体	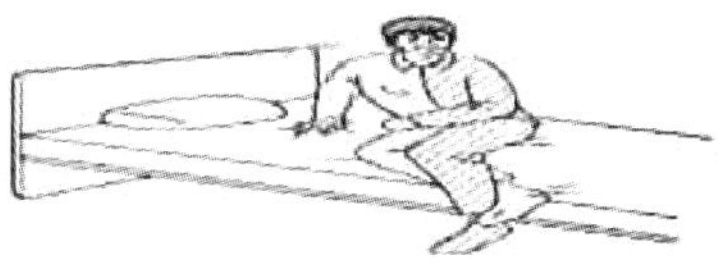
2. 坐到床沿上 (全护,右半身麻痹)	护理员站在老年人患肢一侧,让老年人的左手握住右手,把老年人的左腿放到右腿下面,尽量叠放,护理员将重心靠近老年人,为避免老年人心生不安,要用整个身体支撑老年人,将老年人的双腿移动到床边	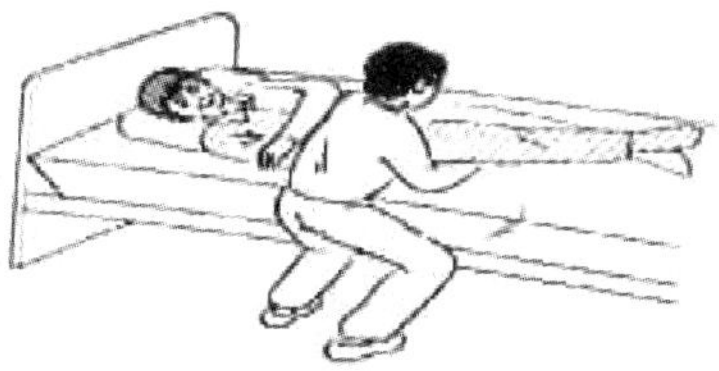
	将老年人的左手臂放到护理员的颈部,按照在床铺上坐立的要领使其坐起	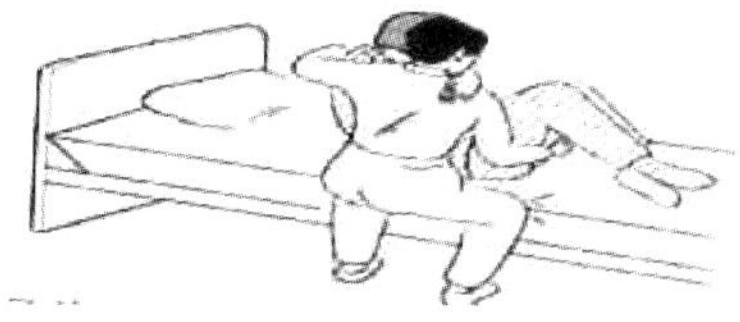
	护理员的右手伸到老年人的双膝下,使老年人的身体呈"V"形,将老年人抱起旋转。这是为尽量减少与床的接触面积	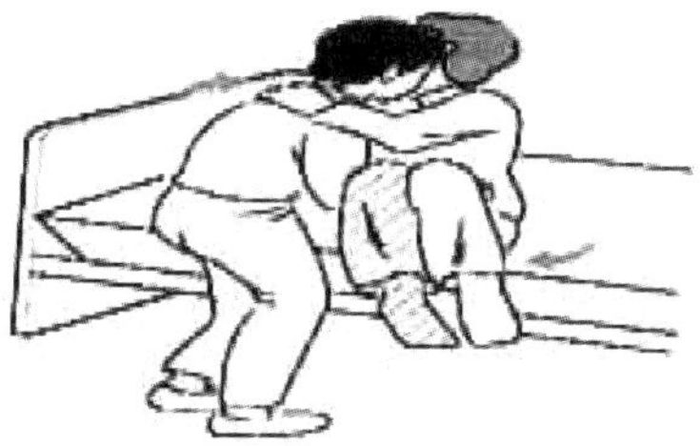

续表

操作步骤	操作内容	
2. 坐到床沿上（全护，右半身麻痹）	这个旋转的动作利用转矩（圆规运动）原理，将老年人的一侧肩部向前推，以老年人臀部与床的接触部分为轴心进行旋转	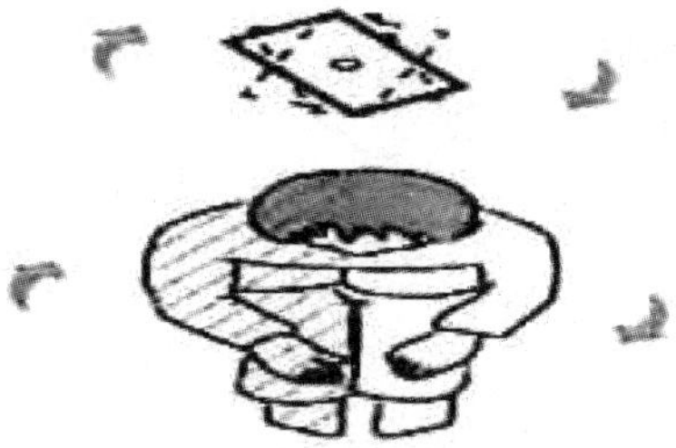
	让老年人坐在床沿（端坐）调整身体平衡，应确保老年人的脚底着地，并坐稳	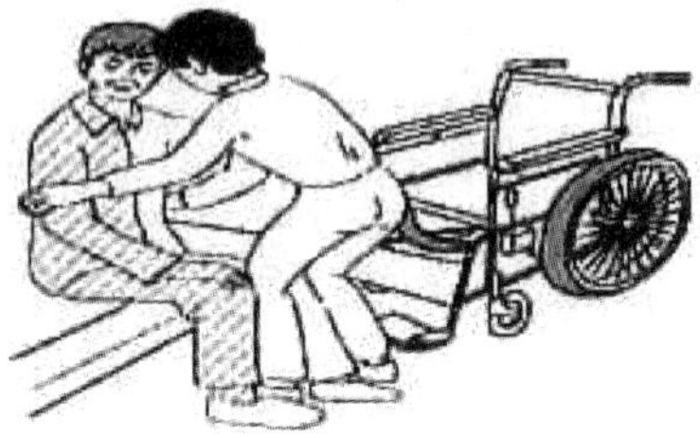
3. 老年人自己坐到床沿上（左半身麻痹）	老年人将右脚放到左脚下，并将双脚放到床外侧	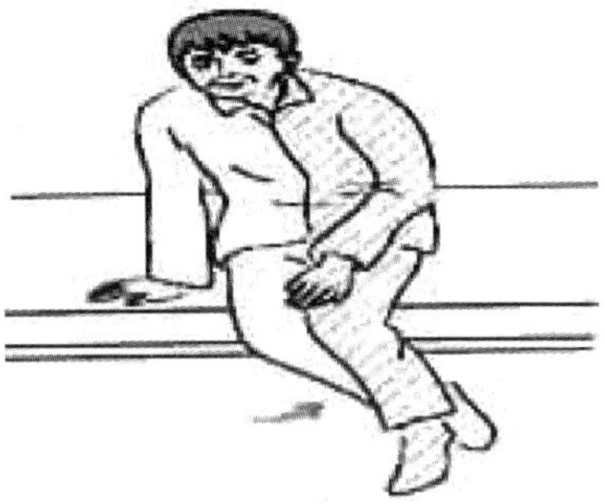
	伸直右手臂，直立起上半身，保持坐姿	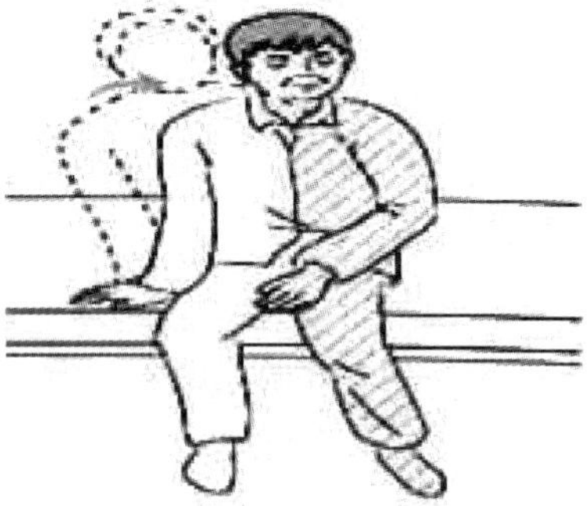

步骤十四 以小组为单位，进行角色扮演，为刘爷爷进行卧位转换坐位训练。

长期卧床容易产生以下的弊端，应尽可能地让老年人起身坐立。

a. 肌肉萎缩：肌肉逐渐消瘦，力量变弱。

b. 关节萎缩、变形：肌肉萎缩会引起关节不能灵活运动，从而变得僵硬，还可引起关节变形、马蹄足（脚的前部变直）等。

c. 骨质疏松：骨头变脆，易骨折。

d. 压疮：皮肤局部血液循环不畅，循环组织受损。

e. 心肺功能降低：呼吸困难，生痰能力减弱，容易引起细菌繁殖，引发肺炎。

f. 神经功能降低：由于刺激减少所以意欲降低，易患认知症。

Note

g. 血压调整功能降低：易引发体位性低血压。

h. 消化功能降低：由于胃液分泌功能退化而引起消化能力降低。

②老年人全护起身的操作(表 4-35)。

表 4-35　老年人全护起身的操作

立位	基本主位的姿势是脚后跟并拢，脚尖分开，双腿平行地站立。上肢手心朝里，自然下垂。面部向前，目视前方	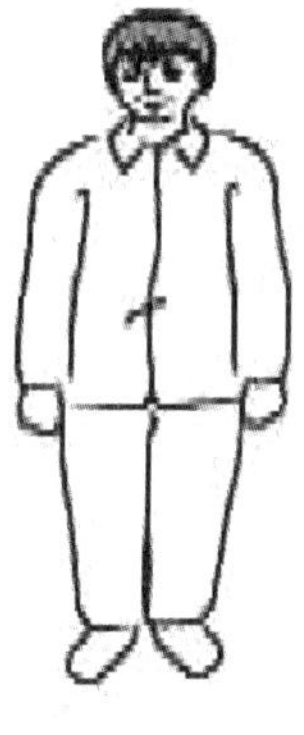
	帮助坐立	
从床上坐起(全护)	用手肘托起老年人的颈部	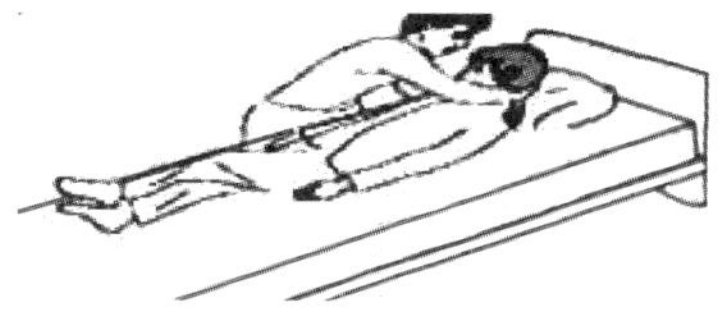
	以护理员的胳膊肘为杠杆，将老年人翻向自己所在侧，呈侧卧位。弯曲膝盖，保持老年人身体安定	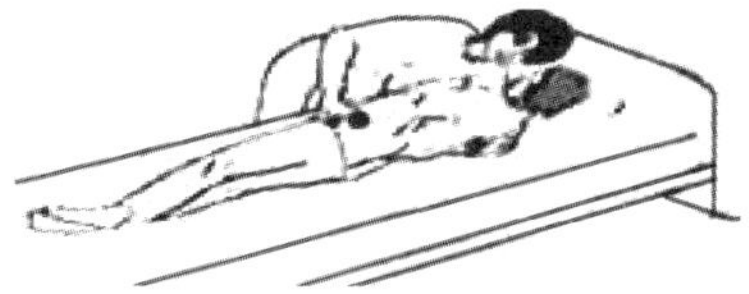
	护理员把老年人拉向自己的一侧。再帮老年人坐起时摁住其的右肘，伸出自己的右脚以便移动老年人的身体	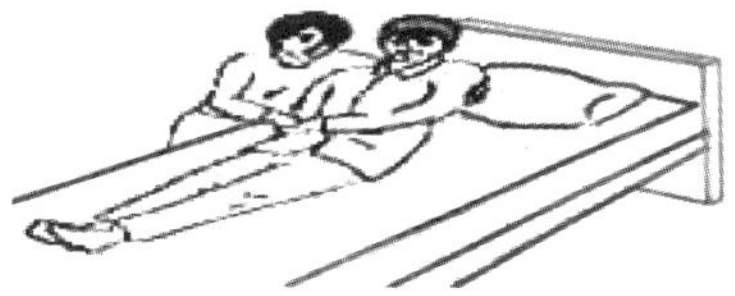
	护理员把身体的重心移动到右脚上，以便完全支撑起老年人的上半身	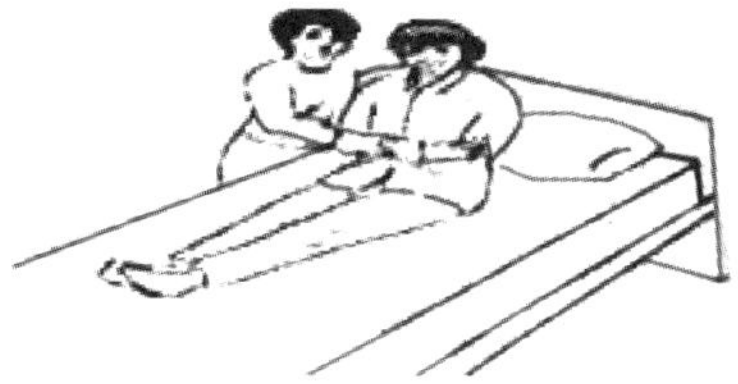
在榻榻米上坐立(全护)	将老年人的双臂交叉在胸前，护理员则需要一条腿站立，另一条腿跪在老年人的腹部一侧	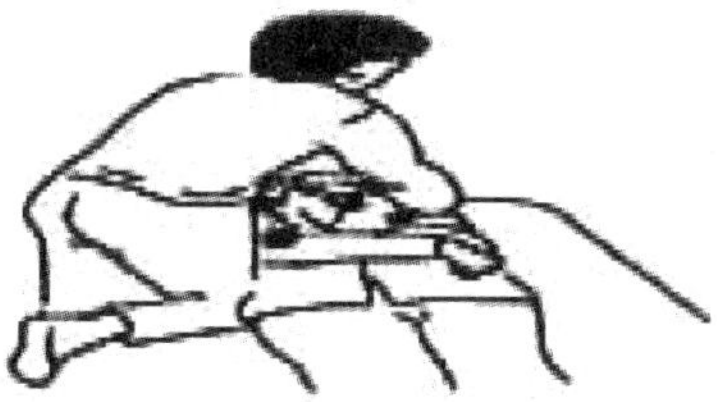

Note

续表

在榻榻米上坐立(全护)	护理员重心向前移,将双手伸入老年人颈下,在老年人的肩胛骨下交叉两手	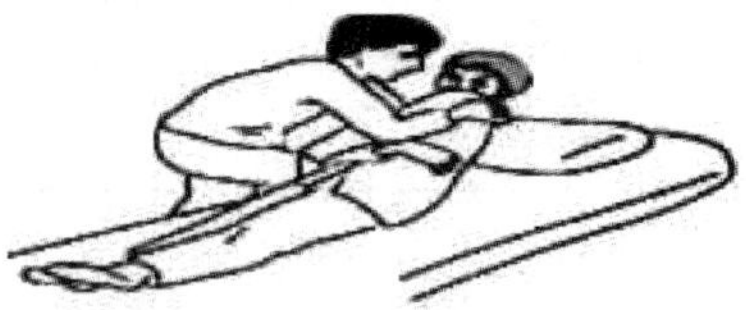
	护理员将重心向后移动,轻轻地把老年人的上半身拉向自己胸前 护理员蹲下,调整姿势,以使老年人的体重均匀地分散到臀部	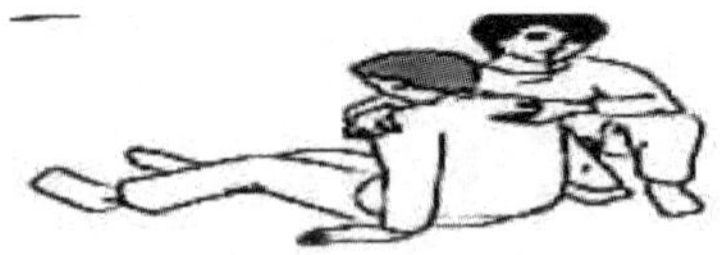
注意事项	(1) 护理员应注意节力原则 (2) 移动老年人时动作应轻稳,不可生拉硬拽、用力过猛,防止骨折 (3) 坐起过程中注意观察老年人有无头晕、恶心等不适,一旦出现异常情况,停止操作 (4) 动作轻缓,防止速度过快引发不适	
协助卧床	老年人取坐位,用双手支撑于床面,逐渐改用双侧肘关节支撑身体,使身体缓慢向后倾倒	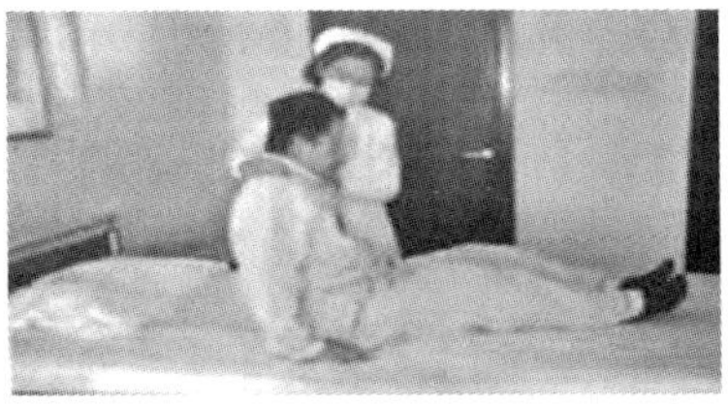
	护理员站于老年人侧前方,双手扶托老年人双肩以保持老年人向后倾倒速度,缓慢完成从坐位到仰卧位的体位转换,调整卧姿保持老年人舒适,整理床铺,保持床单、衣服无皱褶,并为老年人盖好被子	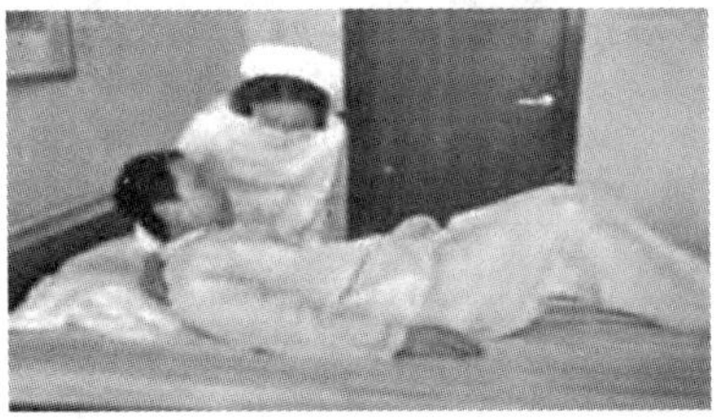
注意事项	(1) 护理员应注意节力原则 (2) 动作轻缓,防止速度过快引发不适 (3) 仰卧过程中注意观察老年人有无头晕、恶心等不适.一旦出现异常情况,停止操作 (4) 移动老年人时动作应轻稳,不可生拉硬拽、用力过猛,防止骨折	

步骤十五　以小组为单位,进行角色扮演,为刘爷爷进行全护起身训练。

③站立的准备运动。

卧床时常做以下运动,有助于老年人早日站立起来。

a. 脚腕立起,或伸展活动。

b. 膝盖立起,或伸展活动。

c. 弯曲双膝,向左右两侧放倒。

d. 把腿抬高 30°左右。

e. 手腕高举,向天花板伸展。

f. 支起双肘,向头后部用力,尽量抬起肩部和胸部。

g. 头向左右转动。

h. 双肘支在床上，双膝弯曲，尽力把头从枕头上向上抬起。

i. 呈俯卧姿势，伸直双臂，手心向下，抬头。

步骤十六 独立完成老年人压疮评估与预防任务自我检测。

（董莲诗 王艳华）

老年人压疮评估与预防任务自我检测单三

单元标题	老年人压疮评估与预防			任课教师	
班级		学号		姓名	
学习情境	学生小王在老年照护机构实习。刘爷爷，80 岁，3 年前因无人照护入住老年照护机构，刘爷爷平日可使用手杖独立行走，3 日前刘爷爷在护理区走廊行走时不慎摔倒，后经医院诊断为骶尾部软组织挫伤，医嘱要求刘爷爷在养老机构保守治疗，近期需卧床休养，保证营养摄入，按规定时间进行复查。带教老师要求小王注意刘爷爷床单位及个人卫生，进行压疮危险因素识别和评估，做出压疮预防				
工作任务	1. 老年人床铺上的体位变换 2. 坐位训练 3. 卧位转换坐位训练			学习地点	
课前预习	老师下发的学习通上的学习资料				
老年人床铺上的体位变换					
坐位训练					
卧位转换坐位训练					

（董莲诗）

项目五　老年人行动照护

学习目标

能力目标

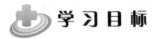

1. 能够为丧失步行能力或者步行不便的老年人进行行动照护。

2. 能够协助老年人移动到轮椅、座椅上或厕所，扩大其日常生活的范围，防止老年人变成卧床不起的状态。

3. 能够协助老年人行动，积极参加社会活动。

知识目标

掌握：老年人身体活动能力的概念和水平、主要内容评估的意义和指标；老年人日常生活活动照护注意事项；慢性疾病康复指导；老年人健身实践运用的基本原则。

熟悉：老年人身体活动的形式、内容和基本原则；身体活动对老年人健康的益处；老年人身体活动参与的障碍性因素。

了解：老年人身体活动对健康的重要性；老年人身体活动训练方案的设计基础；老年人身体活动参与的促进性因素；老年人日常生活活动照护的原则。

素质目标

1. 能够吃苦耐劳，面带微笑为老年人服务。

2. 在为老年人进行照护的过程中，让老年人感受到爱心、耐心、细心、责任心。

任务一　老年人活动能力分析

情境导入 5-1

中德班学生到老年照护机构实习。李奶奶，68 岁，是一个脑血栓预后的患者，一侧肢体偏瘫，李奶奶平时不愿意活动，害怕跌倒，带教老师要求同学们协助李奶奶进行活动，促进李奶奶的身心健康。为了更好地协助李奶奶活动，请同学们完成对老年人身体活动能力的分析。

【任务实施】

步骤一　请阅读资料，获得老年人活动能力的相关知识。

Note

【任务内容分析】

一、老年人身体活动能力

目前众多的研究显示，久坐的生活方式是2型糖尿病、骨质疏松、高血压等慢性病的重要风险因素之一，因慢性病高发引起的公共健康危机及医疗费用的快速增长成为各国政府经济发展的沉重负担。因此，许多国家的正式或非正式组织将目光转向身体活动的健康效益，从研究、政策制定和实践活动上向身体活动与公共健康的融合转换，期望身体活动在对非传染性疾病的一级、二级预防中发挥重要作用。

世界卫生组织(WHO)将身体活动定义为由骨骼肌肉产生的需要消耗能量的任何身体动作，包括工作、休闲、交通、家务等活动。在健康研究和身体活动建议制订过程中，身体活动是指由骨骼肌运动而导致的高于基础水平能量消耗的身体活动。基础水平的身体活动是指较低强度的日常性的身体活动，如站立、慢走、提轻物等。

身体活动能力的表现形式具有多样性，如各类体育运动、家务劳动、饮食、床上翻身、上下楼梯、步行等，可以概括为身体锻炼和日常活动两大类。身体活动能力的获得和发展有其内在的层次及条理，其运作基础是身体内特有的生物力学和生理学信息。第一个简单的身体活动是在床上翻身，之后是端坐，由卧向坐、从坐向站，再到独立双腿行走，活动能力也得以逐步发展和提高。对于人类而言，这些活动能力都很重要，而步行是最基本的活动能力。

二、影响老年人身体活动能力的因素

行为理论认为，身体活动受到诸多因素的影响，生态模型是当前应用最为广泛的解释模型。影响身体活动健康效益的外部因素包括信息、社会支持、环境和政策因素；内部因素即个人因素，包括心理与生理因素，以及通过提高身体活动水平改善身体的能力，从而产生健康效果。

老年人身体活动能力受到多种因素的影响和制约，其中身体构成、肌肉能力和锻炼情况是核心因素，年龄增长、不良生活方式(如久坐)会导致老年人身体活动能力下降甚至失能，而社会生活环境不利则会制约老年人开展身体活动进而导致活动能力下降。

三、老年人身体活动能力下降的流行病学规律

从流行病学角度看，活动失能现象随年龄增长迅速增加。过去十年中，身体活动能力下降问题在85岁以上老年人中呈下降趋势，然而在65至84岁的老年人中却没有变化。在年龄更高的老年人身上表现出的下降趋势或许源于晚年某些慢性病造成失能的比率降低。同时，中年人和年轻老年人中久坐不动的生活方式很普遍，肥胖的发病率持续上升，这也是导致活动失能的主要因素。因此，年轻老年人的活动失能现象并未减少。

老年人身体活动能力下降严重影响老年健康。研究表明，心脑血管疾病、代谢综合征、运动系统疾病甚至死亡等发生的概率与身体活动不足和低体能高度相关。身体活动匮乏已成为我国人口死亡和多种慢性疾病的重要诱因之一，它会加速多个身体器官的损伤，包括骨骼、肌肉、心脏、皮肤、血液、营养和新陈代谢等。这不仅给社会带来了沉重的经济负担，而且导致医疗费用支出持续增长。

四、老年人身体活动能力下降的生理学因素

老年人身体活动能力下降的生理学因素主要体现在肌肉骨骼系统、神经系统和心肺系统方面。

1. 骨骼肌系统 老年人骨骼肌系统中发生的改变表现在身体活动能力方面为肌力减退、关节僵硬、动作速度变慢、动作灵活性下降、跌倒以及骨折等，增龄对肌肉骨骼系统产生的影响如下。

骨骼肌在维持姿势、稳定关节、移动身体和调节体温方面起着重要作用，并且骨骼肌萎缩在正常老化过程中是普遍存在的，这种萎缩表现在肌纤维的体积减小以及数量的减少上，导致的后果是肌肉收缩时单条肌纤维收缩时力量减小以及共同收缩的数量减少，最终结果为老年人肌肉力量下降。

Note

2. 神经系统 神经系统是所有身体活动的发出者和控制者，年龄增长导致的神经系统变化会在多个方面影响身体活动的执行。

随着年龄的增长，老年人脑组织逐渐萎缩，脑细胞数逐渐减少，导致老年人出现健忘、智力减退、注意力不集中、睡眠不佳、精神性格改变、动作迟缓、运动震颤和痴呆等表现。

同时，老年人由于脑干和小脑中细胞数量减少，中枢肾上腺素能神经系统发生退行性变化，神经系统内的去甲肾上腺素水平逐渐降低，小脑皮质 β-肾上腺素能受体密度降低，加上外周本体感受器功能下降。限制了精确地控制身体运动的能力，导致平衡能力和运动协调性减退，容易跌倒。

年龄的增长会导致中枢处理信息的能力降低，原因在于大量神经细胞萎缩和死亡。老年人脊髓运动神经元数目减少，神经冲动的传导速度减慢，因而使神经肌肉活动能力受影响，表现为单纯反应时长和复杂反应时长延长，运动时长延长。

3. 心肺系统 随着年龄的增长，老年人的呼吸系统和心血管系统将会发生器质性和功能性的退化。心血管系统结构上的变化是功能改变的主要原因。心肺功能改变导致老年人在进行长距离或长时间运动时受限。

随着年龄的增长，心脏组织的胶原含量增加，特别是在心脏组织的心外膜层和心内膜层。同时，由于胶原含量的增加和顺应性的降低，老年人心脏的每搏输出量也会相应降低。血管随年龄增长出现的变化是大动脉延长、迂曲、血管腔扩大、管壁增厚，功能变化主要是扩张性受损，主动脉及分支缓冲功能改变，动脉分支中弹力型血管较肌肉型血管变化更为明显，脉搏波速度（PWV）增加。PWV 增加代表收缩压升高、脉压增宽及血管壁特性及僵硬度变化。

以上心血管系统的累积老化变化导致心输出量降低。例如，在锻炼期间，年轻的成人能够将输出量增加至平常的 4 倍。相比之下，老年人的心输出量只能增加至平常的 2 倍。结果导致，老年人在进行诸如快走或攀登楼梯这样的活动时会出现头晕和乏力等现象。

在呼吸系统中，衰老导致呼吸系统的结构和功能产生不良的变化。这些变化表现为肺泡壁变薄、肺泡增大，肺毛细血管数目减少、肺组织的弹性下降、呼吸肌无力等，从而导致肺泡扩散的有效面积减小，肺残气量增加和肺活量下降。因此。在剧烈运动时，只能通过增加呼吸频率来提高肺通气量，而不是依靠呼吸深度的增加，这在一定程度上限制了机体能量的输出。

五、老年人身体活动能力的检测

身体活动能力的检测有自我报告、专业报告或直接测量等三种。

1. 自我报告 从群体中获得数据的最简测量法，该法反映了被评估者自身的观点，因此具有较高的表面效度。自我报告法有利于确定近段时间内身体活动能力的波动情况，但会受到可信度、准确性和无反馈等问题的限制。

2. 专业报告 专业报告常由专业人士制订，可信度、准确性相对较高，当个人信息不可靠或者无法配合测试时，专业报告更具有可行性。但此法受到评估者的经验及水平的限制，而且若非标准化评估，此法可行度会降低。

3. 直接测量法 直接测量法更具有独立性，可以将身体活动能力的测试成绩量化，从中发现细微的、重要的或亚临床的差异化特征。由于测量需要被评估者配合，且受限于被评估者对指令和程序的理解和反应，因此该法也有一定局限，所测结果只能说明潜在能力，而非日常生活中身体活动能力的实际表现。另外，测量法无法很好地解释被评估者在数小时或数周内测量结果的短期波动。

早期对身体功能的检测能够尽早发现处于失能边缘的老年人群，为了避免其进入临床治疗范畴（如发生了跌倒），当然上述三种方法各有利弊，可视实际情况选择一个或多个进行综合检测，增强可靠性。

总之，21 世纪是人口老龄化的时代，老年人的健康及生活质量正受到越来越多的关注。随着年龄的增长，老年人体质明显下降，规律的运动对维持老年人，特别是 65 岁以上老年人的健康来说是必不可少的。运动可以增进老年人的身体功能、预防和减少损伤和残疾、提高生活质量，让老年人生活得更好。

步骤二 4～6 人一组，以小组为单位做出老年人身体活动能力的海报，并进行展示。

Note

步骤三 独立完成自我检测任务。

（董莲诗　王智申）

老年人活动能力分析自我检测单一

单元标题	老年人活动能力分析			任课教师	
班级		学号		姓名	
学习情境	中德班学生到老年机构实习，看望李奶奶。李奶奶 68 岁，是一个脑血栓预后的患者，一侧肢体偏瘫，李奶奶平时不愿意活动，害怕跌倒，带教老师要求同学们能协助李奶奶进行活动，促进李奶奶的身心健康。为了更好地协助李奶奶活动，请同学们完成对老年人身体活动能力的分析			学习时间	
学习情境分析					
老年人身体活动能力的概念					
影响老年人身体活动能力的因素					
老年人身体活动能力下降的流行病学规律					
老年人身体活动能力下降的生理学因素					
老年人身体活动能力的检测					
身体活动对老年人健康的影响					
本次课主要收获					

（董莲诗）

任务二　身体活动对老年人健康的影响分析

情境导入 5-2

中德班学生小王通过与同学们研讨学习，对老年人活动能力有了基本了解，准备选择适宜的方法协助李奶奶活动，请分析身体活动对老年人健康的益处和基本原则，并设计活动方案。

【任务实施】

步骤一　独立思考，根据自己的经验写出哪些运动对老年人健康有益。

步骤二　分享大家的经验，提出疑惑。

步骤三　阅读以下资料，用划线法找出身体活动对老年人健康的益处。

步骤四　4～6 人一组，以小组为单位进行讨论，做出思维导图。

【任务内容分析】

WHO 提出“健康老龄化”和“积极老龄化”：健康不仅是没有疾病或病痛，而且是一种躯体上、精神上、社会上及道德上的完全良好状态。我国当前也在构建以健康为中心的健康老年人标准体系。目前最新版中国健康老年人标准如下：①重要脏器的增龄性改变未导致功能异常；无重大疾病；相关高危因素控制在与其年龄相适应的范围内；具有一定的抗病能力。②认知功能基本正常；能适应环境；处事乐观积极；自我满意或自我评价好。③能恰当处理家庭和社会人际关系；积极参与家庭和社会活动。④日常生活活动正常，生活自理或基本自理。⑤营养状况良好，体重适中，保持良好生活方式。

一、科学的身体活动方式很重要

老化是一个非常复杂的过程，其中包括了许多影响因素（如遗传、生活型态和慢性病等）及这些因素间的相互影响，这些都不同程度地影响着老化的进程。进行规律的运动能改变各个身体系统的适应能力，有利于实现健康老化。

美国疾病控制和预防中心和美国运动医学会与美国心脏病学会（AHA）发表的运动指导方针中，对于 65 岁以上的老年人或 50～64 岁的成人同时合并重大慢性病状况或功能限制，提出和一般成人不同的运动处方建议。作为一个特殊的群体，绝大多数老年人患有一种或多种慢性病，而且病情复杂多变；而每个老年人又是独特的个体，有着不同的锻炼需求及身体活动能力。老年人体质的个体差异很大，如有些老年人可以跑几公里，而有些老年人在社区散步都有困难，个体化的运动方案是保证运动效果、避免损伤的必要前提和基础。照护人员应掌握包含不同锻炼形式、时间、地点、强度、频率等要素的运动方案，并根据老年人的健康状态随时进行修改或完善，兼顾老年人身体活动需求上的独特性和健康状况、体能程度上的差异性。在现今的医疗保健环境下，必须以科学、有效、简易的运动处方来促进老年人参与身体活动，进行康复锻炼。

二、老年人身体活动的益处

老年人从事规律身体活动和康复锻炼所带来的益处，最主要体现在三个方面：①促进身体健康，减少慢性病发展的风险；②帮助控制慢性病；③改善生理功能，提高自理能力。

对老年人而言，坚持参加规律身体活动能够预防慢性病，降低心血管疾病、脑卒中、高血压、2 型糖尿病、骨质疏松、肥胖症、结肠癌、乳腺癌和静脉血栓形成以及焦虑或抑郁等疾病的发病率，有效治疗如冠心病、高血压、脑卒中、高脂血症、骨关节炎、慢性阻塞性肺病、便秘等老年慢性病和常见病。除此之外，运动能够减轻认知功能障碍，改善睡眠，缓解焦虑、抑郁和疼痛等症状，降低跌倒及其损伤的风险，减少老年人致死率和致残率。

Note

目前证据表明老年人对于耐力及肌力训练的适应性及反应性都很好。耐力训练可以帮助老年人维持及促进各方面的心血管功能(最大摄氧量和心输血量)及提升中等强度运动表现;另外耐力训练还可以减少与心脏病及糖尿病有关的危险因素,改善健康状态,有助于延长寿命。肌力训练则有助于避免肌肉质量及肌力随着老化而降低,增进骨骼健康以减少骨质疏松所带来的危险,增加姿势的稳定性以减少因跌倒所造成的骨折与其他伤害。在心理方面,参与运动可以提供许多心理上的保健作用,包括自我认知的改变、抑郁症状及行为的降低与自我控制和自我效能的提高等。

对于虚弱的高龄者过去由于预期低的益处与过度夸张的运动风险和伤害的恐惧感,一般认为运动对虚弱的高龄者是不适当的。目前的研究资料,不仅打破了这种没有根据的猜测,而且给了高龄者安全运动勇气和信心。研究表明,运动可以给予老年人生理、代谢、心理及功能上许多益处,而这些都对高龄者的生活质量有实质上的贡献。

三、老年人身体活动的基本原则

运动健身的原则和体育教学的原则不同。体育教学原则(如直观性原则、系统性原则等)是教师为有效传授知识技能应遵循的基本要求,而运动健身原则是为追求运动的健身效果所应遵循的指导性思想。

和年轻人一样,老年人开展运动锻炼时同样应遵循运动健身的基本原则。除了正式运动前需要热身以防止拉伤,运动过程中需要适时适度调节运动量及休息,运动后需要整理以促进恢复等,老年人运动健身还应遵循下列五项原则。

(一) 提高认识

提高认识是指从事运动健身的老年人需要从思想上认识到所采取的锻炼手段和锻炼方法的目的、原理及其预期的效果,进而养成自觉锻炼、自主锻炼的良好习惯。例如,高血压患者、糖尿病患者和肥胖人群适宜选用中低强度的有氧运动,而风湿性关节炎患者宜选用耐力训练和力量训练。

(二) 持之以恒

持之以恒是指应制订运动训练计划并长期坚持,形成良好习惯。如:骨质疏松患者需要长期坚持锻炼以获得骨质增加的累积效应;肥胖患者需要长期开展规律化运动方能成功减重并保持,否则体重容易反弹;同样,高血压患者也需要持之以恒开展锻炼以防止血压反弹。

(三) 循序渐进

循序渐进是指开展运动健身时运动负荷应由小到大、逐步增加,动作由简而繁、由易到难,运动时间由短到长、合理增加,如有必要须及时对患者的运动方案进行微调。如:肥胖患者应根据减重效果逐步增加运动负荷和运动时间,不可冒进;高血压患者为降低和稳定血压,应设置健身的阶段性目标,同时依据运动数据记录和分析、患者生理功能变化和周围环境变化,有序调整运动强度,逐步达成锻炼目标。

(四) 全面锻炼

全面锻炼是指在条件许可的情况下,全身各部都应参与锻炼,或全身协同运动或局部轮换运动,不可偏废。例如,骨质疏松患者须坚持全身与局部锻炼相结合,使各部分骨骼骨质都得到改善。全身锻炼原则不仅有助于提高运动健身的效果,还有助于提高运动兴趣,防止局部疲劳。

(五) 区别对待

区别对待是指开展锻炼时须综合考虑个体身心特点、场地及气候情况,进而采取相应的锻炼手段和方法,以追求锻炼效果最大化。例如,高血压患者开展运动训练时须充分考虑个体差异,包括体质和健康状况、性别和年龄差别、个人习惯等因素,选择适宜的运动项目和运动方式,以促进患者自觉锻炼、培养长期坚持锻炼的习惯。

此外,在锻炼过程中须预先依据老年人身体素质等因素,设置好最大摄氧量、最大心率,实时监控锻炼者的身体状态。总之,上述锻炼原则是开展身体锻炼的指导性准则,在日常健身时,若能坚持事先热身,事中科学健身,事后整理,就可以达到锻炼目的。

Note

四、老年人身体活动方案的主要构成要素

老年人在任何年龄开始进行身体活动和康复锻炼都能获得益处。规律的身体活动适合各年龄层的人群，包括对有身体活动受限和身心障碍的个体，都有显著的效益。健康体能程度不同的老年人，会有不同的身体锻炼需求。在执行锻炼策略和内容时，照护者一定要考虑个体的特殊需求。

在身体活动和康复锻炼开始前通常应由医生进行总体风险评估和功能能力的评估。在老年人进行锻炼中对并发症风险因素的评估是非常重要的。对身体功能的评估有助于制订个体化的方案和目标。一个全面的老年人运动方案的目标是增强日常生活能力，减轻残疾，预防受伤和疾病。由于心脏疾病在老年人群中的高发病率和心血管事件的高风险性，筛选老年人群在运动中的潜在危险是非常重要的。一般来说，运动锻炼对大多数老年人来说是安全的，虽然也有一些禁忌证，如处于活动期的关节炎、心脏病不稳定期或新发的心肌梗死。无论存在什么样的干扰因素，锻炼好处总是多于其风险。有持续性的骨骼肌肉症状的老年人建议在制订锻炼方案前，应首先听取专科医生的建议。

如果老年人的锻炼计划是根据他们个人需要和具体目标制订的话，老年人的依从性会更好。更重要的是医师可以通过身体功能评定结果和受限功能来制订出符合个体情况的锻炼目标，同时锻炼方案制订也较为安全，并且通过特殊活动来改善特定的损伤时，个体能够看到自己功能的改善，从而增加了继续锻炼的兴趣和动力。

一个理想运动处方应由四个相互关联的因素组成，分别为运动频率、运动强度、运动持续时间与运动项目类别。老年人主要运动项目类别有四种，分别为有氧运动、肌肉力量训练、平衡训练和柔软度训练。

（一）运动频率

老年人着重进行多次数的运动(每周 3～7 次)。对老年人而言，规律运动的次数愈多愈好。多次数的运动除了可增加成就感外，还可增加其运动依从性，也合乎生理的效益，对耐力及柔软性训练都有很大的帮助。

（二）运动强度

由于体能及生理特性上的限制及个别差异，老年人运动强度的控制十分重要。建议采用四种运动强度控制的方法，分别是心率、柏格自觉吃力程度量表、代谢当量和说话测试。

对一般年长或有慢性病的老年人而言，低、中强度的有氧活动较为适合，目标是能维持其运动兴趣，并防止过度运动的伤害。对有心脏病史的老年人来说，以上四种方法可能就不适合用来监控强度，而应以最近三个月的心电图表来规划其运动内容。获得健康效益及预防性治疗的运动处方可分为四类：轻度有氧运动、中度有氧运动、高度有氧运动、阻力及伸展运动。医师及患者可以就其不同的健康状况，按其生活方式、时间、喜好的运动模式及可以掌控的运动工具，挑选不同的运动处方，以增进体能。

（三）运动持续时间

目标应该定在每次 20～40 min。若是有体能状况或疾病限制，可以每天做 2～3 次，每次 10～15 min。慢慢增进运动时间至 1 h 能带给老年人最理想的运动效益。

（四）运动项目类别

1. 有氧运动　有氧运动主要以训练来增加心肺功能从而改善耐力、增加心排血量，持续并节律性地锻炼较大的肌群，常见方式包括快走、慢跑、脚踏车、跳舞和游泳等。有氧运动的强度应根据老年人健康状态而定，美国 ACSM 建议用柏格自觉吃力程度量表来评估老年人的有氧运动强度。

2. 肌肉力量训练　老年人应该每周进行 2 次以上、锻炼主要肌群的肌肉力量训练，这些肌群应包括腿、胸、背腹、肩臂部肌肉。肌肉力量训练可以使肌肉获得比日常活动中更多的锻炼，肌内力量训练一般要求每组 8～12 个动作重复，如能完成 2～3 组运动，其效果将更好。随着运动量和运动次数的增加，可以达到强化肌肉力量、锻炼肌肉耐力的效果。

3. 平衡训练　对于有行走困难或跌倒史的老年人，其跌倒风险将明显增高，应加强平衡锻炼。已证

Note

实规范的运动可以安全有效地降低老年人的跌倒风险。参与一组包括平衡训练、每周 90 min 的中等强度的肌肉加强训练和 60 min 的中等强度步行训练的运动组合可以减少跌倒的发生。

有跌倒风险的老年人最好能够进行每周至少 3 次的平衡训练并进行切实有效的规范化练习。这些练习包括倒走、侧走、脚跟行走、脚尖行走、坐起动作。太极拳也是预防跌倒的有效方法。

4. 柔软度训练 随着年龄增长，老年人的关节及肌腱都会出现僵硬或退化的情况，这种身体功能限制影响老年人日常生活的自主性。大肌肉群的伸展运动可以增加肌腱及关节的柔软度，亦可以让骨骼僵硬情况及疼痛大大减轻。柔软度训练可分为静态及动态的伸展运动方式。动态伸展多用于运动前的暖身活动，通常只在单一平面上(不需要扭动躯干)，且在最终位置时不需要固定姿势。伸展的幅度会让肌肉有绷紧感与轻微不适，不能过大而引起疼痛。频率为每周至少 3 次(最好每天)，每次做 10～15 min。在从事有氧运动时，将伸展活动加入热身及缓和的部分。

五、老年人身体活动中的注意事项

(1) 当老年人病情不稳定时、损伤时或疾病无法控制时，应该推迟运动。

(2) 当老年人感觉胸痛或有压力，呼吸困难或呼吸短促，或头晕，或恶心，患者应当告知医生。

(3) 告知老年人在任何不常做的运动中可能会出现肌肉酸痛。将酸痛作为训练强度的指南。如果运动后的第二天非常疼痛，就应该在下一次运动中保持较低的强度。如果疼痛持续超过 2～3 天，应该联系医生，以便获得相应的指导。

(4) 应当避免出现关节疼痛，对老年人来说，“没有痛苦就没有收获”的观念是错误的。

(5) 提醒老年人在运动时正常呼吸。提醒他们在用力时不要憋气，尤其是血压偏高的患者。一般来说，肌肉收缩的时候呼气，肌肉放松的时候吸气。

步骤五 请每个小组，将思维导图以展览会法进行展示。

步骤六 独立完成自我检测任务。

(董莲诗 王智申)

老年人活动能力分析自我检测单二

单元标题	老年人活动能力分析			任课教师	
班级		学号		姓名	
学习情境	中德班学生小王通过与同学们研讨学习，对老年人活动能力有了基本了解，准备选择适宜的方法协助李奶奶活动，请分析身体活动对老年人健康的益处和基本原则，并设计活动方案			学习时间	
学习情境分析					
老年人身体活动的益处					

Note

续表

单元标题	老年人活动能力分析	任课教师	
老年人身体活动的基本原则			
老年人身体活动方案的主要构成要素			
老年人身体活动中的注意事项			
本次课主要收获			

（董莲诗）

任务三　老年人体位移动(轮椅转运)

情境导入 5-3

朱爷爷，78 岁，在某养老院生活 10 年，个人卫生需要照护人员给予一定帮助，因年纪较大，一侧肢体偏瘫，每天上午大部分时间卧床休息或在房间看电视。为丰富老年人生活，午睡后带教老师要求实习生小王用轮椅推送朱爷爷到楼下小花园散步。请完成朱爷爷从床至轮椅的体位移动。

【任务实施】

步骤一　用一句话在一张纸上写下你对偏瘫的想法或感受。之后和同桌讨论感受。

步骤二　以小组为单位，进行讨论，制订老年人移动的方案。

步骤三　阅读以下资料，写出老年人移动护理要点和注意事项。

【任务内容分析】

对于丧失步行能力或者步行不便的老年人，通过将老年人移动到轮椅、座椅上，扩大其日常生活的范围，对于防止老年人变成卧床不起的状态，使老年人能积极参加社会活动有积极的作用。

1. 确认要点

(1) 事前确认

①了解老提人的身体状况(行动不便的部位、状态及身高、体重等)，制订移动的方法(表 5-1)。

②确认可以使用的座椅、辅助用具(表 5-2)等，在征得本人或家属的同意后移动老年人。

③移动前，确认座椅或辅助用具的高度，应尽量采用水平移动的方式。

Note

表 5-1 评估内容与照护要点

评估内容	照护要点
老年人四肢活动程度	
双下肢无力	照护者协助其坐轮椅转运
四肢无力	照护者使用平车转运
骨折	固定好骨折部位转运
老年人特殊情况	
颅脑损伤	固定好头部平车转运
颈椎损伤	平卧位,头偏向一侧或侧卧位平车转运
留置管道	如有胃管、尿管、引流管、输液管等管道,穿衣、翻身、搬运时注意妥善固定,防止脱出
脊柱骨折	老年人翻身时,必须保持脊柱平直,头、脊柱、下肢三点成一线,避免扭伤及移位
实施行动照护技术的相关因素	
轮椅、平车情况	轮椅、平车使用前检查性能,确保安全
穿衣、翻身、转运过程中观察老年人情况	如发现面色、脉搏、呼吸异常时应停止操作
穿衣、翻身、转运过程中需注意	注意保暖 注意节力原则,力量适中,避免骨折 妥善安置各种管路,避免牵扯

④确认座椅或辅助用具所处位置,确保在最短距离内进行移动。

⑤去除脚下或周围障碍物,确保移动时能够有足够的空间。特别是将老年人抱起来移动时,因为看不到脚下的情况,如果踢到任何物品,容易使身体失去平衡而绊倒。

⑥确认是否需要家属的帮助。虽然原则上是一个人照护,但为确保安全有时需要其家人的帮助。

⑦养老护理员事先要做一下准备体操,以免事后腰痛。

(2) 实施时确认

①确认老年人的健康状况,查看其有无不舒服的症状。

②注意不要勉强老年人保持某种姿势,动作不要过急。

③老年人可以自己移动时,为了安全起见,仍要伸手扶一下。

④两个人一起移动老年人时,要确认一下动作的顺序,喊着口号进行,以保持步调一致。

(3) 事后确认

①移动对老年人来说是一个很费力气的动作。要先确认其健康状况,再决定下一步的动作,必要时给予老年人休息的时间。

②养老护理员要注意自身的日常健康管理,以免腰痛。

2. 护理要点和注意事项

(1) 即使花费时间,也要让老年人尽量自己活动。

(2) 老年人患有半身麻痹时,原则上是麻痹的一侧旋转,就是移动到健肢一侧,但具体要根据老年人的身体能力及状况来做判断。

(3) 养老护理员要靠近老年人、抱住其腋下、双膝弯曲,以免加重养老护理员自身腰部负担。

Note

表 5-2　可以用作移动的座椅、辅助用具的条件

条　　件	风　　险
能固定住不动	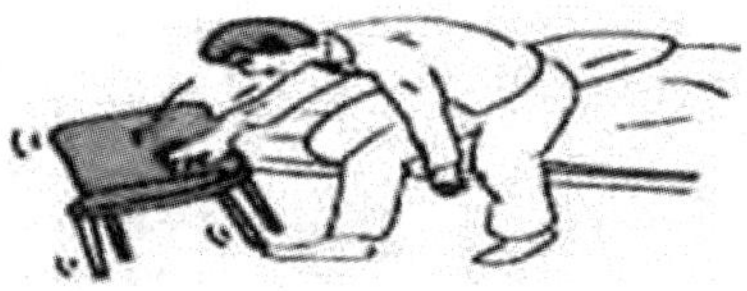
与床的高度相差不大	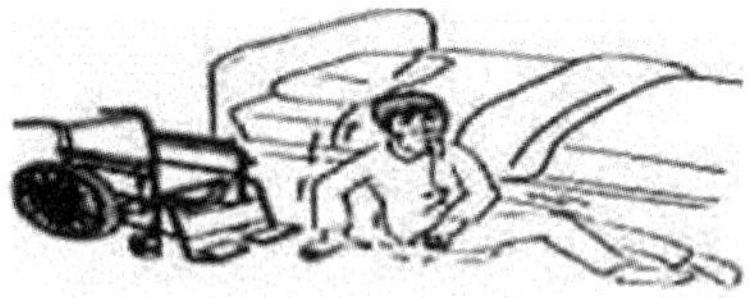
表面有一定的硬度，易于保持一定的姿势	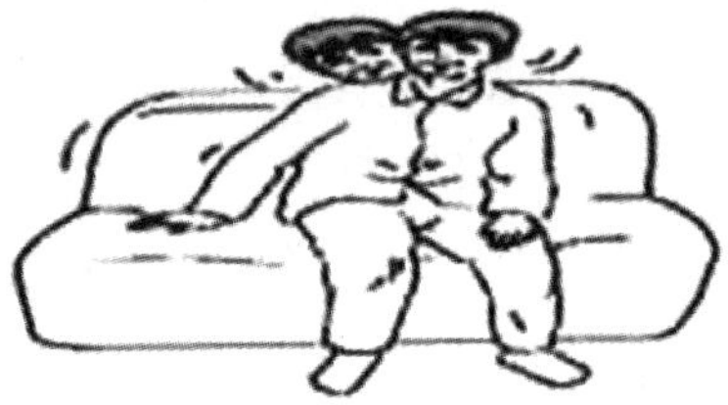
用具应尽量放置在老年人身边	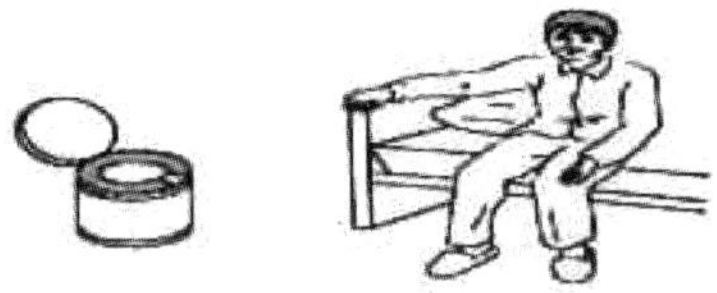

步骤四　独立完成自我检测任务单。

（董莲诗　王智申）

老年人活动能力分析自我检测单三

单元标题	老年人体位移动			任课教师	
班级		学号		姓名	
学习情境	朱爷爷，78 岁，在某养老院生活 10 年，个人卫生需要照护人员给予一定帮助，因年纪较大，一侧肢体偏瘫，每天上午大部分时间卧床休息或在房间看电视，为丰富老年人生活，午睡后带教老师要求实习生小王用轮椅推送朱爷爷到楼下小花园散步。请完成朱爷爷从床至轮椅的体位移动			学习时间	
学习情境分析					
事前确认内容					

续表

单元标题	老年人体位移动	任课教师	
实施时确认内容			
事后确认内容			
可以用作移动的座椅、辅助用具的条件			
本次课主要收获			

（董莲诗）

【操作任务实施】

一、协助老年人由床移动到轮椅上(右半身麻痹)

老年人由床移动到轮椅上(右半身麻痹)的操作步骤见表 5-3。

表 5-3　老年人由床移动到轮椅上(右半身麻痹)的操作步骤

操作步骤	操作内容	
操作前评估	(1) 向老年人说明配合要点，取得配合。评估老年人一般情况、活动能力及疾病诊断 (2) 李奶奶是一侧偏瘫患者，一侧下肢无力，需要部分协助，照护者协助其坐轮椅转运 (3) 确认可以使用的座椅、辅助用具等，在征得本人或家属的同意后移动老年人	
准备	(1) 着装整洁，了解老年人一般情况、活动能力，疾病诊断环境安静，光线充足，无障碍物 (2) 身体状况是否允许，穿防滑的鞋子 (3) 检查轮椅是否安全，必要时备毛毯	
安全风险	撞伤、擦伤、压疮、摔伤	
风险环节	没检查轮椅安全性能；转运方式不正确(床与轮椅的距离、角度)；推行方法不正确(速度、老年人手的摆放、养老护理员站位、上下坡、进出电梯)；保护措施不当(安全带)	
由床移动到轮椅上(右半身麻痹)	把轮椅置于老年人健肢一侧，轮椅与床成 30°～45°角，将轮椅的轮子固定，竖起脚托让老年人浅坐在床沿上	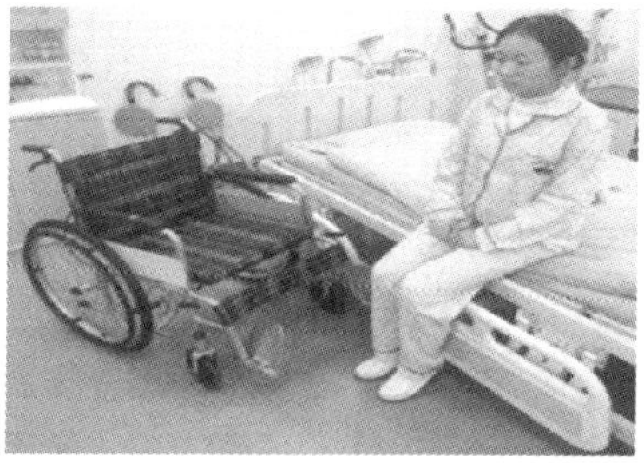

续表

操作步骤	操作内容	
由床移动到轮椅上（右半身麻痹）	抓住老年人的腰带，提起其腰部，让其上半身靠在自己身上	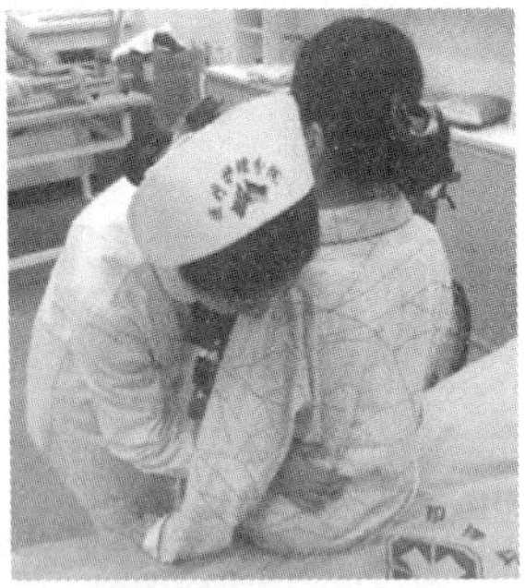
	为防止其膝盖弯曲（折刀状卧位），养老护理员需用自己的膝盖顶住其膝盖，使其保持站立姿势。可以让其自由活动健肢 注意不要勉强老年人保持某种姿势，动作不要过急	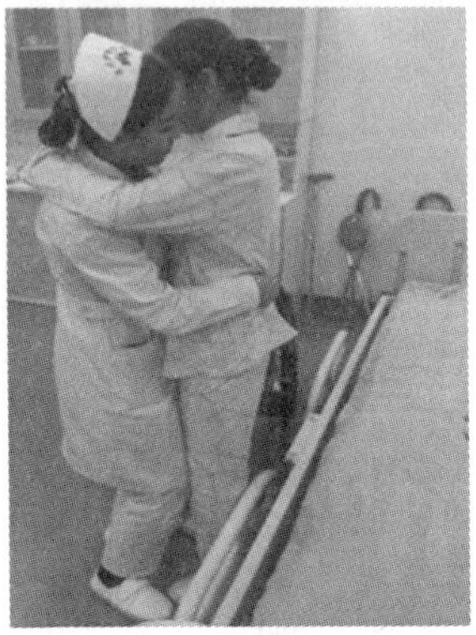
	老年人用健康的手抓住轮椅的扶手，以站立的健肢为轴心转动自己的身体	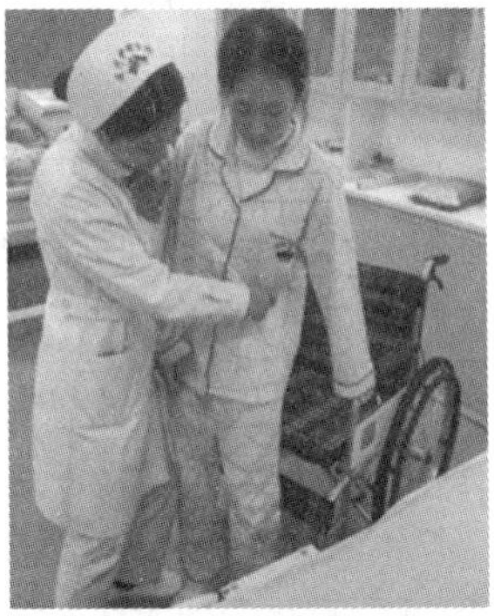
	顶住老年人的膝盖直到慢慢地帮其坐到轮椅上。建议老年人尽量使用自己的健肢	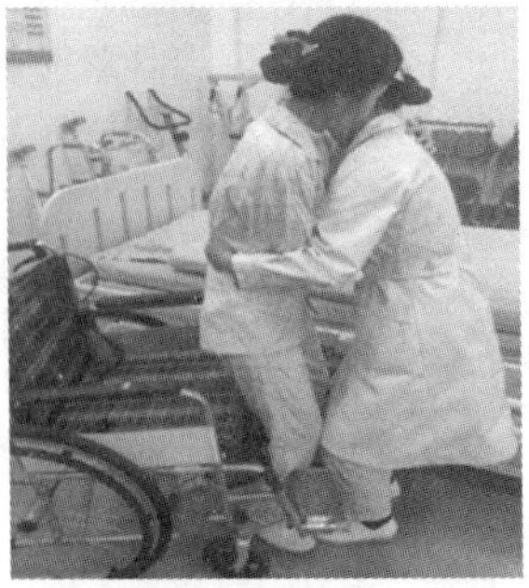
	养老护理员移动到轮椅后边，从身后将双手穿过老年人的腋下，抓住其手腕，使老年人身体前倾，利用老年人后仰时产生的力量抱起老年人，帮助其完全坐到轮椅上	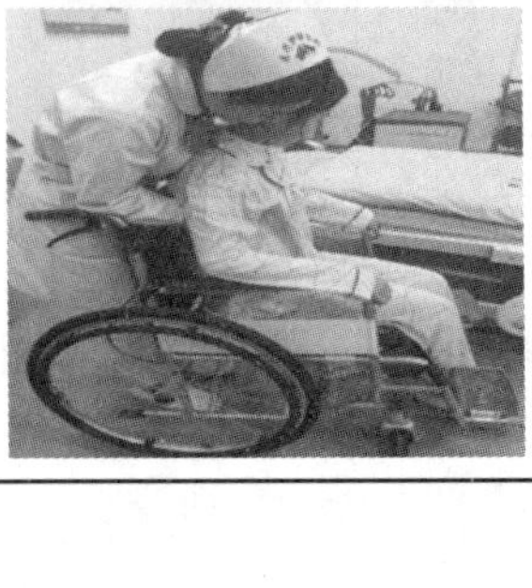

Note

二、协助老年人从轮椅上移动到床上(左半身麻痹)

协助老年人从轮椅上移动到床上(左半身麻痹)的操作步骤见表 5-4。

表 5-4 协助老年人从轮椅上移动到床上(左半身麻痹)的操作步骤

操作步骤	操作内容	
从轮椅上移动到床上(左半身麻痹)	轮椅推到床边,与床成 30°～45°角,让老年人健侧靠近自己。固定住轮椅的车轮,让老年人双脚着地,并把脚托竖起来	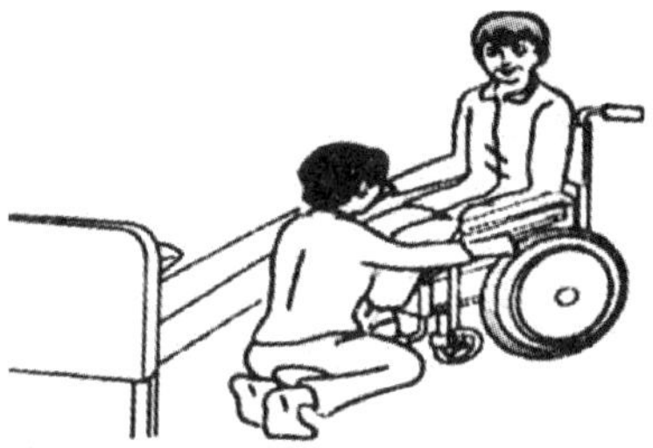
	将老年人的臀部向自己移动,为防止其膝盖弯曲,用自己的膝盖顶住,以做支撑。避免患侧先离开轮椅,发生危险	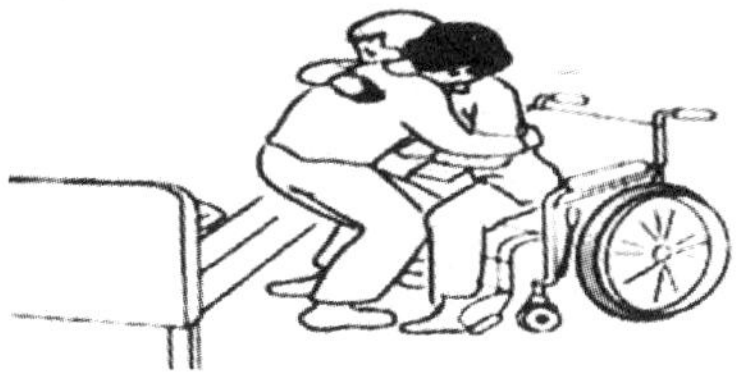
	老年人用健侧手握住轮椅的扶手同时身体前倾。养老护理员抱住其腰部,帮助其站立起来	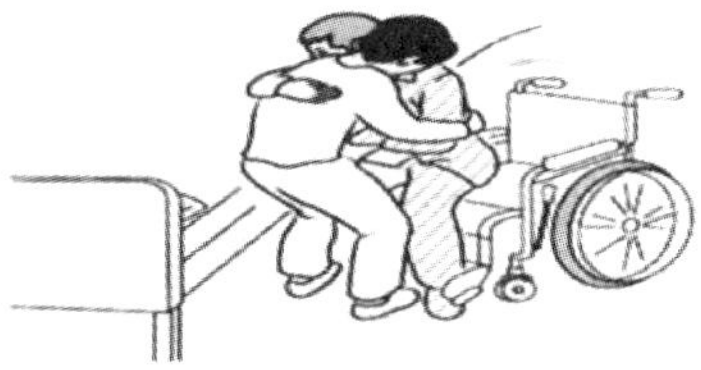
	让老年人将一只手放到床上,以保持平衡	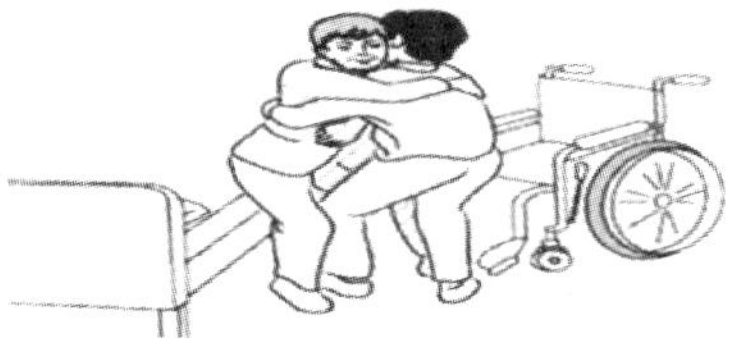
	站稳后,帮助老年人旋转身体,使其膝盖充分弯曲,坐在床上。此时老年人要用自己健康的一只手扶住床沿,保持身体平衡	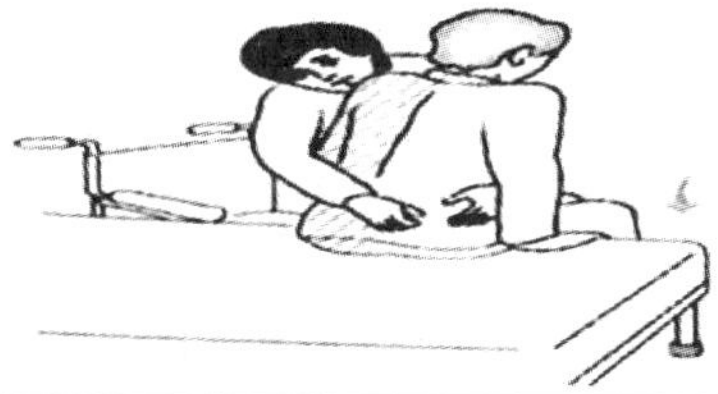

三、协助老年人从轮椅上移动到坐便器上(左半身麻痹)

协助老年人从轮椅上移动到坐便器上(左半身麻痹)的操作步骤见表 5-5。

表 5-5 协助老年人从轮椅上移动到坐便器上(左半身麻痹)的操作步骤

操作步骤	操作内容	
从轮椅上移动到坐便器上(左半身麻痹)	将轮椅推到坐便器旁边,与坐便器成 30°角固定,并让老年人的健侧靠近自己,让其双脚着地,把脚托竖起来	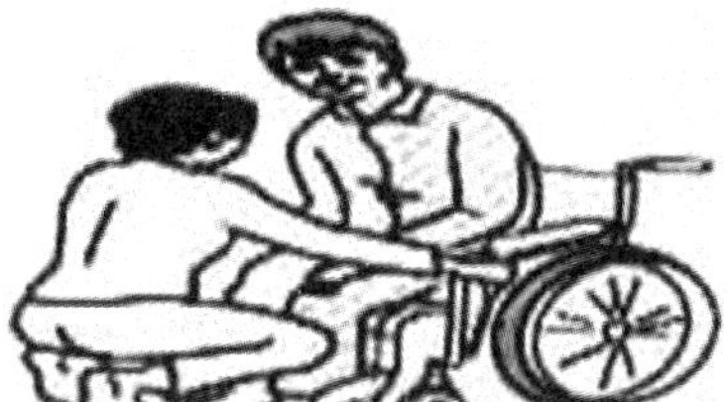

续表

操作步骤	操作内容	
从轮椅上移动到坐便器上（左半身麻痹）	将老年人的腰部移动到自己跟前，为避免其膝盖弯曲，用自己的膝盖顶住以作支撑	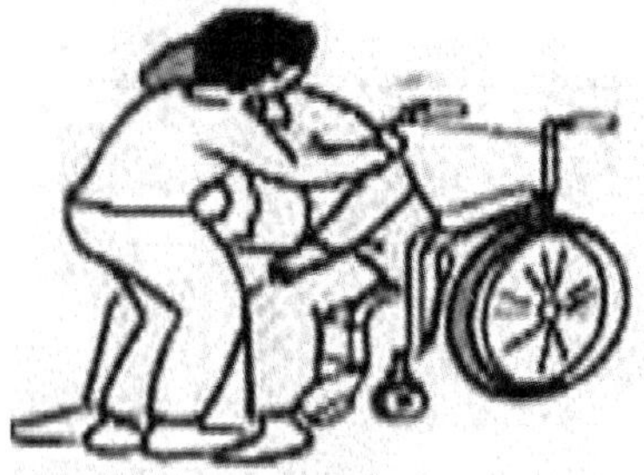
	让老年人用健康的一只手扶住轮椅的扶手，身体前倾。养老护理员身体重心后移，抱起老年人。再让老年人用健康的一只手抓住坐便器的扶手以保持身体平衡	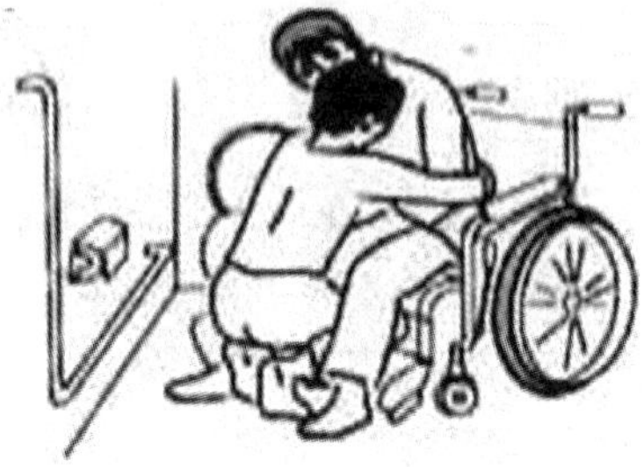
	将老年人健侧手放到养老护理员的肩部，全身用力抱起老年人，然后旋转老年人腰部，让其慢慢坐到坐便器上	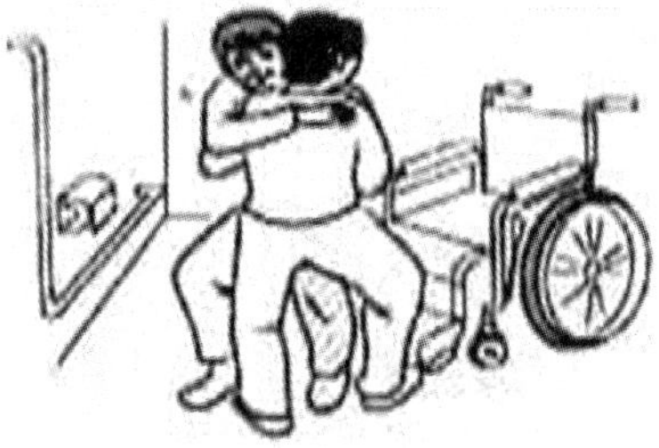

四、协助老年人从轮椅上移动到榻榻米上（左半身麻痹）

协助老年人从轮椅上移动到榻榻米上（左半身麻痹）的操作步骤见表 5-6。

表 5-6　协助老年人从轮椅上移动到榻榻米上（左半身麻痹）的操作步骤

操作步骤	操作内容	
从轮椅上移动到榻榻米上	用车闸固定住车轮，让老年人双脚着地，竖起脚托。一只手从老年人腋下伸到背后握住老年人的腰带，另一只手伸到老年人的膝盖下	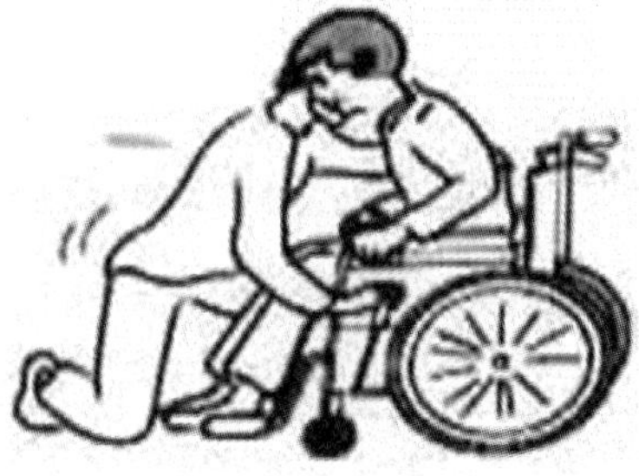
	让老年人用健侧手抓住轮椅的扶手抬起自己的身体，养老护理员配合老年人的这个动作，托起其腰部和腿部，将老年人抱出轮椅。此时，如果先在榻榻米上放一个座垫的话，可以起到缓冲作用，能够让其安全着地	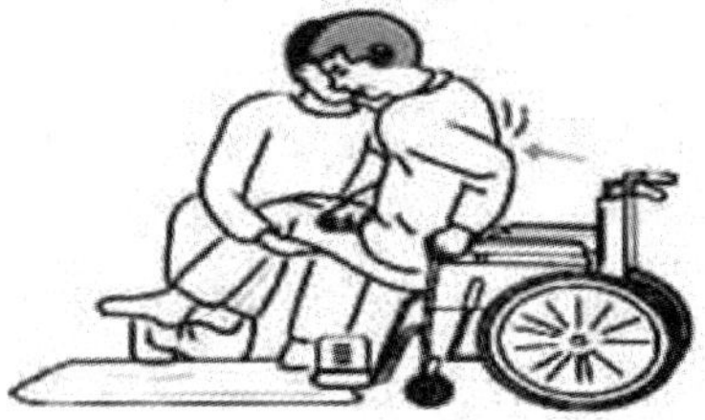

Note

续表

操作步骤	操作内容	
从轮椅上移动到榻榻米上	养老护理员以抱其双腿姿势，从大腿部托起老年人的腰部，慢慢使其腰部和腿部着地	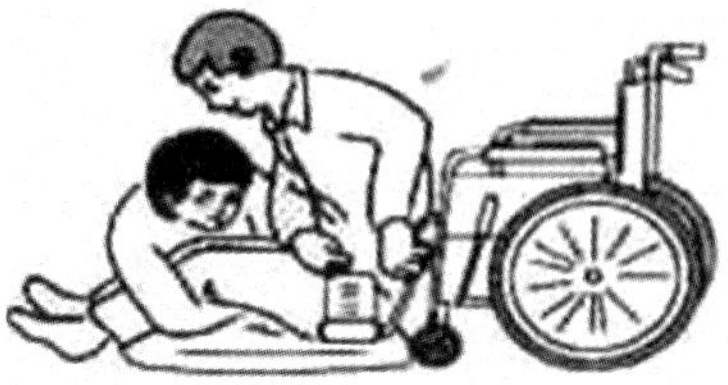
如何预防轮椅移动时的危险	(1) 乘坐轮椅时或者从轮椅移动出来时，一定要用车闸固定住轮椅 (2) 乘坐轮椅时或者从轮椅中移动出来时，一定要把脚托竖起来或拿掉，勿踏在脚托上，轮椅可能被踩翻，发生危险 (3) 坐上轮椅后放下脚托，使其双脚踩在脚托上。容易落下时，用绳子固定	
便于移动的辅助用具	(1) 在全护时，在老年人的腰部系上护理用的安全带是非常方便的。既不会加重老年人的负担，养老护理员也比较轻松，安全有效。也可以用较粗的绳子或带子等代替 (2) 作为安全带活用的办法，在裤子上用布缝上一个安全带也是不错的选择	

1. 注意事项

(1) 老年人坐不稳或轮椅下斜坡时，用束腰带保护。

(2) 下坡时，倒转轮椅，缓慢下行，老年人头及背部应向后靠。

(3) 如有下肢水肿、溃疡或关节疼痛，可将踏板抬起，并垫软枕。

(4) 使用前应先检查轮椅，保证完好无损方可使用；轮椅放置位置合理，移动前应先固定。

(5) 轮椅使用中注意观察病情变化，确保安全。

(6) 保证老年人安全、舒适，注意保暖，骨折老年人应固定好骨折部位再搬运。

(7) 遵循节力原则，速度适宜。

(8) 搬运过程中，妥善安置各种管路，避免牵拉。

2. 健康教育

(1) 告知老年人使用轮椅时的安全要点以及配合方法。

(2) 告知老年人感觉不适时，及时通知照护者。

（董莲诗　王智申）

五、协助老年人和鼓励老年人自己站起来

协助老年人和鼓励老年人自己站起来的操作步骤见表 5-7。

表 5-7　协助老年人和鼓励老年人自己站起来的操作步骤

操作步骤	操作内容	
1. 协助老年人由榻榻米上站起来	帮助老年人坐起时，养老护理员跪在其背后，让老年人弯曲健康侧膝盖	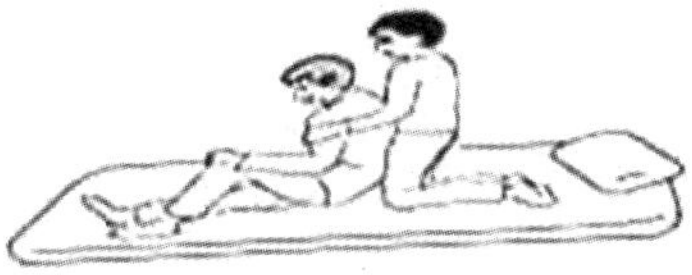

续表

操作步骤	操作内容	
1.协助老年人由榻榻米上站起来	让老年人用健侧手抓住自己患侧上臂，养老护理员从其腋下伸入，抓住老年人的手腕	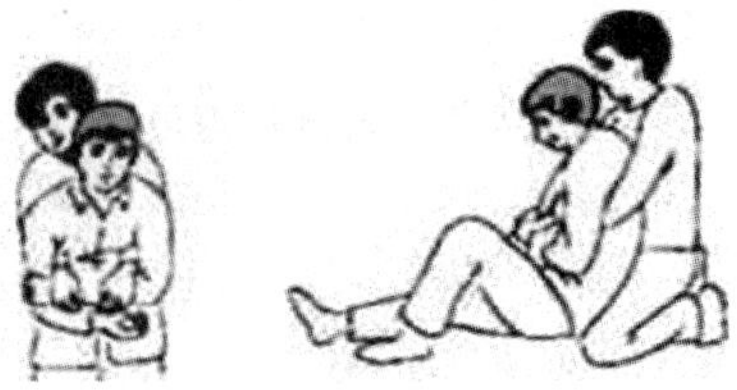
	使老年人的身体前倾，抱住老年人，并督促老年人全身使劲，帮助他站立起来	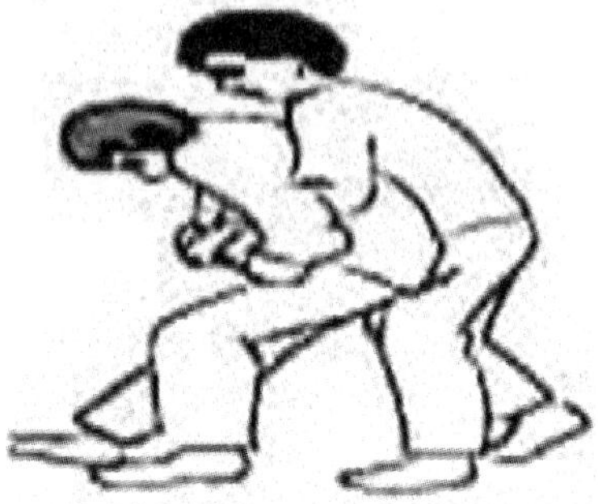
2.鼓励老年人自己站起来	把手杖稍微支得远一点，使老年人身体自然前倾，起身站立时会变得轻松一些。四肢无力，或无法保持平衡时，养老护理员应站在旁边，在其快要倒下时，伸手搀扶	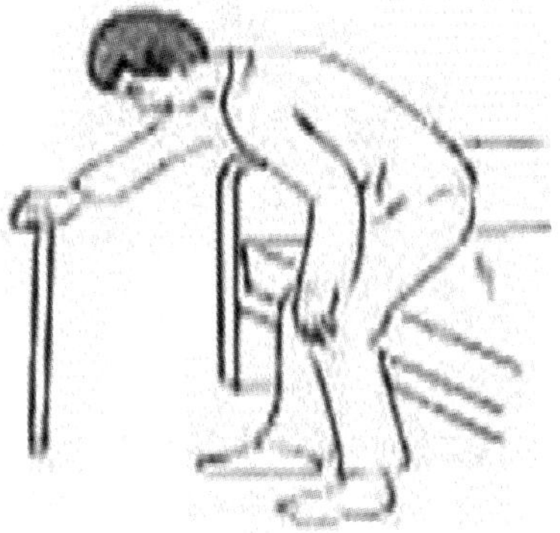
	站在老年人的前面伸出手让其抓住自己的双手站起来	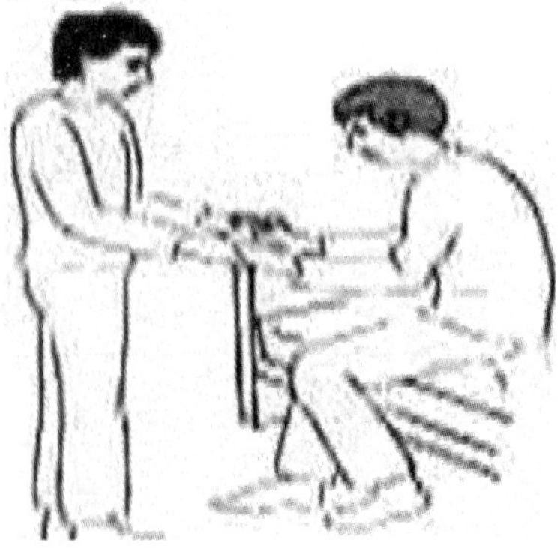

六、老年人从轮椅上移动到车上

老年人从轮椅上移动到车上的操作步骤见表5-8。

表 5-8　从轮椅上移动到车上的操作步骤

操作步骤	操作内容	
从轮椅上移动到车上	将轮椅靠近汽车，并与汽车保持 30°角。固定住轮椅，让老年人双脚着地，竖起脚托	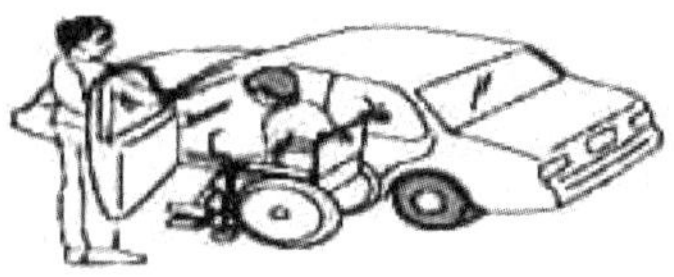
	将老年人的腰部移动到自己跟前，养老护理员将头钻过老年人靠近车门一侧的腋下，让其趴在自己肩上，带动其上半身移动	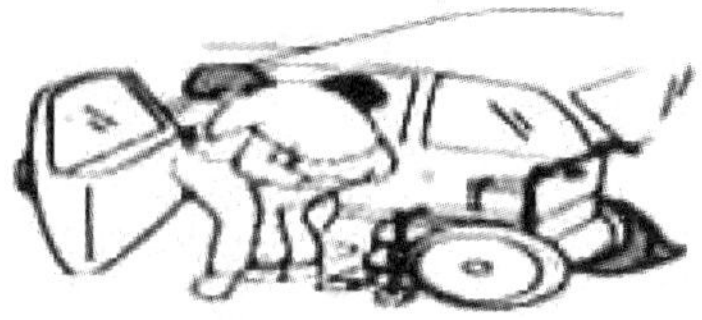
	养老护理员用自己的膝盖顶住老年人膝盖，使其身体前倾，以腰部为支点抱起老年人，此时应让老年人用健侧手抓住麻痹的一只手，抱紧身体	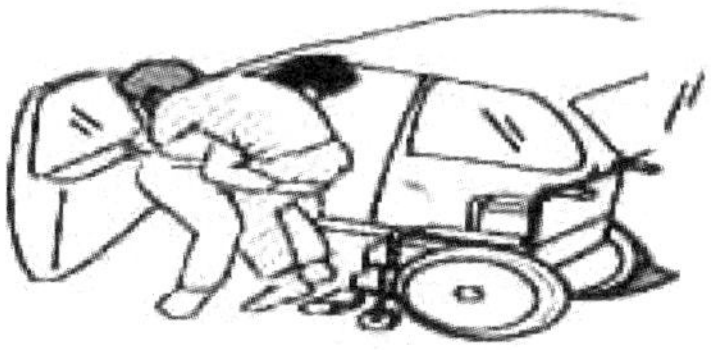
	转过老年人的腰部，移动到车座位上，慢慢地帮助其坐下。此时老年人应将头靠在养老护理员的后背上，用健侧手抓住麻痹的手，抱紧身体	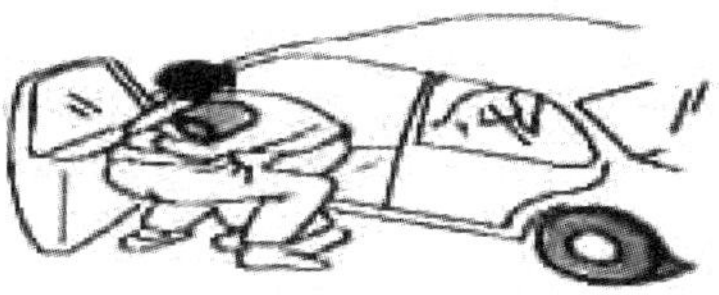
	将老年人的上半身靠在椅背上，再将其双脚放入车内	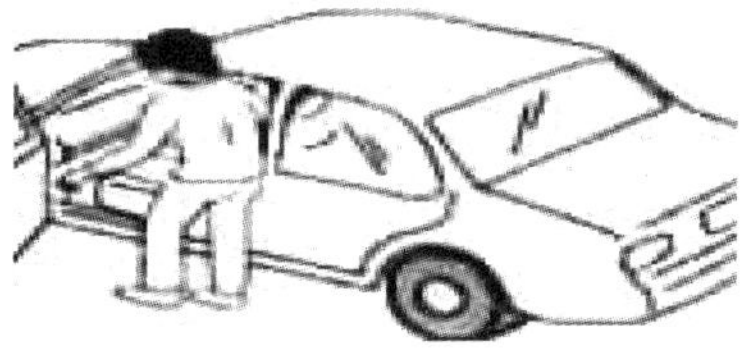

七、老年人自己移动(左半身麻痹)

老年人自己移动(左半身麻痹)的操作步骤见表 5-9。

表 5-9　老年人自己移动(左半身麻痹)的操作步骤

操作步骤	操作内容	
从床上移动到轮椅上（左半身麻痹）	动作的顺序基本和全护时一样，提出建议以便老年人顺利地移动到搬运车上，自己移动不了时养老护理员需要帮助其移动	
	把轮椅推到床边，放于老年人健侧旁，并与床成 20°角。固定住轮椅，竖起脚托，让老年人坐到床边	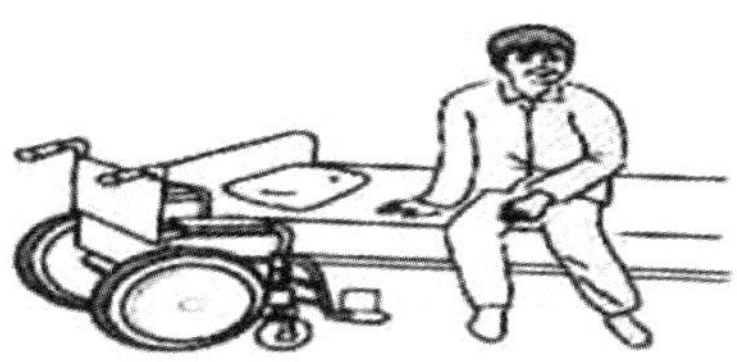

续表

操作步骤	操作内容	
从床上移动到轮椅上（左半身麻痹）	让老年人用健侧手按住床沿站起来	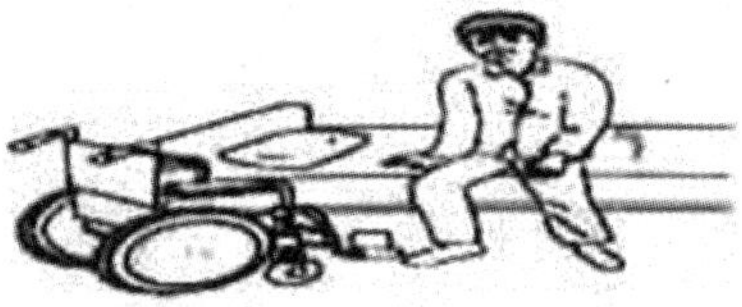
	让老年人用健侧手抓住轮椅外侧的扶手，健侧脚迈出一步，以脚为轴心转动腰部移动至轮椅前	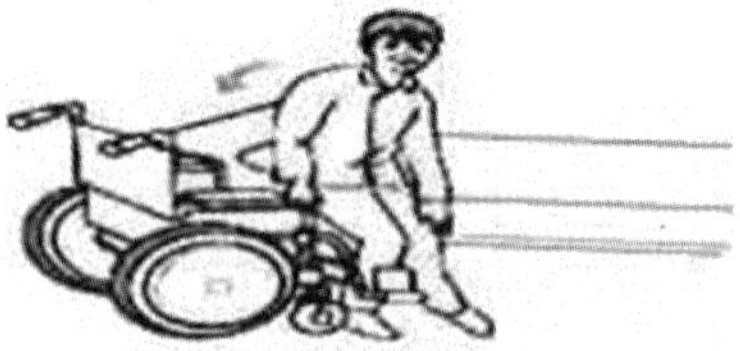
从轮椅上移动到床上（左半身麻痹）	在轮椅上坐好，将轮椅靠近床沿，使老年人的健侧与床成20°角，将轮椅固定，竖起脚托	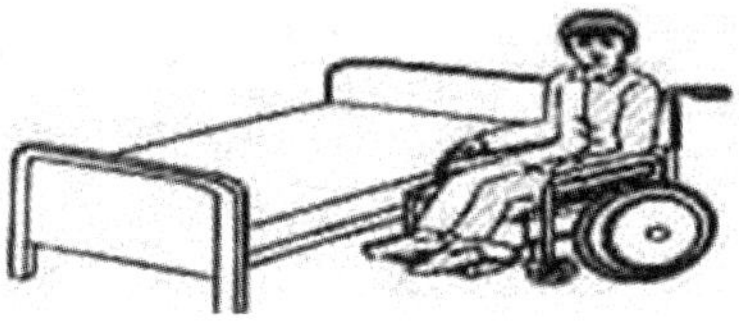
	让老年人用健侧手抓住轮椅的扶手，用健侧脚用力站起来	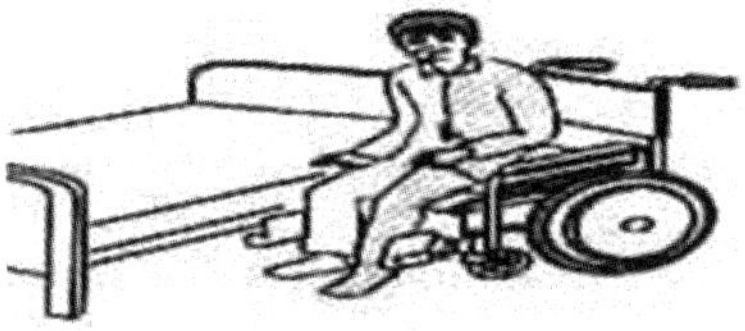
	用健侧手扶住床沿，健肢向前迈出一步，以此为轴心旋转身体把腰部移动到床上	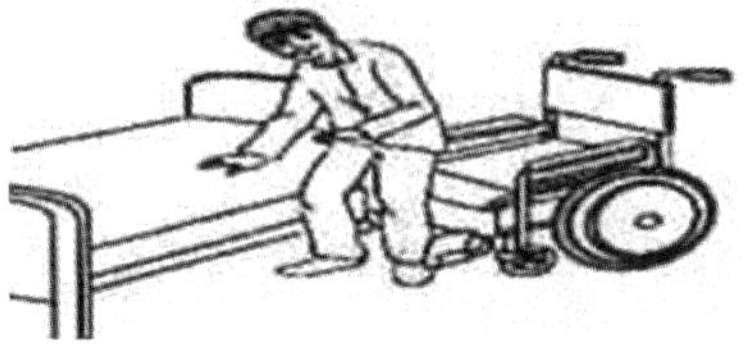
	坐在床上	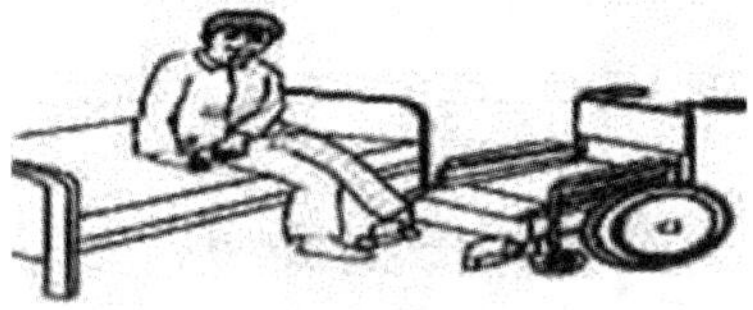
从床上移动到便携式坐便器上（左半身麻痹）	移动到带扶手的便携式坐便器上的动作与移动到轮椅上的过程一样	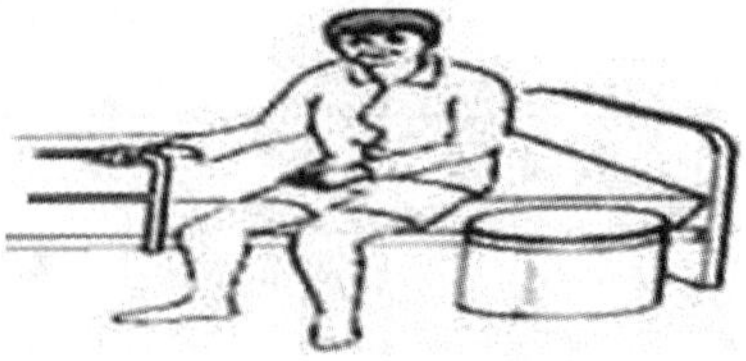
	使用不带扶手的便携式坐便器时，因为老年人需要靠健侧手抓住床护栏站立起来，所以便携式坐便器应放在患侧	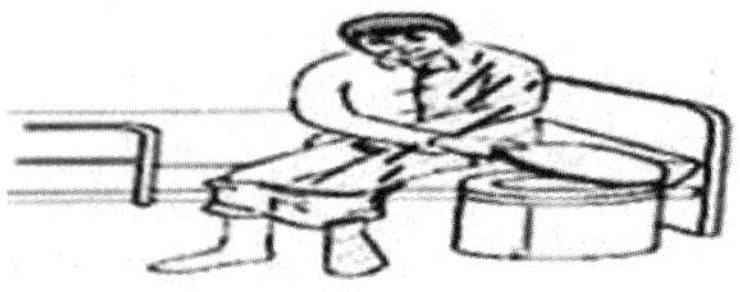

Note

续表

操作步骤	操作内容	
从床上移动到便携式坐便器上(左半身麻痹)	用健侧手抓住床护栏,站起	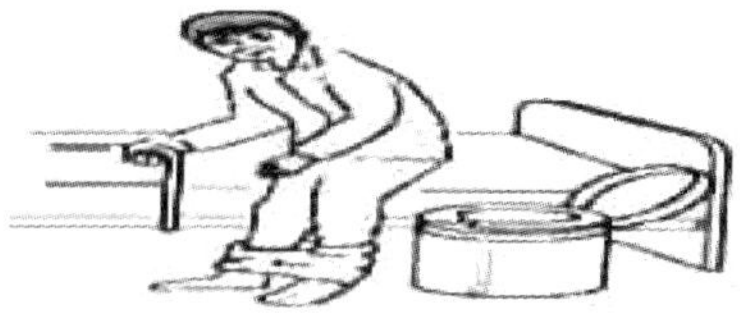
	转动身体将腰部移动到便携式坐便器上,坐下	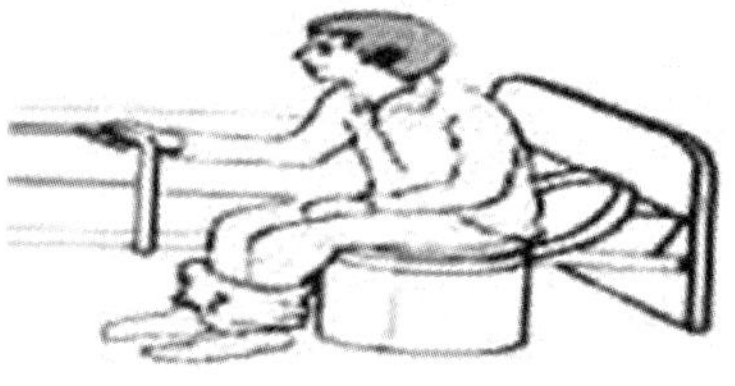
从轮椅上移动到坐便器上(左半身麻痹)	将轮椅靠近坐便器,使其固定,立起脚托。用健侧手抓住轮椅的扶手站起来	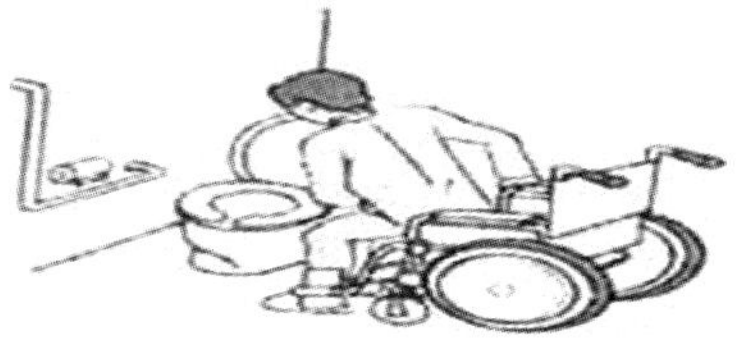
	用健侧手抓住扶手站起来,以健侧腿为轴心转动身体将腰部移动到坐便器上,坐下	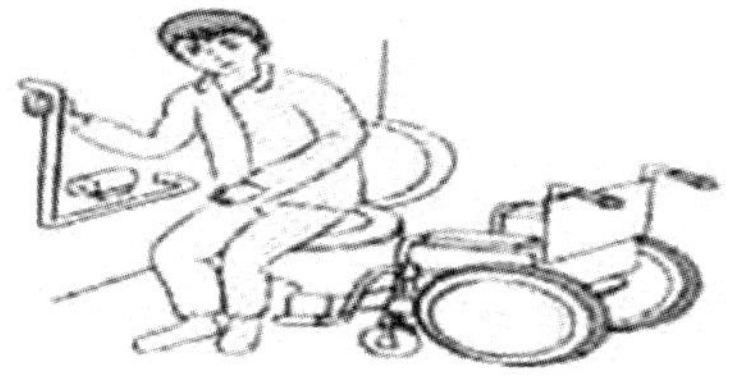
易于移动的小窍门	将床调整到可以双脚着地(座位)的高度。半身麻痹时,让患侧靠墙,从健侧下床。 身体健侧的床边加上护理栏杆或扶手,老年人起床或移动时可以用作支撑,同时能够帮助老年人保持其身体的平衡	
	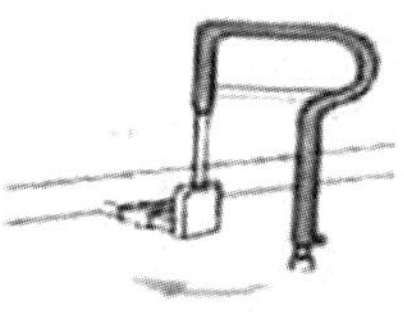 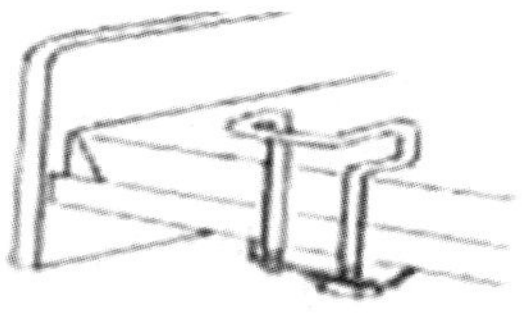 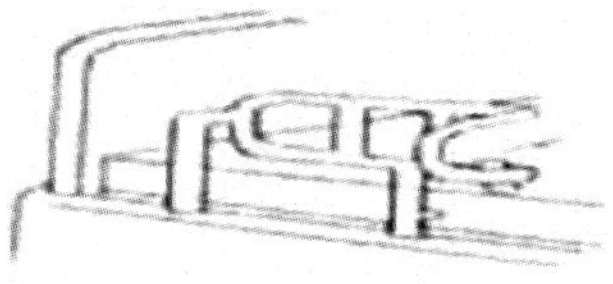	
	坐便器及浴缸,根据状况可以设置扶手,以便于老年人的移动	
	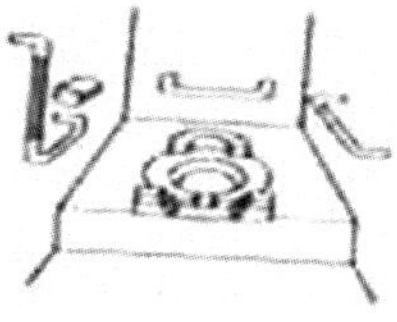 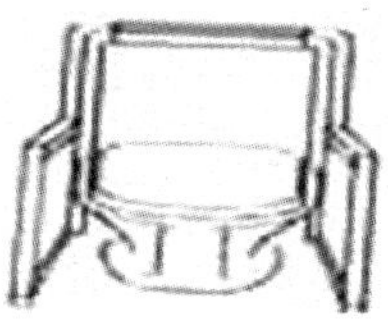 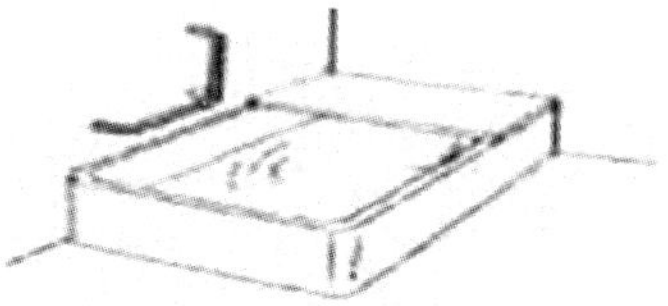	

任务四　老年人体位移动(入浴和出浴)

老年人入浴的操作步骤见表 5-10。

表 5-10　老年人入浴的操作步骤

操作步骤	操作内容	
入浴	应注意不要让老年人直接站起来就跨进或跨出浴缸，一定要坐下进行	
	使用和浴缸等高的椅子时，将椅子固定在与浴缸同等的高度，健侧靠近浴缸沿坐下	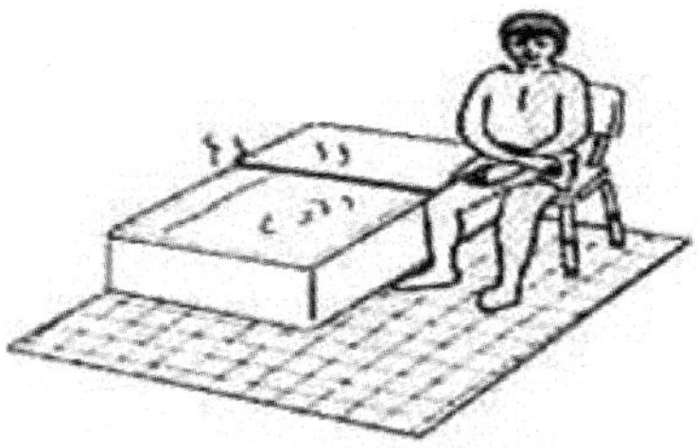
	使用浴缸盖时，把浴缸盖固定在浴缸上，健侧靠近浴缸沿斜坐在浴缸盖上	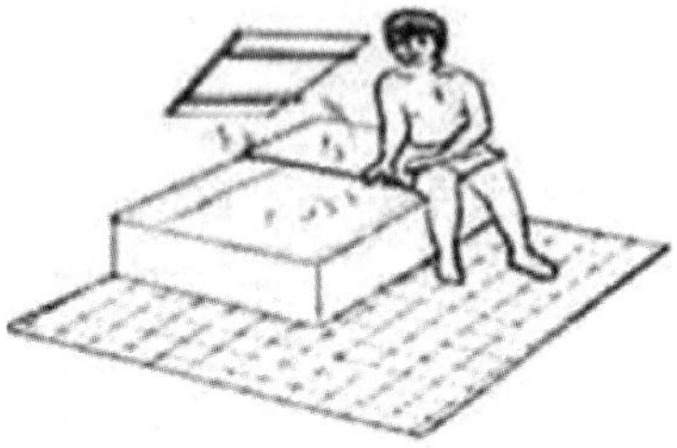
	健侧腿先迈进浴缸	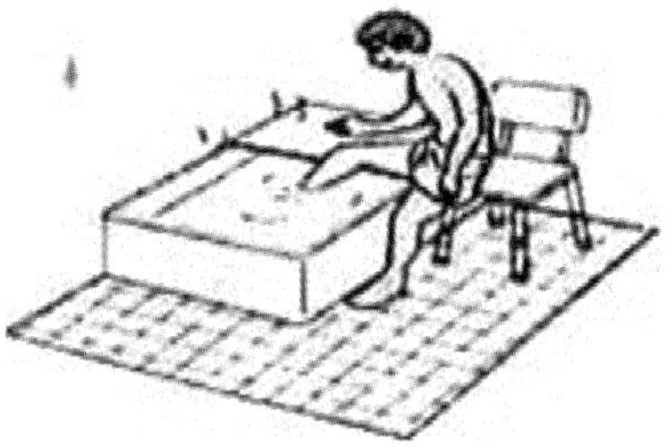
	然后用健侧手把患侧腿扶进浴缸	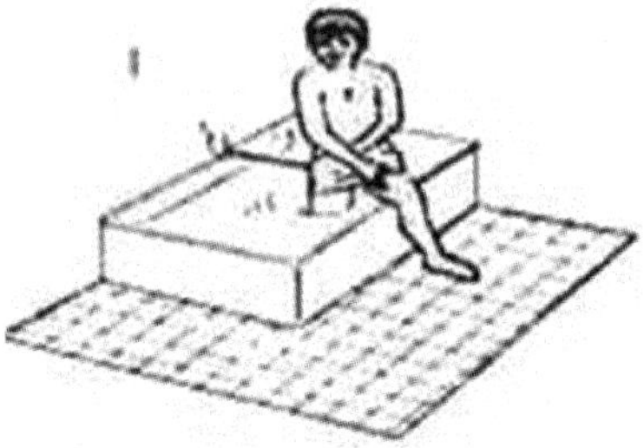
	用健侧手扶住浴缸沿蹲下	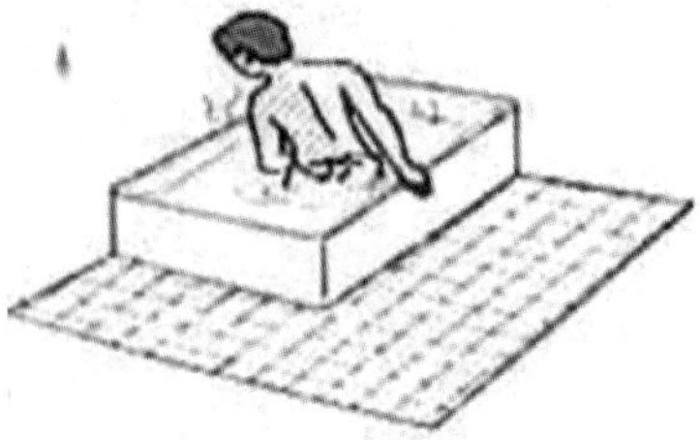
	扶住浴缸沿坐下把身体浸入热水中	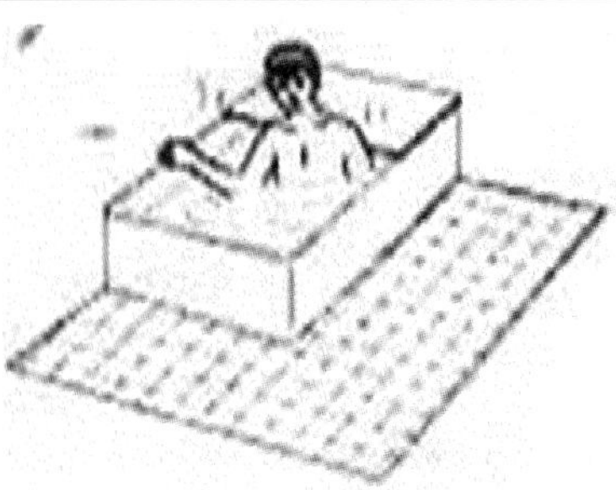

健侧腿先行还是患侧腿先行?

如表5-10中图片所表示的,我们列举的是一个自己入浴时,健侧腿先迈进浴缸的例子。

急性脑中风患者(病情比较稳定)多对浴缸内热水的浮力有一定的恐惧感,所以考虑到这一点,护理时采取了先让其健侧腿迈进浴缸的方法。另外,患侧腿因为对温度的感知能力还没有恢复,所以先让健侧腿进入浴缸,感觉一下水温,这样可以防止相反方式进入时可能产生的惊乍。

护理入浴时,很多学习了此方法的养老护理员,在老年人可以自己入浴以后也仍旧采取此种方法。

为防止在浴缸外摔倒,也可以采用把健侧腿留在外面,先把患侧腿迈进浴缸,出浴时,健侧腿先迈出浴缸,确保浴缸外安全后再把患侧腿搬出浴缸的方法。在自己家里,不管是护理入浴还是自己入浴,首先要考虑的是防止在浴缸外摔倒,所以多采用的也是"患侧腿先进入、健侧腿先迈出"的方法。

如果浴室比较小,不方便护理,或者浴室不具备一个人入浴所需要的扶手等其他用具时,与上图说的相反,我们可以清楚地知道应该采用以上所介绍的哪种方法。

因此,到底是从健侧腿开始,还是从患侧腿开始,各有利弊。必须具体问题具体分析,扬长避短,不能简单地说哪种方法好或哪种方法不好。应优先考虑老年人的生活习惯,及如何让老年人感到安心。当然,这个原则不只适用于入浴时的护理。

不管是护理入浴,还是自己入浴,患半身麻痹的老年人入浴时,都必须注意的就是出入浴缸时(移动),尽量减少由浴缸边沿产生的高度差,确保身体浸入热水(从水里出来)前,四肢的安稳。

(董莲诗　王　丹)

任务五　协助老年人移动至平车

学习目标

能力目标

能完成活动障碍老年人平车转移,在转移过程中,保证安全、未出现安全风险。

知识目标

掌握平车转移的方法,并能熟练操作。

素质目标

照护人员在照护过程中,技术熟练、态度和蔼、动作轻柔。

情境导入5-5

今天的工作任务是协助2楼8号的王爷爷,王爷爷是一个颅脑手术后的患者,今天王爷爷需要更换床位,请协助其移动至平车。

【任务实施】

步骤一　请阅读资料,对王爷爷进行行动能力评估。

步骤二　根据王爷爷的生活需要,对王爷爷进行平车转移,请大家找到评估内容及照护要点。

【任务内容分析】

一、评估内容及照护要点

协助老年人移动至平车的操作见前文表5-1。

Note

二、注意事项

(1) 老年人头部应置于平车的大轮端。

(2) 推车时小轮在前，车速适宜，拉起护栏，照护者站于老年人头侧，上下坡时应使老年人头部在高处一端。

(3) 运送过程中保证输液和引流通畅，特殊引流管可先行夹闭，防止牵拉脱出。

(4) 使用前应先检查平车，保证完好无损后方可使用；平车放置位置合理，移动前应先固定。

(5) 平车使用中注意观察病情变化，确保安全。

(6) 保证老年人安全、舒适，注意保暖，骨折老年人应固定好骨折部位再搬运。

(7) 遵循节力原则，速度适宜。

(8) 搬运过程中，妥善安置各种管路，避免牵拉。

(9) 颅脑损伤的老年人，采取平车搬运，取平卧位，头偏向一侧或侧卧位，保持呼吸道通畅。颈椎损伤的老年人，用沙袋、软枕等固定头部左右，一人托住头部再进行转运。

三、健康教育

(1) 告知老年人使用平车时的安全要点以及配合方法。

(2) 告知老年人感觉不适时，及时通知照护者。

【操作任务实施】

协助王爷爷移动至平车的操作步骤见表 5-11。

表 5-11 王爷爷移动至平车的操作步骤

协助王爷爷移动至平车	
使用前，检查平车性能，清洁平车。将平车推至与床平行，并紧靠床边，固定平车，拉起外侧护栏，协助王爷爷移动到平车上，两人分别站在床头和床尾，并分别托住王爷爷的头肩部和两腿，另外两人分别站于平车及病床的两侧，一人喊口令，4 人同时合力将王爷爷抬起，放于平车，注意安全和保暖	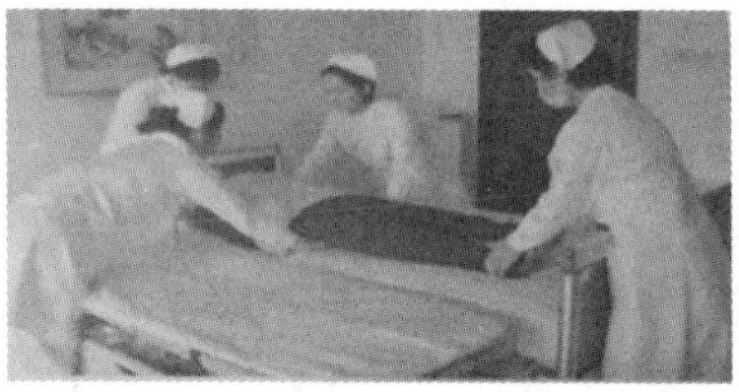
王爷爷移动到平车上后，拉起另一侧护栏	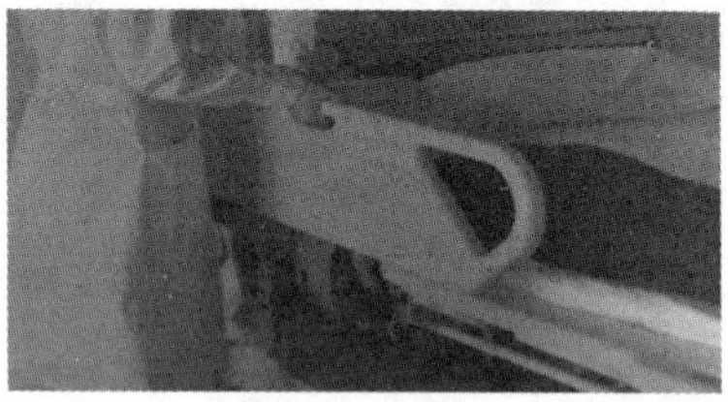

步骤三 独立完成自我检测任务单。

（董莲诗 肖靖琼）

协助老年人移动至平车自我检测单四

单元标题	协助老年人移动至平车			任课教师	
班级		学号		姓名	
学习情境	今天的工作任务是协助 2 楼 8 号的王爷爷，王爷爷是一个颅脑手术后的患者，今天王爷爷需要更换床位，请协助其移动至平车			学习时间	

续表

单元标题	协助老年人移动至平车	任课教师	
学习情境分析			
老年人四肢活动程度评估与照护要点			
老年人特殊情况评估与照护要点			
实施移动照护技术的相关因素与照护要点			
平车转运的注意事项			
本次课主要收获			

（董莲诗）

任务六　老年人步行照护

情境导入 5-6

李爷爷，76 岁，自理老年人，平时可独自乘电梯到养老院楼下小花园散步和打太极。近日总感觉头晕，到医院诊断为脑供血不足，医生建议老年人今后下楼活动使用拐杖或助行器并有人陪伴，防止摔跤等意外发生。带教老师嘱咐实习生小王在李爷爷使用拐杖或助行器时给予帮助，指导并做好辅具安全检查工作。

【任务内容分析】

步行（移动）在人的生活中，对满足人吃饭、排便、清洁、穿衣等基本要求，达到自立，起着不可或缺的作用。另外，如果可以外出散步，使人的活动范围更加扩大，还可以起到调节心情的作用。

1. 确认要点

（1）事前确认

①把握老年人的身体状况（确认其运动障碍的部位及其状态），活动不便是因为年老，还是因为如脑血管病等疾病而引起的，其处于恢复的第几阶段，康复的目标是什么等。

②确认老年人所使用的辅助用具，了解该辅助用具的功能等。

③检查老年人所使用的辅助用具等的安全性，特别是手杖及步行器前端的橡皮垫如果磨损厉害容易打滑，应该及早更新。

（2）实施时确认

①了解老年人的行走类型，提供合适的建议，以及给予合适的护理。

②经常整理妨碍老年人步行的物品，如电线、地毯及书本等，任何小东西都有可能使其绊倒。

③为老年人换上便于步行的服装。

④通过对老年人表情的观察，询问等方式掌握其健康状况，如果看上去有倦容，要让老年人注意休息。

（3）事后确认

①观察老年人的健康状况，必要时让其卧床休息。如果出汗，要帮助其更换衣服。

②根据老年人的步行方式及辅助用具的种类，对室内布置提出必要的建议（图 5-1）。

③如有更方便移动的方法，或者有助于老年人自理的辅助用具，应建议老年人有效利用。

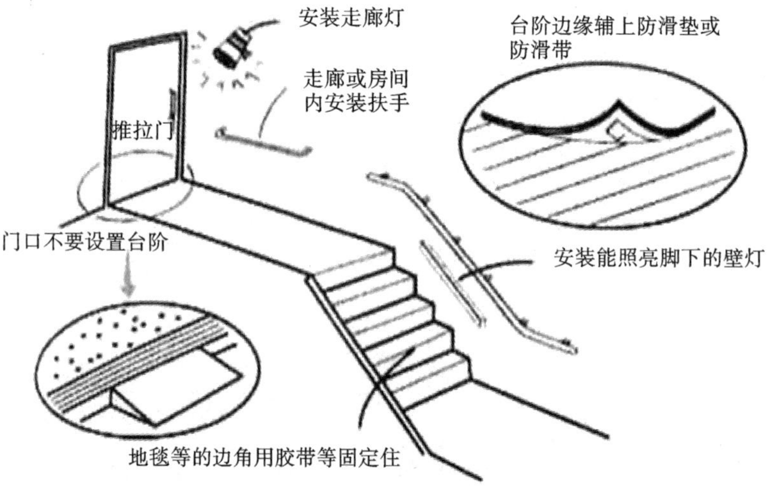

图 5-1　运动障碍老年人的房间设置

2. 护理要点和注意事项

（1）老年人自己可以步行时，尽量让其自己步行，只在必要时伸手相助即可。尽量创造让老年人自己步行的机会。

（2）鼓励老年人自己步行。

（3）适当地鼓励老年人，不要让他们感到恐惧或不安。与他们保持适当的距离，以便当他们身体不稳时，能立即伸手相助。

【操作任务实施】

一、借助平衡杠步行

借助平衡杠步行的操作步骤见表 5-12。借助平衡杠步行是在因受伤或生病而不能步行时，常采用的一种机能康复训练方法。通常在医院、康复中心等室内场所进行，如果单靠提起腰部，用双手支撑身体重心的方式，怎么练都不会有效果，这个方法的要点在于本人要切实感受到脚踩在地面上的感觉（图 5-2）。

Note

表 5-12　借助平衡杠步行的操作步骤

操作步骤	操作内容	
先迈出患侧腿时	站立不动	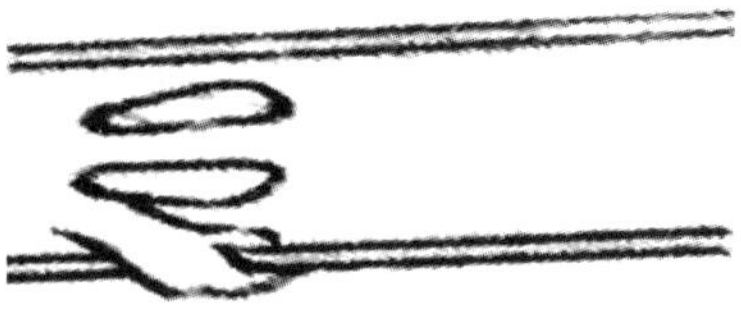
	伸出健侧手，向前抓住平衡杠	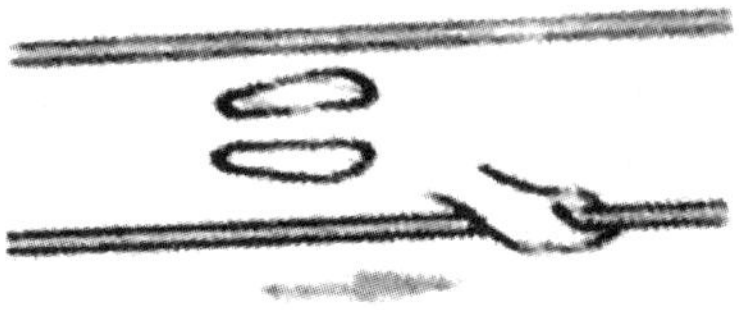
先迈出患侧腿时	迈出患侧腿	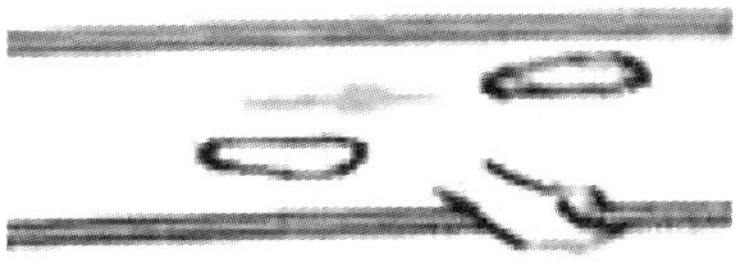
	迈出健侧腿	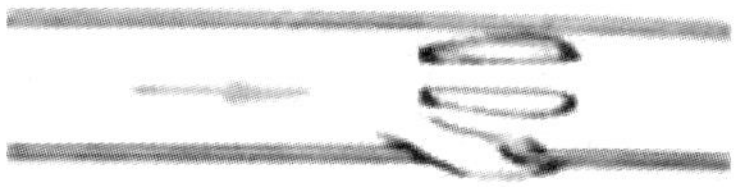
先迈出健侧腿时	站立不动	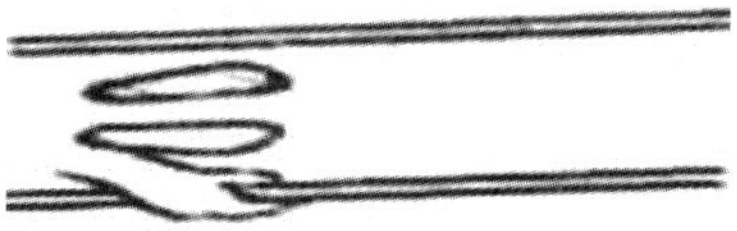
	伸出健侧手，向前抓住平衡杠	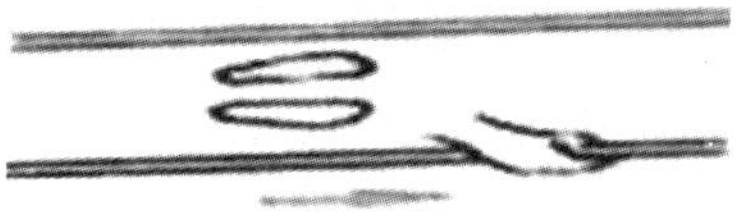
	迈出健侧腿	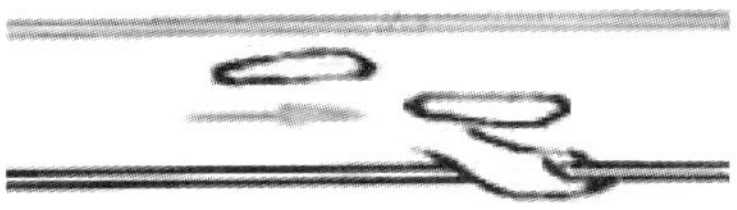
	迈出患侧腿	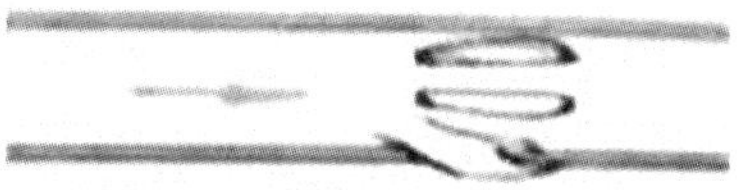

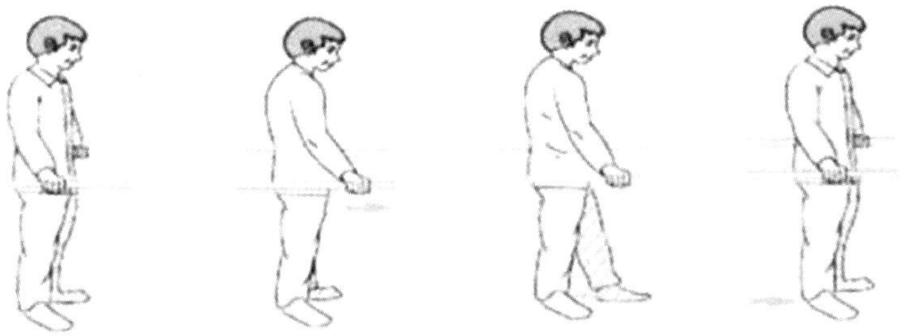

图 5-2　借助平衡杠步行

二、借助助步器、助步车步行

借助助步器、助步车步行用于步行时身体难以保持平衡的老年人，主要适用于室内活动。当然室外也可以使用，但由于使用的辅助用具较小，稳定性差，所以地面不平时需要特别注意(表5-13)。

表5-13　助步器、助步车种类

类　型	示　意　图
双轮助步车：车轮可以360°旋转，狭窄的空间也可以使用	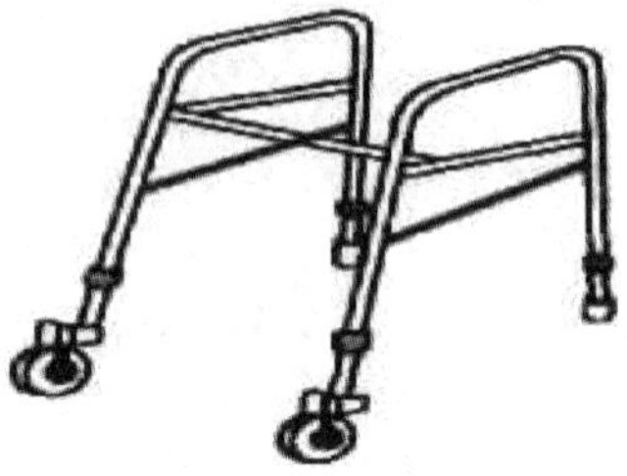
步行车：相互交替移动前行	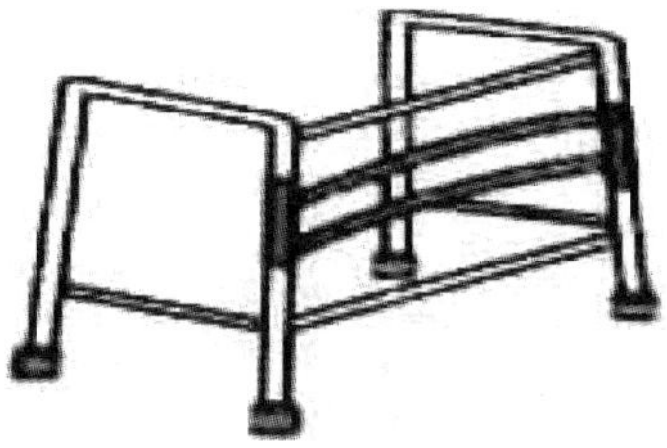
标准助步车：轻便，稳定性好，高低可以调节	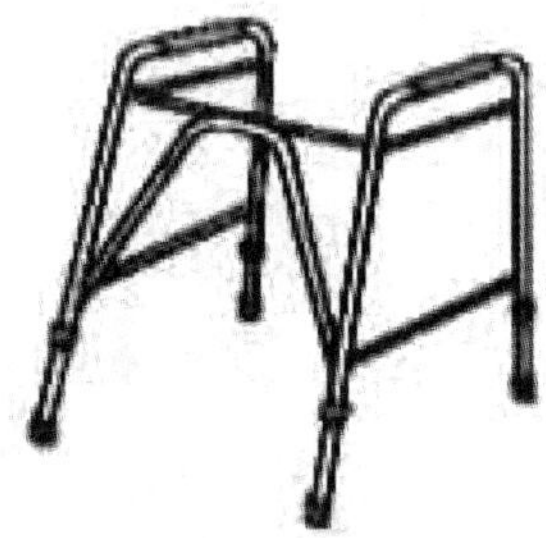
室外四轮助步车：带有车闸的室外用助步器，而且可以调节把手的高度	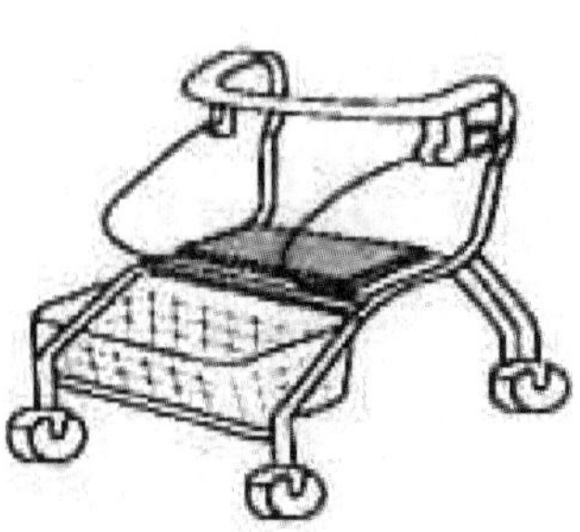

续表

类　型	示 意 图
四轮助步车：地面接触面积比较大，稳定性好，扶手部分可以调节高度	 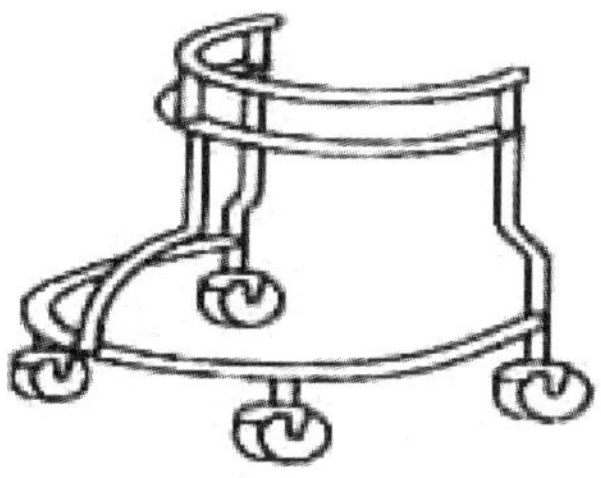

三、借助手杖步行

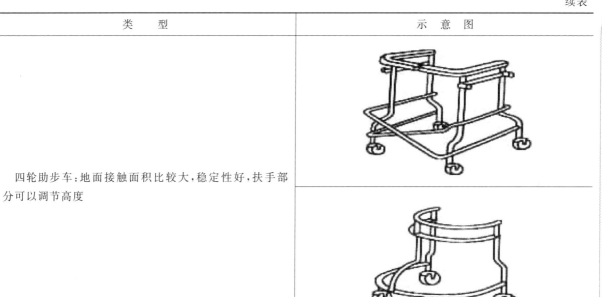

借助手杖步行是步行时身体难以保持平衡的情况下使用的一种移动方法。老年人在医师、康复理疗师的建议下选择手杖，并接受他们关于借助手杖步行方法的指导(表 5-14)。

此方法在室内及室外都可以进行，但地面不平整时需要特别注意。另外，长距离移动时，需要考虑借助轮椅移动。

最重要的注意事项是养老护理员应站在老年人患侧护理。因其患侧腿长时间不用(腿不着地状态)所以不易保持平衡。

表 5-14　借助手杖步行方法

操作步骤	操作内容	
借助手杖步行的方式	常用的方法是以前行式→伴随式→后跟式逐步取得康复效果 ①前行式：患侧腿和健侧腿交替步行 ②伴随式：患侧腿跟在健侧腿旁边，呈一条线。 ③后跟式：健侧腿始终跟在患侧腿的后面	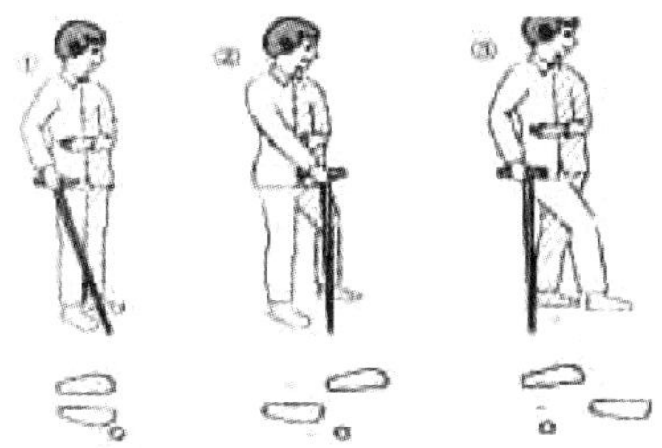
手杖的种类	①T 字形手杖 ②前臂杖 ③四角杖	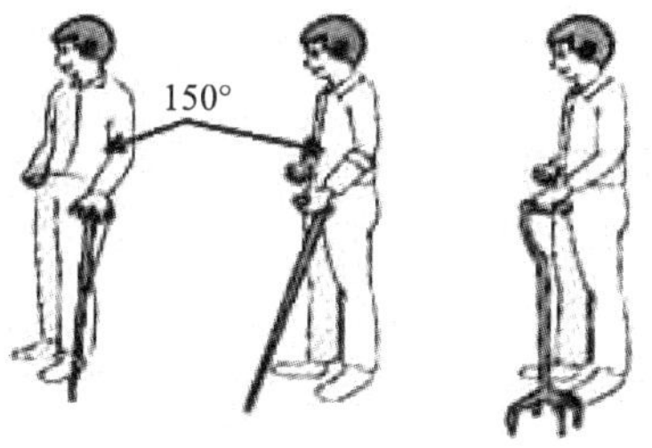

续表

操作步骤	操作内容	
手杖的种类	④腋杖:固定式和可调式 下肢截瘫或脊椎损伤者应选用④,腋杖的腋下杆位于腋下 4～5 cm 比较合适	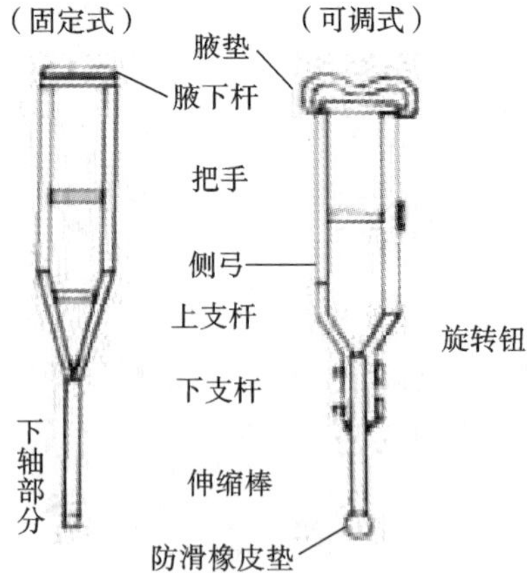
上台阶	手杖放在扶手上,一起抓住,向上移动	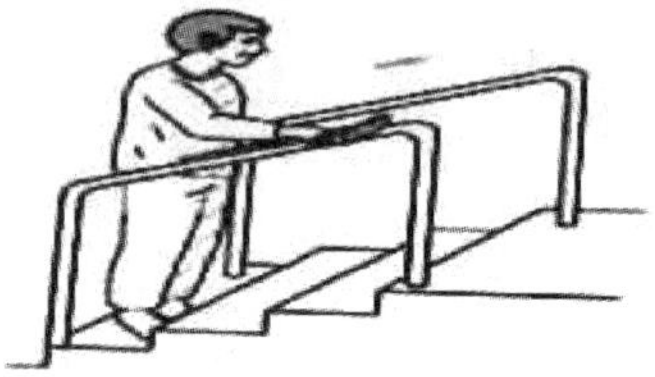
	抬起健侧腿	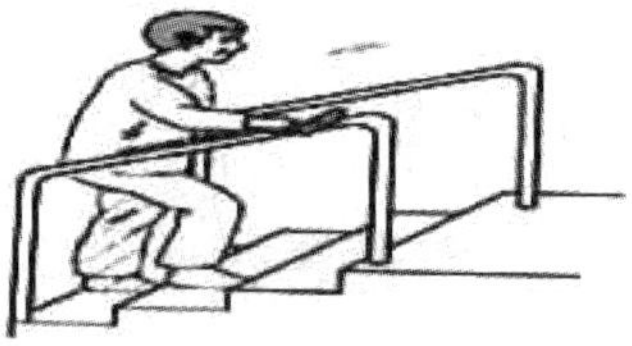
	带动患侧腿	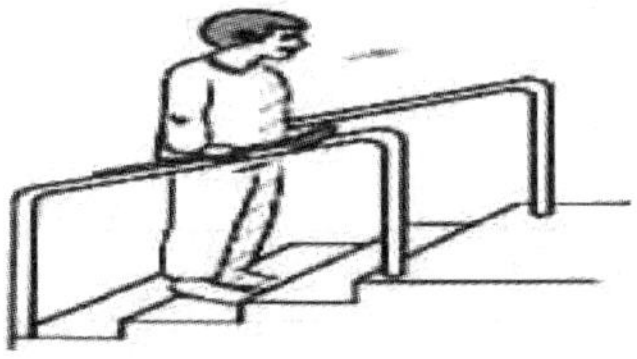
倒退着下台阶	手杖放在扶手上,一起抓住	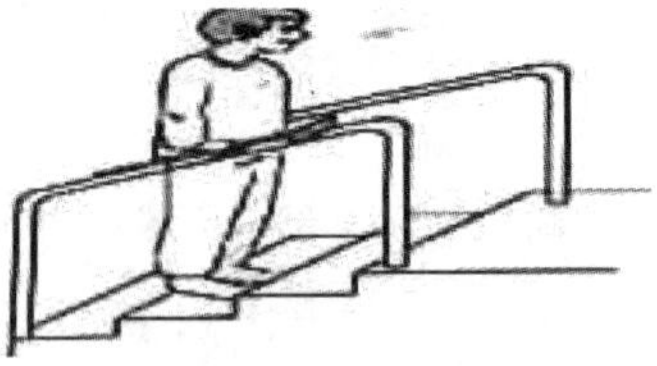
	后退,先下患侧腿	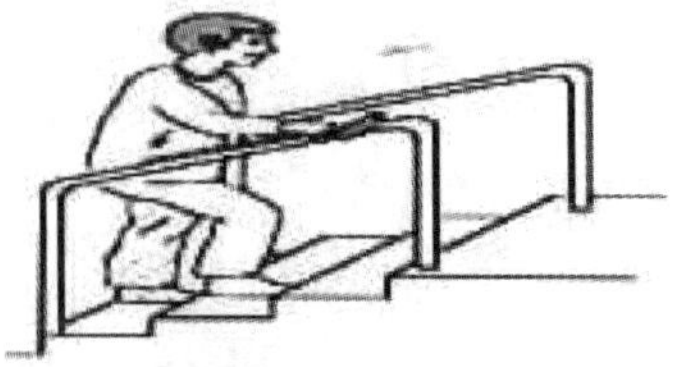
	健侧腿后退站稳后,手后退	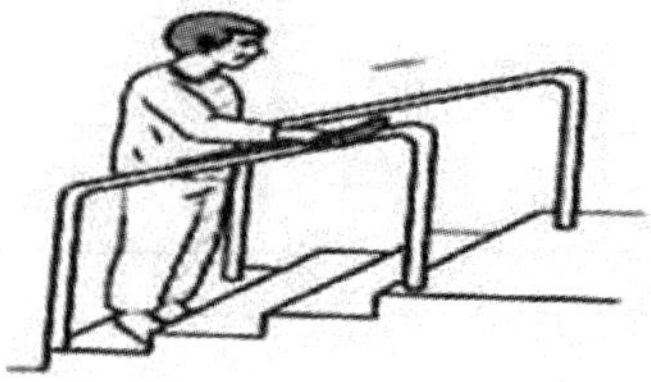

续表

操作步骤	操作内容	
面向前方下台阶	手杖放在扶手上，向前伸，并抓住扶手	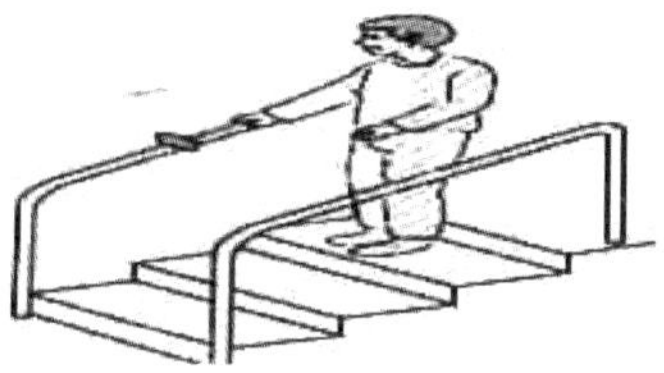
	向前，先迈出患侧腿	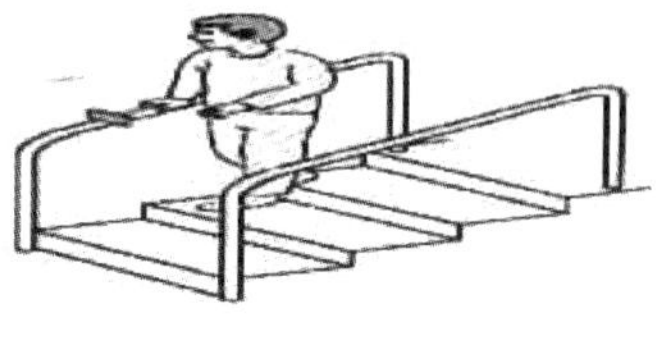
	健侧腿下移	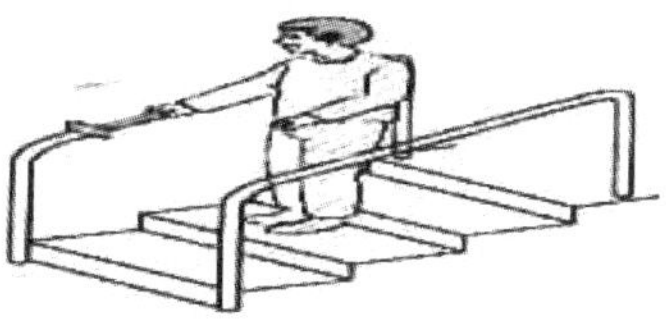

（董莲诗　王智申）

任务七　视觉障碍老年人步行照护

学习目标

能力目标

1. 能够为视觉障碍老年人设计外出步行路线和方案。
2. 能够协助视觉障碍老年人步行到户外参加活动。

知识目标

掌握：视觉障碍老年人步行照护的护理要点和注意事项。

素质目标

1. 能够吃苦耐劳，面带微笑为老年人服务。
2. 在为老年人进行照护的过程中，让老年人感受到爱心、耐心、细心、责任心。

情境导入 5-7

李奶奶是我们服务社区的一个视觉障碍的老年人，今年70岁，老年人身体老化，无明显疾病，无肢体功能障碍，今天李奶奶家人外出，将其托付给你进行照护，现在李奶奶提出要下楼到

Note

小区公园走走，请协助李奶奶到小区公园。

【任务实施】

步骤一　分析老年人的情况，根据自己的经验，谈一下你自己外出常需要做哪些准备、有什么经验，与大家进行分享。

步骤二　你认为老年人到室外去需要进行哪些身体状况的评估，需要准备什么物品。

步骤三　阅读资料，找出陪同视觉障碍老年人步行的方法，并设计方案。

【任务内容分析】

对视觉障碍老年人来说，步行是影响他们身心健康的重要一点。步行的辅助方法有护理和诱导（引导护理）、导盲护理、导盲犬、电子器械的使用、自己移动等五种。但最安全、切实可靠的是在养老护理员的引导下步行。

1. 确认要点

（1）事前确认

①确认视觉障碍老年人的身体状况。

②外出时，应事先掌握目的地信息及交通方式。

（2）实施时确认

①选择外出所穿的衣物时，要把安全因素放在第一位考虑。

②充分与视觉障碍老年人进行沟通，理解他们的要求。

③室外步行时，引导养老护理员要站在视觉障碍老年人手持导盲手杖的另一侧，以便确认路面状况，或者提醒周围的人注意。

（3）事后确认

①确认诱导的速度是否太快。

②确认导盲手杖等解说是否易懂。

③确认是否按照视觉障碍老年人的要求引导他们。

2. 护理要点和注意事项

（1）引导养老护理员的首要职责是安全、切实地将老年人护送到目的地。

（2）正确掌握周围的环境，并传达给视觉障碍老年人，注意不要给他们增加负担。

（3）行走应与视觉障碍老年人保持步调一致，避免突然改变步行的速度或节奏。

（4）体会、理解后天失明者的心理状态。

养老护理员照顾视觉障碍者，或者有某种障碍的老年人时，应时刻注意自己的言行，是不是有低看对方的心态。有时即使知道他们已经成年，护理过程中也会像照顾小孩那样，以一种高高在上的心理去照顾。

步骤四　请根据经验，设计情景剧，通过和老年人谈话，了解其想法和想去的地方，初步了解老年人要去的地方大概的位置，可能会遇到的风险，做出外出的风险点评估。

【操作任务实施】

老年人行走前的准备见表 5-15。

表 5-15　老年人行走前的准备

过　程	内　容
陪老年人行走前准备	老年人着装、鞋帽等准备
	养老护理员准备携带的用物

Note

续表

过 程	内 容	
平道行走	①引导养老护理员站在视觉障碍老年人的身边 ②让视觉障碍老年人轻轻握住引导养老护理员肘部	 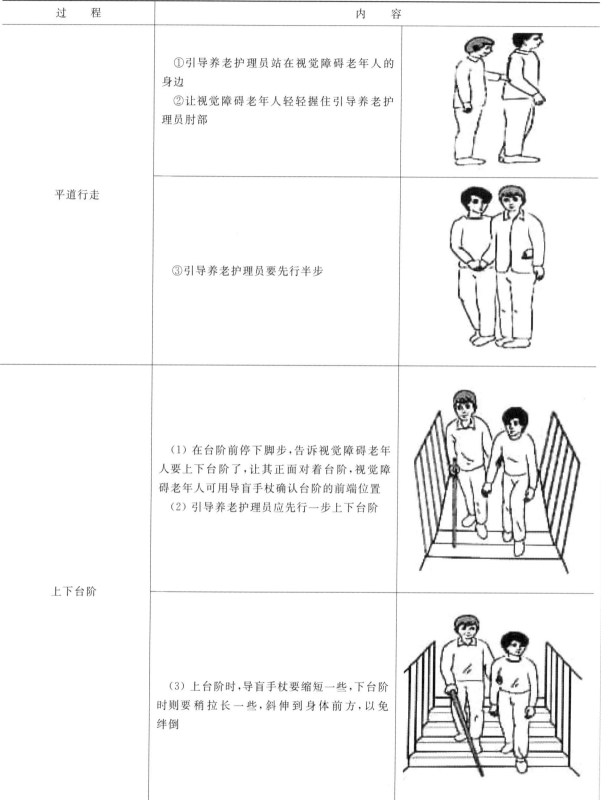
	③引导养老护理员要先行半步	
上下台阶	(1) 在台阶前停下脚步，告诉视觉障碍老年人要上下台阶了，让其正面对着台阶，视觉障碍老年人可用导盲手杖确认台阶的前端位置 (2) 引导养老护理员应先行一步上下台阶	
	(3) 上台阶时，导盲手杖要缩短一些，下台阶时则要稍拉长一些，斜伸到身体前方，以免绊倒	

续表

过　　程	内　　容	
过拥挤的人行道时	行人拥挤或道路狭窄时，要先暂停行走，告诉视觉障碍老年人路面状况再过 让视觉障碍老年人走在引导养老护理员的身后，引导养老护理员一只手伸到身后牵着他 通过以后，胳膊恢复原状，两人呈并排状	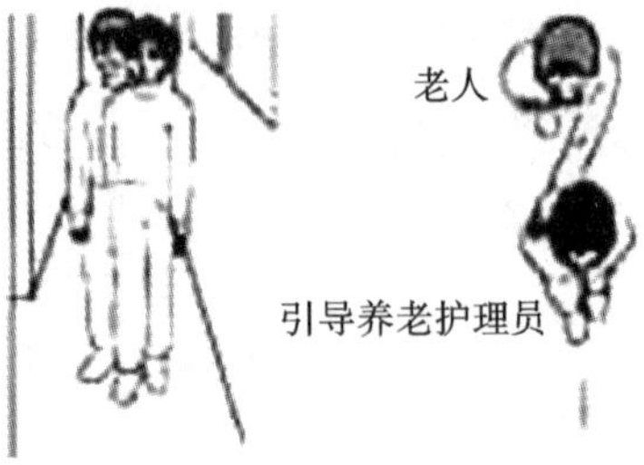
引导其坐在椅子上	（1）引导视觉障碍老年人到椅子后边，站立 （2）给视觉障碍老年人说明椅子的形状等信息，告知视觉障碍老年人正站在椅子的后面	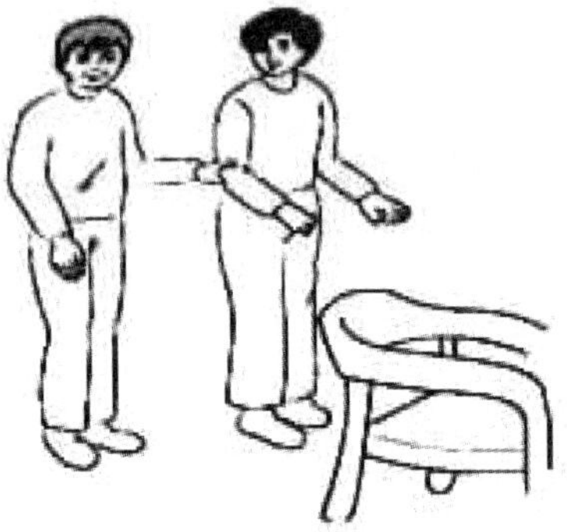
	（3）将视觉障碍老年人的手放在椅背上 （4）让视觉障碍老年人通过椅背确认椅子的朝向并让视觉障碍老年人坐下	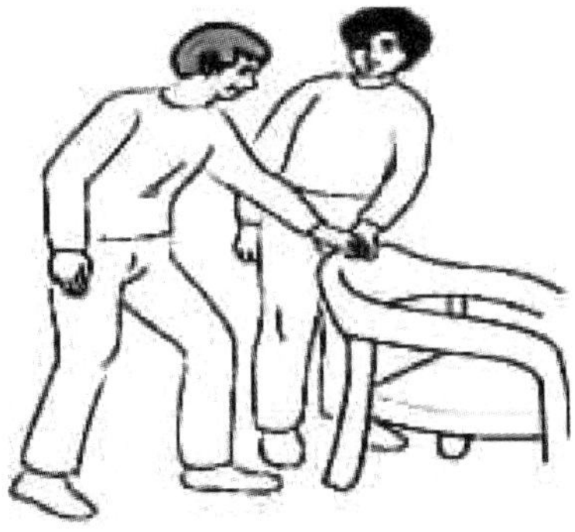
上车、下车	应注意上车、下车时不要碰到头，以及下车时的危险。 （1）站在车门前，告诉视觉障碍老年人车的朝向。 （2）将视觉障碍老年人的手放到车门的把手上	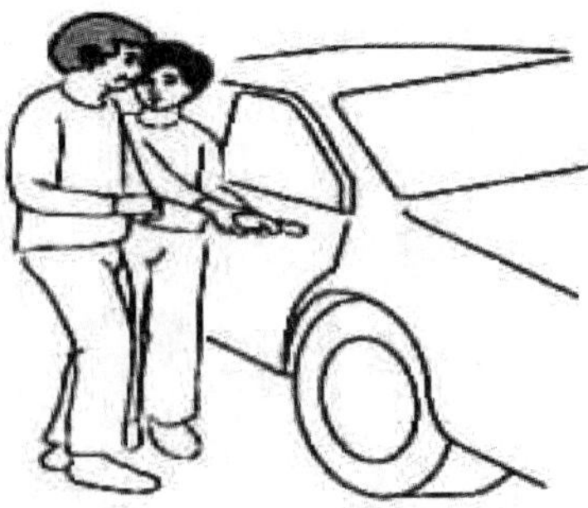
	（3）让视觉障碍老年人自己打开车门，用靠车门的手确认车门的最上端或车顶，然后再坐到车内	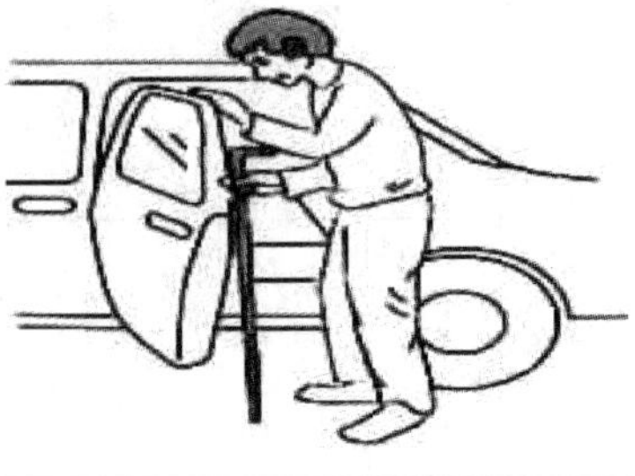

续表

过　程	内　容	
桌子上摆放物品的讲解 （以顺时针的顺序）	将桌面当做钟表盘，告诉视觉障碍老年人他所在的位置为六点 以钟表的指针位置来说明桌上物品摆放的位置。此时，可以握住视觉障碍老年人的手进行说明	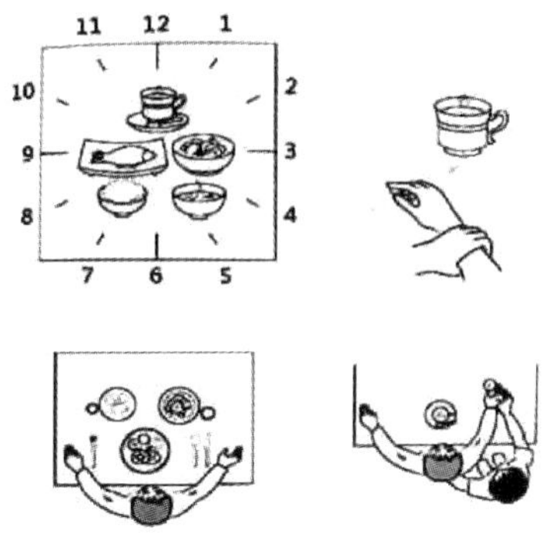

（董莲诗　王智申）

Note

项目六　老年人饮食照护

学习目标

能力目标

1. 为老年人实施饮食照护。

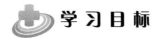

2. 列出老年人饮食的种类，进水的种类，常用鼻饲饮食。

3. 帮助老年人进食、进水。

知识目标

掌握：通过鼻饲为老年人进行特殊饮食的喂食。

熟悉：老年人进食、进水的方法和注意事项；戴鼻饲管的老年人进食、进水的方法和注意事项。

了解：老年人进食、进水、鼻饲喂养的观察要点。

素质目标

重视吃苦耐劳的职业精神，细心、耐心和有责任心地为老年人实施饮食照护。

任务一　老年人老化问题及营养需求

情境导入 6-1

2017 中德合作试点班学生，在寒假期间到老年照护机构进行课间实习，在实习过程中，养老院新入院一名患有 2 型糖尿病的张爷爷，但因饮食控制不好，血糖降不下来，张爷爷喜欢吃米饭、面食和水果，身体消瘦，牙齿已经完全脱落，目前戴有义齿。指导老师让同学们分析老年人老化问题及营养需求。

【任务实施】

步骤一　想象一下，你为了治疗，必须改变饮食习惯。用一句话在纸上写下你的想法或感受，之后与同桌讨论。

步骤二　查阅资料，分析老年人与营养排泄相关的系统、组织老化性问题的改变，并记录相应的知识点。

【任务分析内容】

老年人与营养排泄相关的系统、组织老化性的问题改变。

Note

一、消化系统

(一) 口腔

1. 唾液腺、黏膜 老年人唾液腺分泌减少，影响口腔自洁和对淀粉的消化功能，牙齿失去滋润、冲洗和营养作用，黏膜萎缩、易于角化，口干，语言不畅，唾液腺萎缩。

2. 牙齿及牙周组织 老年人咬合面牙釉质和牙本质磨损，唾液分泌减少，夜间食用甜食，食物嵌塞，不恰当刷牙，剔牙习惯造成龋齿、牙周炎、牙槽骨萎缩、牙齿脱落。

3. 味蕾 老年人味蕾萎缩、数量减少，功能减退，女性退变较男性早，长期吸烟、饮酒会抑制味觉，导致味蕾敏感性降低。

(二) 食管

老年人上段食管的压力降低，食管蠕动反应变慢，食物传递时间延长(图 6-1)，部分老年人食管下端括约肌位置上移，压力降低，易发生反流性食管炎、食管裂孔疝。

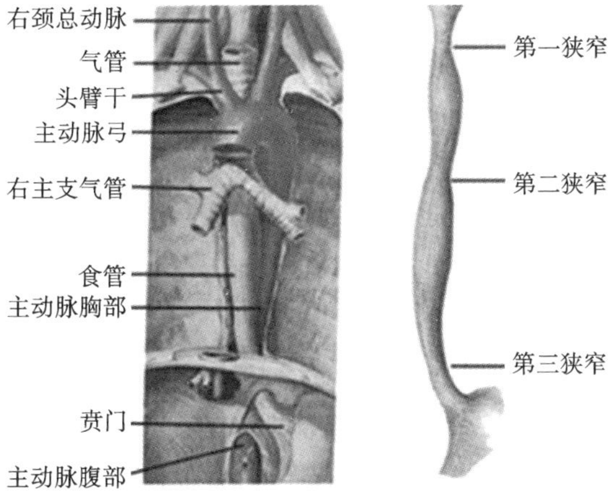

图 6-1 食管前面观

(三) 胃肠道

1. 消化腺分泌 胃酸分泌减少，导致杀菌作用减退，肠道腺体萎缩、变性，消化液分泌减少，影响维生素 A、维生素 D、维生素 B_1、维生素 B_{12}、糖、脂肪、叶酸、胡萝卜素、铁、钙吸收。大肠黏液分泌减少，造成便秘。

2. 胃肠运动 肠外疾病导致胃肠蠕动减慢、消化管扩张及对胆碱能药物刺激反应性降低，进食减少，平滑肌退化、弹性降低，胃肠道张力低下，胃排空延迟、内脏下垂和憩室。

3. 胃肠道黏膜 胃肠道黏膜变薄，免疫功能下降，致使黏膜肠上皮化生、恶变发生率上升，胃黏膜上皮细胞分泌黏液量减少，易受机械损伤、自身消化和细菌侵袭伤害；小肠血管硬化、血供少，有效吸收面积减小，导致营养不良。

二、内分泌系统

1. 垂体 前叶生长激素释放减少，引起肌、骨矿物质减少，脂肪增多，体力下降，易疲劳。

2. 甲状腺 甲状腺缩小、纤维化，淋巴细胞浸润、结节化。分泌减少，摄碘率降低，胆固醇水平提高。

3. 甲状旁腺 甲状旁腺分泌减少，骨质丢失增多，引起老年骨质疏松。

4. 胰岛 胰岛 β 细胞数量明显减少，胰岛 α 细胞比例相对增加，胰岛素受体不敏感，糖利用不充分、活动减少，糖、脂肪代谢障碍，餐后 2 h 血糖升高，肥胖。

5. 睾丸 睾丸体积、重量下降。

6. 卵巢重量减轻 性激素周期性变化减退、激素水平低下，绝经后期分泌功能消失，血中雌激素水平降低，蛋白质合成降低、骨吸收增加、基质减少，骨质疏松及更年期综合征；血中雌激素水平降低，引起萎缩性膀胱炎、多种尿道疾病。

三、泌尿系统

1. 肾 皮质减少、生理性肾小球硬化，肾动脉粥样硬化，血流量减少，对氨基酸和尿酸清除率下降。浓缩功能下降，肾正常的稀释功能下降，对钠代谢的调节能力受损，缺钠时保钠能力下降，钠超负荷时，排钠能力下降。

2. 输尿管 肌层变薄，支配肌活动的神经细胞减少，输尿管张力减弱，尿液进入膀胱流速减慢，反流，逆行感染。

3. 膀胱 肌萎缩、变薄、纤维增生，收缩无力、容量减少，尿外溢、残余尿量增多、尿频、夜尿增多，造成排尿无力和不畅；老年妇女盆底肌松弛，膀胱出口处漏斗样膨出，易发生压力性尿失禁。

4. 尿道 60 岁以上老年人尿道易纤维化，导致扩约肌萎缩，尿流速变慢，排尿无力、不畅，引起残余尿、尿失禁。

5. 前列腺 40 岁后增生，引起尿路梗阻。

四、机体构成成分

老年人脂肪组织增多而非脂肪组织减少。健康老年人体内水量由体重的 60%降至 45%；肌萎缩，细胞内液减少和钾、镁、钙、磷减少，出现肌无力、骨质疏松(图 6-2 和图 6-3)等表现。

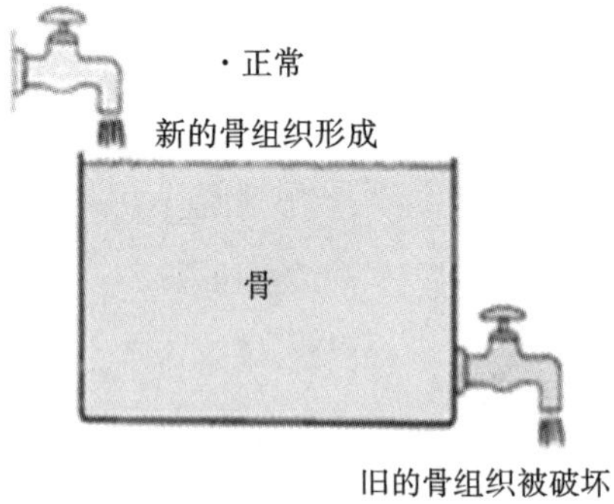

图 6-2 正常骨代谢

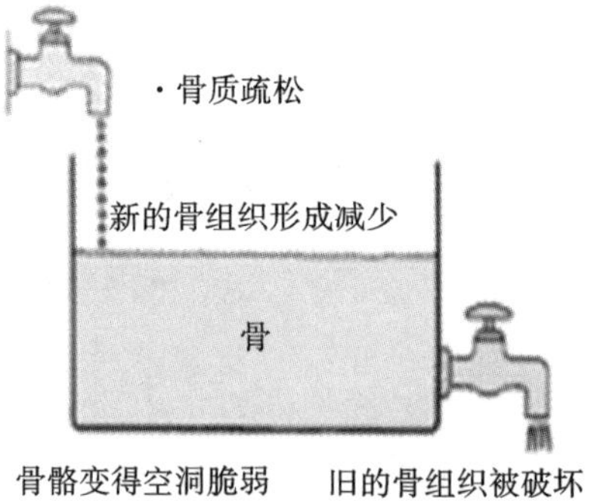

图 6-3 老年人骨代谢

五、能量代谢

老年人总热能消耗减少，热能浪费大。

联合国粮农组织和 WHO 能量与蛋白质需要量联合委员会推荐：以 20～39 岁男女能量为基础，60～69 岁减少 20% ，70 岁以上减少 30%。

1. 基础能量消耗减少 约减少 20%。主要由于 LBM 减少、T_3减少，血管对去甲肾上腺素反应减弱，Na^+-K^+-ATP 酶的活性降低。

2. 体力活动能量消耗减少 强度和频率减少。

六、老年人的营养需求

1. 热能 60～69 岁较年轻时减少 20%，70 岁以后较年轻时减少 30%，热能的摄入量与消耗量以能保持平衡并能维持正常体重为宜。

体重指数(BMI)是国际、国内衡量人体营养状况的一种常用指标。

$$BMI = 体重(kg)/身高^2(m^2)$$

BMI 正常值为 18.5～22.9；BMI≥23 为超重，热能摄入过量；23～24.9 为肥胖前期；25～29.9 为Ⅰ

Note

度肥胖；BMI≥30 为Ⅱ度肥胖；BMI<18.5 提示消瘦，热能摄入不足。

2. 蛋白质 供给能量应占总热量的 15%，摄入优质的蛋白质(1.2 g/(kg·d)，鱼、瘦肉、禽、蛋、奶、大豆蛋白等)，肝、肾功能不全时豆类蛋白质的摄入应控制在 1/3 以下。豆类含有丰富的优质蛋白质、不饱和脂肪酸、钙及维生素 B_1、维生素 B_2、烟酸等，对提高蛋白质的摄入，减少对肉类的消费，减轻对人体和自然环境的影响均有利。此外，豆类价格低廉。

3. 脂肪 供给能量应占总热量的 20%～30%，控制饱和脂肪酸摄入量，饱和脂肪酸(SFA)：单不饱和脂肪酸(MFA)：多不饱和脂肪酸(PUFA)＝1：1：1。少食胆固醇含量高的食物，如动物内脏、蛋黄、奶油等。

4. 碳水化合物 糖类供给能量应占总热量的 55%～65%，摄入糖类以多糖为宜；谷类(全谷类、大麦、小麦、燕麦)；薯类(芋头、土豆、白薯、山药)含淀粉丰富，在摄入多糖的同时，能获得其他营养和膳食纤维；过多摄入单、双糖能诱发龋齿、心血管疾病、糖尿病。

5. 膳食纤维 主要包括淀粉以外的多糖，存在于谷、薯、豆、蔬果类等食物中，可帮助通便、吸附致癌和促癌物质、促进胆固醇代谢、防止心血管疾病、降低餐后血糖和防止热能摄入过多。老年人摄入以 30 g/d 为宜。

6. 维生素 蔬菜、水果、薯类中含量丰富。维生素在维持身体健康、调节生理功能、推迟衰老过程中起着极其重要的作用。每天食用 5 种蔬菜、500 g 薯类、100 g 水果，将能满足对多种维生素和膳食纤维的需要。

7. 水和电解质 占老年人体重的 45%，可清除代谢产物、预防泌尿系统感染、维持唾液分泌、预防便秘、预防皮肤干燥、调节体温。每日的饮水量一般为 2000 mL 左右，以保持尿量在 1500 mL 左右；多进食汤羹类食品；养成饮淡茶的习惯。健康者每日食盐摄入量不宜超过 6 g，高血压、冠心病患者不宜超过 5 g。

无机盐与微量元素：①每日需要量在 100 mg 以上的，称为常量元素，如钙、钠、钾、镁、硫、磷、氯等。②每日需要量在 100 mg 以下的，称为微量元素，如铁、锌、碘、硒、氟、锰、铜、钼、铬、镍、钒、锡、硅、钴十四种。③国外学者推荐预防骨质疏松症的钙的摄入量为每天 1000～1200 mg，我国营养学会推荐 60 岁以上老年人钙的摄入量为每天 800 mg。④国内规定成人铁供给量为 12 mg/d，美国规定老年人铁的供给量为 10 mg/d 。

8. 三餐热能比例 早晨 30%，中午 40%，晚餐 30%，少食多餐、一日五餐。主要的营养素摄入占热能的恰当比例：蛋白质占 15%，脂肪占 20%～30%，碳水化合物占 55%～65%。蔬菜、水果每天分别摄入 500 g 和 100 g。

老年人在饮食上最好做到远“三白”、近“三黑”。“三白”指的是盐、糖、猪油，它们要少吃；“三黑”是指香菇、黑木耳、黑米，要经常吃这些食物。香菇和其他菌类，都是有益健康的食品。有人还将黑豆、黑芝麻、黑枣，以及海带、紫菜、乌骨鸡等食物都算入“黑色食品”的范围。黑木耳有预防血栓形成的功效。如果每天吃一点儿黑木耳，可以起到预防血管堵塞的效果，其为天然的抗凝剂。黑木耳有补血、活血功效，可抗血小板凝集，防止血液凝固形成血栓，可防治冠心病、动脉硬化。香菇外皮黑黝，对胆固醇有溶解作用，可降血脂、血清胆固醇。由于香菇含多量的维生素 D，故多食可预防骨质疏松。另外，经常食用香菇，还可预防癌症和预防感冒。

海带、紫菜属于藻类食品，富含褐藻胶、碘、钙、甘露醇、粗纤维、B 族维生素等成分，有助于降低胆固醇，软化血管，防治高血压、冠心病、甲状腺疾病。

步骤三 分析老年人营养需求，并做出思维导图，进行展示。

步骤四 根据学习和讨论的结果，独立完成自我检测单。

（董莲诗 郑敏娜）

Note

老年人饮食照护任务自我检测单一

单元标题	老年人饮食照护			任课教师	
班级		学号		姓名	
学习情境	2017中德合作试点班学生，在寒假期间到老年照护机构进行课间实习，在实习过程中，养老院新入院一名患有2型糖尿病的张爷爷，但因饮食控制不好，血糖降不下来，张爷爷喜欢吃米饭、面食和水果，身体消瘦，牙齿已经完全脱落，目前戴有义齿。指导老师让同学们分析老年人老化问题及营养需求			学习时间	
老年人与营养排泄相关的系统、组织老化性改变问题	1.消化系统：				
	2.内分泌系统：				
	3.泌尿系统：				
	4.机体构成成分特征：				
	5.能量代谢：				
分析老年人营养需求	1.热能：				
	2.蛋白质：				
	3.脂肪：				
	4.碳水化合物：				
	5.膳食纤维：				
	6.维生素：				
	7.水和电解质：				
	8.三餐热能比例：				

Note

续表

单元标题	老年人饮食照护	任课教师	
本次课收获			

（董莲诗）

任务二　分析老年人进食原则与营养照护

情境导入 6-1

2017 中德合作试点班学生，在给患有 2 型糖尿病的张爷爷进行了老年人老化问题及营养需求分析后，结合老年人目前的身体状况，指导老师让同学们为张爷爷分析老年人饮食原则并对老年人进行饮食护理。

【任务实施】

步骤一　阅读以下资料，了解有关老年人饮食原则及特点等信息，并记录。

【任务内容分析】

老年人进食原则与营养照护

照护老年人的饮食与营养，也要像养育宝宝需要科学喂养一样，遵循一些基本的原则。老年人可能因为孤独、身体和精神障碍、极少活动或慢性疾病导致营养障碍。在生理功能上，老年时期与中青年时期相比会出现不同程度的衰退，加之味觉和嗅觉减退，进食量减少，对营养的吸收能力衰退，出现如咀嚼和消化能力下降，酶活性和激素水平异常，心脑功能衰退，视觉、嗅觉、味觉等感官反应迟钝，肌肉萎缩，身体组织减少等变化。这种变化可显著影响老年人对食物的摄取、消化和吸收能力，使得老年人极易出现营养不良、缺铁性贫血，以及由于维生素 D 缺乏和不接触阳光所致的骨质疏松和骨软化病、体重异常和肌肉衰减等问题，也极大地增加了慢性疾病发生的风险。因此，老年人更应该注意合理膳食、均衡营养。老年人的膳食要多样化，并保证食物摄入量充足。

一、少量多餐，细嚼慢咽，预防呛咳和误吸

随着年龄的增长，老年人的消化能力明显降低，由于老年人牙齿缺损、消化液分泌减少、胃肠蠕动减弱，容易出现食欲下降和早饱现象，造成食物摄入量不足和营养缺乏。因此，食物制作要细软，少量多餐，除三次正餐外，两餐中间需加餐，每天五至六餐，加餐可选择酸奶、牛奶、坚果、水果、蛋糕等。对于有吞咽困难的高龄老年人，可选择软食或将食物切碎，进食中要细嚼慢咽，预防呛咳和误吸；对于有贫血、骨质疏松或其他营养素缺乏的老年人，建议在营养师和医生的指导下，选择合适的肠内营养制剂或营养补充剂。

二、摄入充足的食物，鼓励陪伴进餐

老年人每天应摄入 12 种以上的食物。采用多种方法增加食欲和进食量，吃好三餐。早餐宜有 2 种以上的食物，1 个鸡蛋、1 杯牛奶，另有蔬菜或水果。中餐和晚餐宜有 2 种以上主食，1～2 个荤菜，1～2 种蔬菜、1 个豆制品。饭菜应色香味俱全、温度适宜。对于生活自理有困难的老年人，家人应多陪伴，采

Note

用辅助用餐、送餐上门等方法，保障老年人充足的食物摄入和良好的营养状况。家人应对老年人关心照顾，陪伴交流。注意饮食和体重变化，及时发现和预防疾病。

对于高龄、身体虚弱及体重出现明显下降的老年人，进食正餐时可能会出现早饱现象，导致摄入量不足，应特别注意增加餐次，常换花样，保证充足的食物摄入，除三次正餐外，可在两餐中间加餐两至三次，用餐时间应相对固定。食量小的老年人，应注意在餐前和餐时少喝汤水，少吃汤泡饭。

三、适当补充水分

获得足够液体来保持机体水平衡对生命至关重要，人体内水分约占体重的 2/3，通过出汗、排尿等方式排出体外。老年人对缺水的耐受性下降，如果饮水不足，老年人会迅速脱水，甚至不能维持健康的血容量，导致血压下降，细胞内营养物质很快耗尽。因此，要主动饮水，少量多次，首选温热的白开水，每次 50～100 mL，清晨和睡前 1～2 h 均可饮用 1 杯。如果老年人有心肾功能不全或水肿，应在医生的指导下控制水分摄入量。

四、老年人不过度苛求减重

随着年龄的增长，老年人肌肉逐渐萎缩，男性平均减少 10 kg，女性平均减少 5 kg，这就导致老年人基础代谢率、总体重、骨骼体积和身高降低。但是进入老年期，脂肪量却会增加，一般男性从 20%增加到 30%，女性从 27%增加到 40%。这些变化加上身体活动的减少，导致老年人能量和蛋白质的需要量减少。老年人随着年龄增长，脊柱弯曲度增加，影响身高测量。老年人体重指数(BMI)评价标准与成人相同，低于 18.5 kg/m^2 为低体重。老年人不应过度苛求减重，可维持体重在一个稳定水平。体重过高或者过低都会影响健康。从降低营养不良风险和死亡风险的角度考虑，老年人的体重指数(BMI)以不低于 20 kg/m^2，不超过 26.9 kg/m^2 为宜。

五、足够优质蛋白质，适当身体活动量，延缓肌肉衰减综合征

骨骼肌是机体的重要组成部分，俗话“人老先老腿”是很有道理的。过去人们认为，老年人活动能力损害常出现走路不稳和跌倒主要是由骨骼问题(如关节炎、骨质疏松、骨质增生等)造成的，但其实肌肉减少才是根本原因。老年人感觉系统和平衡能力减退，中枢神经系统功能退变，骨骼和肌肉结构异常或功能退化，慢性病或药物的影响，甚至心理因素，都与跌倒有关。其中，最重要的因素之一是骨骼肌肉系统老化。延缓肌肉衰减综合征对维持老年人活动能力和健康状况极为重要。延缓肌肉衰减综合征的有效方法是饮食与运动结合，一方面要增加摄入富含优质蛋白质的瘦肉、海鱼、豆类等食物，另一方面要进行有氧运动和适当的阻抗运动。研究表明，老年人对蛋白质的需要量不比青壮年少，只要肾功能允许，老年人要达到每日每千克体重摄入 1.0～1.5 g 蛋白质，蛋白质占总能量的 15%～20%。以体重 60 kg 的老年人为例，每日应摄入蛋白质 75 g 左右，有助于延缓肌肉(其主要成分是蛋白质)衰减。富含亮氨酸等支链氨基酸的优质蛋白质，如乳清蛋白及其他动物蛋白，更有益于预防肌肉衰减综合征。因此，老年人食谱不能过于清淡，应三餐均匀摄入适量的鱼、肉、蛋、奶、大豆制品，这样才能最大限度地刺激肌肉蛋白质的合成，增加并保持肌肉质量，蛋白质摄入量不足的老年人可以补充乳清蛋白质粉。老年人应有意识地预防营养缺乏和肌肉衰减综合征，主动做身体活动，尤其是户外活动，因为户外活动时能够更好地接受紫外线照射，有利于体内维生素 D 合成和延缓骨质疏松的发展，但是要注意预防跌倒。

老年人应常吃富含优质蛋白质的食物，尤其是红肉、乳类及大豆制品；多吃富含不饱和脂肪酸的海产品，如海鱼和海藻等。同时应注意增加抗氧化营养成分的摄入，如维生素 C、维生素 E、类胡萝卜素、多酚、黄酮等，这些成分主要来自蔬菜、水果、豆类、坚果、粗粮等植物性食物，主要作用是缓解氧化应激，减少肌肉衰减，提高免疫功能。老年人应增加户外活动时间，多晒太阳并适当增加摄入维生素 D 含量较高的食物，如动物肝脏、蛋黄等。若条件许可还可进行拉弹力绳、举沙袋等阻抗运动，每次 20～30 min，每周 3 次以上。此外，可增加日常活动量，减少静坐或卧床。活动时应注意量力而行，动作舒缓，避免碰伤、跌倒等事件的发生。

Note

六、预防老年人贫血

老年人贫血比较常见，要积极预防：①帮助老年人积极进食。增加主食和各种副食的摄入，保证能量、蛋白质、铁、维生素 B_{12}、叶酸和维生素 C 的供给，提供人体造血的必需原料。②合理调整膳食结构。一般来说，动物性食物中铁的吸收利用率高，维生素 B_{12} 的含量也丰富，而老年人常出现动物性食物摄入减少，从而降低铁的吸收和利用，因此老年人应注意适量增加瘦肉、禽、鱼、肝脏、血等的摄入。此外，水果和绿叶蔬菜可提供丰富的维生素 C 和叶酸，促进铁吸收和红细胞合成，因此老年人也应多补充这些植物性食物。③忌饮用浓茶、咖啡。浓茶、咖啡会干扰食物中铁吸收，因此在饭前、饭后 1 h 内不宜饮用。

七、防止矿物质、维生素缺乏

老年人受生理功能减退的影响，极易出现矿物质和某些维生素缺乏，常见的营养素缺乏有钙、维生素 D、维生素 A 缺乏等。

钙摄入不足与骨质疏松的发生和发展有密切联系。要保证每天摄入 300 g 鲜牛奶或相当量的奶制品。摄入奶制品可采用多种组合方式，如每天喝鲜牛奶 150～200 g 和酸奶 150 g，或者全脂牛奶粉25～30 g 和酸奶 150 g，也可以鲜牛奶 150～200 g 和奶酪 20～30 g。除了奶类外，还可选用豆制品(豆腐、豆腐干等)、海产品(海带、虾、螺、贝)、高钙低草酸蔬菜(芹菜、油菜、紫皮洋葱等)、黑木耳、芝麻等含钙高的天然食物。补钙的同时应增加维生素 D 的供应。维生素 D 主要由皮肤在阳光照射下合成，能够促进钙吸收，故对骨骼健康至关重要。目前已经明确，维生素 D 对肌肉的结构和功能有重要影响。Ⅱ型肌纤维上有维生素 D 的受体，而且受体数量随年龄增长而减少，所以老年人增加维生素 D 供应可以直接抑制肌纤维衰减。增加维生素 D 供应的方法是多晒太阳，或口服维生素 AD 制剂(鱼肝油)。成年人每天摄入 50 μg 是安全的。

八、细软食物的制作方法

(1) 将食物切小切碎，或延长烹饪时间。

(2) 肉类食物可切成细肉丝或薄肉片后烹调，也可剁碎成肉糜制作成肉丸食用；鱼虾类可做成鱼片、鱼丸、鱼羹、虾丸、虾仁等。

(3) 坚果、杂粮等坚硬食物可碾碎成粉末或细小颗粒食用，如芝麻粉、核桃粉等。

(4) 质地较硬的水果或蔬菜可粉碎制成泥状或榨汁食用。

(5) 烹调方法宜采用炖、煮、蒸、烩、焖、烧等少油的方式，少煎炸和熏烤等。

(6) 高龄和咀嚼能力下降的老年人，饭菜应煮软烧烂，如软饭、稠粥、细软的发面面食等；对于有咀嚼吞咽障碍的老年人，可选用软食、半流质或糊状食物，液体食物应增稠。

九、防止营养不足

无论健康还是患病，老年人只要出现体重进行性下降，即越来越瘦，或者短时间内体重下降很多，就意味着可能进食量太少或消化吸收有问题，应主动进行专业体检和营养咨询，找出原因加以调整。因此在设计老年人食谱及选择营养食品时应精心细致，同时合理选用营养强化食品或营养补充剂来弥补膳食摄入的不足是营养改善的重要措施。食谱改进的基本原则是增加鱼虾、瘦肉、鸡肉、蛋类和奶类的摄入，保证主食类食物的摄入。如果调整食谱后体重仍下降，应口服补充肠内营养制剂，或采用其他肠内营养方法。

肠内营养制剂是通过肠道(不是通过静脉)补充机体全部营养需要的产品，主要在医院里应用，通过口服或者管饲的方法给患者提供营养支持。此类产品经口服补充时口味有好有差，改善营养状况的效果明确。这类产品通常分两大类，一类是国药准字的，大多只能在大医院或药房(偶尔)购买；另一类是食品批号的，既可以在药房购买，也可以网上购买。使用该类产品时，需遵循营养师或医生的参考意见。

Note

步骤二 两人一组，根据老年人饮食原则及特点绘制思维导图。在全班面前，介绍两个思维导图，并比较结果。

步骤三 两人一组，在网上研究针对糖尿病的营养配方，并记录要点。

步骤四 根据学习和讨论的结果，独立完成自我检测任务。

（郑敏娜　王艳华）

老年人饮食照护任务自我检测单二

单元标题	老年人饮食照护			任课教师	
班级		学号		姓名	
学习情境	2017中德合作试点班学生，在给患有2型糖尿病的张爷爷进行了老年人老化问题及营养需求分析后，结合老年人目前的身体状况，指导老师让同学们为张爷爷分析老年人饮食原则并对老年人进行饮食护理			学习时间	
老年人进食原则与营养照护					
本次课收获					

（董莲诗）

任务三　老年人常见饮食类型

情境导入 6-3

周爷爷，男，78岁，已退休，身高170 cm，体重90 kg，曾多次在本病房住院。此次因夜间卫生间灯光较暗、地面有水而滑倒致头皮血肿入院。既往患有冠心病、高血压病、糖尿病、高尿酸血症、高脂血症。平日食欲较好，食量较大，因行动不便，极少活动。请结合周爷爷的身体状况，分析常见疾病的老年人饮食类型。

【任务实施】

步骤一 结合情境内容和自己的经验，用头脑风暴的方法，说出老年人的饮食类型。

步骤二 制作老年人常见饮食类型的学习海报。

【任务内容分析】

由于老年人特殊的生理和病理特点，其营养不良的发生率明显高于非老年人。合理规范的饮食治疗有利于老年人病情的恢复。治疗膳食是根据老年人不同的病情，调整营养素供给，以满足不同疾病治疗对营养素的需要，达到治疗疾病和促进健康的目的。采用治疗饮食的老年人，其疾病与营养密切相关，可通过营养治疗改善健康状况或治疗疾病。治疗膳食的种类较多。本节将介绍几种常见疾病的老

Note

年人饮食类型。

一、糖尿病饮食

饮食治疗是老年糖尿病治疗中非常重要的部分。早期确诊的糖尿病老年人能够通过健康饮食和规律运动等生活方式的改变来延迟或防止 2 型糖尿病并发症的发生。糖尿病老年人的饮食目标是获得理想的代谢结果，包括血糖、糖化血红蛋白、胆固醇和甘油三酯。饮食治疗应当包括饮食控制和合理营养。饮食应在个人文化和生活方式偏好的基础上满足其营养需求，以预防和治疗糖尿病并发症。目前专门针对老年糖尿病的营养治疗指南较少，通常参考成人糖尿病的营养治疗指南。

（一）控制总能量摄入

老年人基础代谢水平相对年轻人要低，因此在饮食治疗前应估计能量需求，避免摄入过度。美国糖尿病协会的共识认为，肥胖的糖尿病老年人能得益于适度的能量限制和增加的体力劳动，能量需求应少于相似体重的年轻人。《中国糖尿病医学营养治疗指南（2013 版）》指出，糖尿病老年人不必过度限制能量摄入来减轻体重，以避免去脂体重丢失；超重和肥胖者可保持体重稳定。推荐总能量摄入约为 30 kcal/(kg · d)，常见简易食物交换份表见表 6-1。

表 6-1　简易食物交换份表

类别	每份重量/g	能量/kcal	蛋白质/g	脂肪/g	碳水化合物/g
谷薯类	25	90	2.0	—	20.0
蔬菜类	500	90	5.0	—	17.0
水果类	200	90	1.0	—	21.0
大豆类	25	90	9.0	4.0	4.0
奶类	160	90	5.0	5.0	6.0
蛋类	50	90	9.0	6.0	—
瘦肉类	50	90	9.0	6.0	—
油脂类	10	90	—	10.0	—
坚果	15	90	4.0	7.0	2.0

（二）适宜的碳水化合物

碳水化合物是机体供能的最主要和最有效来源，并且是脑组织所需能量的唯一来源，是与糖尿病关系最为密切的营养素之一，膳食中碳水化合物的总量较其来源和种类对血糖的影响更大。目前各国指南对碳水化合物的摄入量一般建议占总能量的 45%～60%，并推荐摄入高膳食纤维和低血糖指数的食物。适量的碳水化合物不仅可以改善糖耐量，降低血脂水平，同时还能增加胰岛素敏感性。需要注意的是，糖尿病老年人对糖类的过分限制，可能导致代谢性酸中毒和饥饿性酮症的发生。为减少血糖波动，老年人可采取将每餐饭量减少，并在餐间进食少量零食的策略，不必完全禁食蔗糖类食物。

低血糖指数的食物有利于血糖控制。血糖指数(glycemic index，GI)是指进食含 50 g 碳水化合物食物的餐后 2 h 内的血糖曲线下面积与参考食物(葡萄糖或白面包)餐后 2 h 血糖应答面积比值，它是反映食物引起血糖应答特性的生理学指标。食物根据 GI 分为三类：低 GI 食物(GI<55)、中 GI 食物(GI 为 55～75)和高 GI 食物(GI>75)。GI 越低，对血糖的影响越小。常见食物的 GI 见表 6-2。一般规律是粗粮的 GI 低于细粮，多种食物混合的 GI 低于单一食物。但除 GI 外，尚应考虑食物含糖量和食用量，所以并不是 GI 低的食物就可以随便吃。糖尿病老年人可多选择粗粮，食物品种尽量多样化，少食用富含精制糖的甜点，如蜂蜜、蔗糖、麦芽糖等纯糖食品。

表 6-2 常见食物的血糖指数

食物名称	GI	食物名称	GI	食物名称	GI
谷类杂粮		根茎类		梨	36.0
荞麦	54.0	鲜土豆	62.0	香蕉	52.0
荞麦面条	59.3	山药	51.0	柑	43.0
小米	71.0	胡萝卜	71.0	菠萝	66.0
大米饭	88.0	牛奶		西瓜	72.0
糙米	87.0	脱脂奶粉	32.0	猕猴桃	52.0
荞麦面馒头	66.7	全脂奶粉	27.0	果汁饮料	
白面包	70.0	酸奶	83.0	苹果汁	41.0
豆类及豆制品		水果		橘子汁	57.0
大豆	18.0	苹果	36.0	糖	
绿豆	30.0	李子	42.0	蔗糖	65.0
蚕豆	79.0	柚子	25.0	蜂蜜	73.0
豆腐干	24.0	鲜桃	28.0	白糖	81.8
鲜豆腐	32.0	葡萄	43.0	葡萄糖	97.0

此外，为了改善食品的风味，糖尿病老年人适量摄入糖醇和非营养性甜味剂是安全的，可选用甜叶菊、木糖醇、阿斯巴甜等甜味剂代替蔗糖。食用水果后，应适当减少部分主食。

（三）控制脂肪摄入

心脑血管疾病及高脂血症是糖尿病常见的并发症，因此糖尿病老年人饮食中应适当降低脂肪的供给量。

《中国糖尿病医学营养治疗指南(2013 版)》指出，膳食总脂肪的摄入以每天占总能量的 25%～35%为宜；对于超重或肥胖老年人，脂肪供能比应控制在 30%以内。限制饱和脂肪酸与反式脂肪酸的摄入量，饱和脂肪酸的摄入量不应超过供能比的 10%；单不饱和脂肪酸是较好的膳食脂肪来源，可取代部分饱和脂肪酸供能，宜大于总能量的 12%，橄榄油中含有非常丰富的单不饱和脂肪酸。多不饱和脂肪酸可显著降低突发性心脏病病死率、致死性心血管病的危险，但其过量摄入会导致脂质过氧化。产生氧自由基而损伤组织和细胞，因此摄入的多不饱和脂肪酸的供能比不宜超过 10%。推荐每周吃鱼 2～4 次，尤其是多不饱和脂肪酸含量丰富的鱼，如鲑鱼、鲱鱼和鳕鱼等。玉米油、米糠油、豆油中不饱和脂肪酸的含量较高。此外，每日胆固醇摄入量不宜超过 300 mg。

（四）适宜的蛋白质

老年人体内蛋白质分解大于合成，因此老年人蛋白质摄入量不应低于成人。《中国糖尿病医学营养治疗指南(2013 版)》推荐，针对肾功能正常的糖尿病老年人，推荐蛋白质的适宜摄入量占总能量的 15%～20%；糖尿病老年人蛋白质摄入量建议为 1.0～1.3 g/(kg·d)，以优质蛋白质(人体对其吸收利用率高)为主，如鱼、禽、瘦肉、奶、蛋类及大豆等，可改善胰岛素分泌、减轻年龄相关的肌肉减少等；植物来源的蛋白质，尤其是大豆蛋白，相比动物蛋白更有助于降低血脂水平。

（五）充足的维生素

糖尿病老年人因主食和水果摄入量受限制，且体内物质代谢相对旺盛，高血糖的渗透性利尿作用易引起水溶性维生素随尿流失，较易发生维生素缺乏。糖尿病易并发神经系统疾病，可能与维生素 B_1、维生素 B_{12} 不足有关，补充 B 族维生素(包括维生素 B_1、维生素 B_2、维生素 PP、维生素 B_{12} 等)可改善糖尿病老年人神经系统并发症；另外，补充维生素 C 可防止微血管病变，供给足够的维生素 A 可以弥补糖尿病

Note

老年人难以将胡萝卜素转化为维生素 A 的缺陷。

糖尿病老年人应认识到从天然来源食物和均衡饮食中获得维生素以达到每日需要量的重要性。尚无明确证据表明无维生素缺乏的糖尿病老年人大量补充维生素会产生代谢益处，因此，不推荐此类老年人常规大剂量补充维生素；但对长期食物或营养素摄入不足的糖尿病老年人，每天补充复合无机盐和维生素可能有益。

（六）充足的矿物质

锌与胰岛素的合成、分泌、储存、降解、生物活性及抗原性有关，缺锌时胰腺的 β 细胞内锌的浓度下降，胰岛素合成减少。三价铬是人体必需的微量元素，其复合物在人体内被称作“葡萄糖耐量因子”，有利于改善糖耐量。因此，应保证矿物质的供给量满足机体需要，适当增加钾、镁、钙、铬、锌等元素的供给。但应限制钠盐摄入，以防止和减轻高血压、高脂血症、动脉硬化和肾功能不全等并发症。

（七）丰富的膳食纤维

膳食纤维是植物性食物的一部分，是不被人体消化的一大类糖类物质，对人体有着显著的健康益处。膳食纤维具有较好的防治糖尿病的作用，能有效改善糖代谢，降血压、降血脂和防止便秘等，老年 2 型糖尿病患者应进食能量密度高且富含膳食纤维、低 GI 的食物。

糖尿病老年人膳食纤维摄入可高于健康成人推荐摄入量，推荐 25～30 g/d 或 10～14 g/1000 kcal。含膳食纤维丰富的食物，包括燕麦、玉米、小米、黑米、黑面、糙米等粗粮，韭菜、芹菜等蔬菜，蘑菇、海带等菌藻类食物，水果类，魔芋制品、琼脂、果胶等。常见食物中膳食纤维含量见表 6-3。

表 6-3　常见食物中膳食纤维含量　（单位：g/100 g）

食物名称	总膳食纤维	食物名称	总膳食纤维
大麦	70.0	榛子	6.4
玉米（去胚）	5.3	花生	8.0
燕麦	22.2	芝麻	15.4
大米	1.3	核桃	3.8
苹果	2.0	龙须菜	2.1
香蕉	1.7	竹笋	1.5
葡萄	1.2	绿豆芽	1.2
猕猴桃	3.4	圆白菜	1.8
橙子	1.8	胡萝卜	2.4
桃子	1.9	菜花	1.8
梨子	3.0	芹菜	1.5
草莓	2.2	香葱	3.2
大豆	15.0	茄子	2.9
杏仁	11.2	韭菜	2.9
腰果	6.0	玉米（甜）	3.2

（八）餐次分配比例

糖尿病饮食能量餐次分配比例很重要。根据血糖升高时间、尿糖升高时间、用药时间和病情是否稳定等情况，结合老年人饮食习惯合理分配餐次，尽可能少食多餐，定时、定量，可按早、午、晚各占 1/3，或 1/5、2/5、2/5 的能量比例分配。口服降糖药或注射胰岛素后易出现低血糖的老年人，可在三顿正餐之间加餐2～3 次，糖尿病一日参考食谱见表 6-4。

表 6-4　糖尿病一日参考食谱

早餐	牛奶(牛乳 250 mL),鸡蛋(煮鸡蛋 50 g),蔬菜(黄瓜 150 g),荞麦馒头(苦荞麦粉 10 g,小麦粉标准粉 40 g)
午餐	杂粮米饭(稻米 50 g),清蒸鳜鱼(鳜鱼 75 g,小白菜 100 g),清炒莴笋叶(莴笋叶 150 g),菜籽油 13 g
加餐	苹果 100 g
晚餐	杂粮米饭(稻米 50 g),番茄烩肉(猪肉 75 g,番茄 150 g),上汤娃娃菜(大白菜 150 g),菜籽油 12 g
加餐	苹果 100 g
小计	能量:75 kcal　蛋白质:68.14 g 脂肪:49.33 g　碳水化合物:201.1 g

二、慢性肾病饮食

患有慢性肾病(chronic kidney disease,CKD)的老年人易出现代谢紊乱,营养治疗是慢性肾病综合治疗的重要组成部分,对非透析治疗的老年人更是如此。通过合理调整能量及营养素的配比,延缓CKD进展和肾功能恶化,减少因营养不良导致的死亡危险。

(一) 优质、适宜蛋白质

低蛋白膳食是CKD非透析老年人营养治疗的主要方法,是指在保证足够能量摄入的前提下,限制膳食中的蛋白质,同时补充或不补充必需氨基酸/酮酸的膳食治疗方法。与非老年人相比,老年人肾脏的退行性变使其肾损害的进展速度更快,因此采用低蛋白饮食治疗对CKD老年人尤为重要。此种饮食的原则是摄入低蛋白,维持机体接近正常生理功能的需要,防止过多的含氮化合物在体内积聚,其他营养素供给尽量满足机体需要。

CKD老年人的蛋白质需要量应根据病情随时调整(表6-5)。待病情好转后逐渐增加摄入量,否则不利于康复。在限量蛋白质范围内,以富含必需氨基酸的高生物价的优质蛋白质食物为主要来源,使其达到蛋白质总量的1/2以上。

表 6-5　慢性肾病蛋白质摄入控制一览表

	类别	分期	蛋白质/(g/(kg • d))	酮酸/(g/(kg • d))	其他元素
透析前	非糖尿病肾病	CKD1/2 期	0.8	—	维生素 叶酸 磷<800 mg/d
		CKD3 期	0.6	0.12	
		CKD4/5 期	0.4 (如老年人可以耐受)	0.2	
	糖尿病肾病	显性蛋白尿	0.8	—	
		当肾小球滤过率(GFR)开始下降	0.6	0.12	
透析后	维持性血液透析		1.2	0.12	维生素 叶酸 铁
	维持性腹膜透析		1.2～1.3	—	

应尽量选择含必需氨基酸丰富的食物,如蛋、乳、瘦肉类等。此外,已有一些研究提示,大豆蛋白具有降低肾小球滤过率、保护肾脏功能的作用,其改善脂代谢作用也优于动物蛋白,不过仍需以严格限制蛋白质摄入量为前提,在限量范围内选用。

(二) 充足能量

充足能量供给能节省蛋白质的消耗,使有限的蛋白质更好地被利用,以减少机体组织的分解。60岁或以上的CKD老年人能量摄入为30～35 kcal/(kg • d),肥胖的糖尿病肾病老年人需再适当减量,高龄卧床老年人也需酌情减少。

为摄入足够的能量，用含植物蛋白质极低的麦淀粉或其他淀粉全部或部分代替大米、面粉等主食。以满足能量的需要，将节约下来的蛋白质用高生物价的蛋白质食物代替，以提高膳食中必需氨基酸的供给量，降低非必需氨基酸摄入量。若进食量无法满足机体需求，可选择口服营养制剂或进行肠外营养补充。

（三）碳水化合物和脂肪

因蛋白质摄入受限，过量脂肪摄入又会加重老年人的血脂代谢紊乱，需增加碳水化合物的摄入以保证老年人的能量供给。其来源以复合糖为主，尽量避免单糖的摄入，减少对糖和脂肪代谢的影响。

适量的脂肪摄入对控制老年人血脂水平，防止动脉硬化，防止肾小球硬化有益。脂肪供能占总能量的25%～35%，脂肪中多不饱和脂肪酸、单不饱和脂肪酸与饱和脂肪酸之比应为1∶1∶1，其中饱和脂肪酸不应超过1/3。烹调应多用植物油，膳食中可适当增加鱼类食物。

（四）充足的矿物质和维生素

供给充足的蔬菜和水果，以满足机体对维生素和矿物质的需要。其供给量应根据病情变化作调整，如高血压的老年人应适当控制钠的供给量。

（五）合理的烹调方法

低蛋白质膳食与正常膳食存在一定差异，往往不易引起老年人食欲，加上病情及心理的影响，食欲普遍较差，因此在食物烹饪方面更需注意色、香、味、形及多样化。

（六）食物的选择

1. 宜用食物 可选择食糖（如白糖、红糖和冰糖）、植物油及藕粉、粉条、粉丝等低蛋白质的淀粉类食物。谷类食物蛋白质含量为6%～11%，且为非优质蛋白质，根据蛋白质的摄入量标准应适当限量使用。

2. 忌（少）用食物 含蛋白质丰富的食物，如豆类、蛋、乳、肉类等。但为了适当供给优质蛋白质，可在蛋白质限量范围内，适当选用蛋、乳、瘦肉、鱼、大豆及豆制品等。

三、心血管疾病饮食

膳食营养（dietary nutrition）是影响心血管病病的主要因素之一，医学营养治疗也是心血管疾病综合防治的重要措施之一。医学营养治疗和治疗性生活方式改变作为二级预防的措施之一，能降低冠心病的发生率和病死率。

心血管疾病营养治疗的目的是控制血脂、血压、血糖和体重，降低心血管疾病危险因素，同时增加保护因素。心血管疾病老年人在药物治疗开始前，就应进行饮食治疗干预，并在整个用药期间持续进行膳食营养干预，以便提高疗效。

心血管疾病营养治疗的总原则一般包括食物多样化、粗细搭配、平衡膳食等。科学合理的膳食有助于降低心血管疾病的发病风险。

（一）控制总能量摄入

总能量摄入要与机体活动相平衡，保持健康体重。控制肥胖症是减少心血管疾病发病率和病死率的一个关键因素。

（二）多选择复合碳水化合物

膳食中碳水化合物的数量和种类对血脂水平有较大的影响。若碳水化合物的摄入超过了生理需要量，易引起血浆甘油三酯含量升高，从而增加冠心病的危险性，同时还可伴有较低的HDL水平。碳水化合物应占总能量的50%～60%，添加糖（指额外加入食品中的单糖和双糖、蜂蜜、糖浆、果汁的天然糖分等）应低于总能量的10%，增加全粒谷物的摄入可减少心血管疾病发生的风险。因此，要多选用复合碳水化合物，多吃粗粮，粗细搭配，少食单糖、蔗糖和甜食。限制含单糖、双糖高的食品，如甜点、各种糖果、冰淇淋、巧克力、蜂蜜等。

（三）提高植物蛋白质摄入

蛋白质应占总能量的10%～15%，建议增加鱼类蛋白质的摄入，减少来源于肉类的蛋白质。36个

Note

国家的研究数据显示，吃鱼可以降低各种死亡危险及心血管疾病的病死率。38个临床研究结果显示，在未患冠心病的人群中，每日摄入47 g大豆蛋白可以使血中总胆固醇下降9%，低密度脂蛋白下降13%。

（四）控制脂肪和胆固醇摄入

心血管疾病宜采用低脂肪、低饱和脂肪酸的膳食。以膳食中脂肪摄入量占总能量的20%～25%为宜。调整膳食脂肪酸的比例，其中饱和脂肪酸应少于总能量的10%，单不饱和脂肪酸和多不饱和脂肪酸可各占总能量的10%。建议每周食用鱼类不少于2次，素食者可通过摄入亚麻籽油和坚果获取α-亚麻酸，减少肥肉、奶油食品摄入，尽量少用椰子油和棕榈油，以减少饱和脂肪酸的摄入。

富含胆固醇的食物同时也富含饱和脂肪酸，应减少摄入，每日不超过300 mg。限制富含胆固醇的动物性食物摄入，如肥肉、动物内脏、蟹黄、鱼子和脑组织等。应减少反式脂肪酸的摄入，少吃人造黄油、油炸食品、糕点等。

（五）保证充足的膳食纤维、维生素和矿物质

减少含钠食物的摄入，包括味精、豆瓣酱、腌制品、调味品等食物中的钠盐，每日食盐控制在5 g以内。《中国心力衰竭诊断和治疗指南》建议，对于心衰急性发作伴有容量负荷过重的老年人，钠盐摄入少于2 g/d。可选用高钾低钠盐（肾功能不全者慎用）。适当增加钾的摄入，可通过增加新鲜蔬菜、水果和薯类的摄入获得，每日新鲜蔬菜摄入量应达到300～500 g，水果200～350 g。此外，镁对缺血性心肌有良好的保护作用，膳食中应有一定的镁，主要从富含镁的食物如有色蔬菜、肉、水产品、豆制品等中获取。膳食纤维能明显降低胆固醇，因此要多摄入含膳食纤维高的食物，如粗杂粮、蔬菜和水果等。

（六）饮酒

虽然有充分证据表明，适量饮酒可以降低发生冠心病的风险，但不建议任何人因预防心脏病而考虑开始饮酒或频繁饮酒。建议成年男性饮用酒精量≤25 g/d，成年女性饮用酒精量≤15 g/d。酒精量(g)＝饮酒量(mL)×酒精含量(V/V) ×0.8(g/mL)，其中酒精含量就是我们常说的酒的度数。

四、胃切除术后饮食

胃全切或部分切除术后，因胃容积缩小，大量食物快速进入肠道，又未经胃肠液混合稀释而呈高渗性，大量细胞外液进入大肠腔，引起循环血容量骤然减小，出现倾倒综合征。餐后倾倒综合征可通过调整膳食中碳水化合物的含量及进食方法来预防或治疗，即限碳水化合物饮食，是一种限制碳水化合物类型及含量的膳食。此种饮食也适用于幽门括约肌手术后。在症状的早期，如及时调整膳食内容，病情较易控制。

（一）调整膳食成分

膳食原则应为低碳水化合物、高蛋白质、中等脂肪量。碳水化合物应以复合糖类为主，忌用单糖浓缩甜食，如甜点、饮料、糖果、巧克力等。

（二）少食多餐，循序渐进

术后饮食应有一个逐渐适应的过程，餐次安排上要注意少食多餐，避免胃肠中蓄积过多；根据老年人的病情及耐受情况，进食量由稀到稠、由少到多，细嚼慢咽。

术后初期只能进食无精制糖、低碳水化合物的流质膳食，进餐后20～30 min内应平卧，流质饮食尽量减少糖类的摄入，可选择蒸鸡蛋、鸡汤、豆腐脑、稠米汤等。适应数日后，若无症状发生，可过渡为以固态食物为主，三次主餐避免液体类食物，干稀分开，加餐时再适当摄入汤类食物。

（三）根据病情及时调整膳食

由于手术创伤、机体分解代谢增加，应补充优质蛋白质和足够能量以促进机体组织的修复。根据患者康复情况逐渐增加膳食中碳水化合物含量。但合并心血管疾病、高脂血症、肾病或尿毒症的老年人，其膳食中的蛋白质、脂肪含量和食物的选择应慎重。术后应注意避免食用含高胆固醇、高饱和脂肪酸的

Note

食物，防止出现高脂血症。

（四）食物的选择

1. 可选食物 包括不加糖的乳类、蛋类、细软肉类、新鲜水果、切碎的蔬菜，各种油脂类、适量精细谷类。但多数老年人由于饮食习惯对乳类不能耐受，可以不选。

2. 忌（少）选食物 包括各种加糖的甜食、果汁、饮料、酒类、蜂蜜、果酱等。

老年人是慢性阻塞性肺疾病（COPD）的高发人群，因长期的慢性呼吸困难、反复发生的肺部感染及营养不良而严重影响老年人的日常生活，甚至危及生命。有1/4以上的COPD稳定期老年人，体重低于理想体重。研究证实，营养支持可以提高COPD老年人的呼吸肌肌力及耐力、改善呼吸功能、预防急性发作；而对于急性期老年人，则有益于控制感染、纠正呼吸衰竭、降低致残/病死率。

五、能量需求

老年人每日总能量的需求应考虑基础能量消耗、活动及疾病等因素。有研究结果表明，为老年人提供适当能量（热量为每日所需总能量的90%～110%）可获得正氮平衡，研究中为老年人提供的能量分别占每日所需总能量的68.3%和136.5%，即低热量组和高热量组的代谢状况均为负氮平衡。根据COPD老年人的特点，能量应该在1天之中少量多次给予，以避免食欲下降和高能量负荷所致的通气需要量增加。

（一）蛋白质

由于COPD老年人蛋白质分解代谢亢进，为促进合成代谢应供给充足的蛋白质，蛋白质摄入量应达到1.2～1.5 g/(kg·d)，以优质蛋白质为主，危重老年人可增加到1.5～2.0 g/(kg·d)以刺激蛋白质的合成，其中谷氨酰胺可提供氮质，参与细胞核酸和蛋白质的合成代谢，促进黏膜细胞更新再生。

（二）脂肪

脂肪的呼吸商在三大营养物质中最低，高脂饮食可能会减少CO_2的生成，但Talpers于1992年研究发现，在总能量固定的情况下（1.3×REE），碳水化合物和脂肪的比例并不影响CO_2的产生，只有当总能量>1.5×REE时，CO_2产生量的增加才有显著差异。对于COPD老年人避免摄入过高的非蛋白质能量最重要。

此外，脂肪过高会加重消化道的负担引发消化不良，因此对COPD稳定期的老年人脂肪供能应占全日总能量的20%～30%。应激状态管饲营养时，脂肪供给量可相应增加，以40%～50%为宜，可添加中链脂肪酸，只有少数天然食物含有中链脂肪酸，如椰子油、棕榈油等，以提高脂肪的代谢率及利用率。

（三）碳水化合物

碳水化合物呼吸商最高，故碳水化合物不宜供给过高，稳定期可占总能量的50%～60%，而在应激状态下应占40%以下，因为碳水化合物可导致或加重体内CO_2潴留，使呼吸困难症状加重，加剧呼吸衰竭。

（四）维生素和矿物质

COPD老年人多存在各种维生素和矿物质的缺乏，应注意补充。维生素C和维生素E具有明确的抗氧化作用，锌、铜、镁和磷都参与机体抗氧化防御系统，特别是磷的补充容易被忽视。

六、肿瘤患者饮食

老年人是恶性肿瘤的多发人群，有报道指出，80%～90%的肿瘤与环境因素有关，其中又以饮食因素居首位。尽管在抗肿瘤治疗期间的营养干预效果不如因良性疾病导致营养不良者，却也成为不可缺少的综合治疗措施之一。罹患肿瘤老年人营养支持的目的是改善生理功能和生活质量，具体包括预防和治疗营养低下/恶病质、提高抗肿瘤治疗的依从性、控制抗肿瘤治疗的某些不良反应。罹患肿瘤老年人与一般肿瘤人群的营养支持措施相差不大。

Note

（一）适宜、充足的能量

适宜的能量摄入，能够维持老年人体重，预防肌肉衰减综合征的发生。要依据病情、老年人基础代谢状况、生理指标等情况进行个体化评估，以确定适宜的目标能量。一般来说，卧床老年人能量需要量为20～25 kcal/(kg·d)，有活动能力的老年人为25～30 kcal/(kg·d)。

（二）充足的蛋白质

老年人有效摄入量减少，加上各种治疗对机体正常组织造成不同程度的损伤，损伤组织的修复需要大量蛋白质。因此，蛋白质供给量要充足，尤其要提高优质蛋白质摄入量。《中国肿瘤营养治疗指南(2015)》建议蛋白质供给量为1～1.5 g/(kg·d)，严重消耗者为1.5～2 g/(kg·d)。

（三）碳水化合物

碳水化合物的结构和生理功能多样，其健康效应也有较大差别。精制糖摄入过多易造成肥胖、胰岛素抵抗、机体氧化应激、内分泌紊乱及免疫功能障碍，进而导致某些肿瘤的发生。研究发现，过量摄入高血糖指数/血糖负荷的食物可增加肿瘤发生的风险。而功能性寡糖（如菊粉、低聚壳糖、低聚果糖、大豆低聚糖等）、膳食纤维、活性多糖作为肿瘤的保护因子，能够积极预防并在一定程度上遏制肿瘤的发生发展，适量摄入膳食纤维(25～35 g/d)，有利于预防结肠癌和乳腺癌等多种肿瘤的发生。

（四）脂肪

很多恶性肿瘤的发生都与动物性脂肪摄入过多有关。脂肪供给量要适量，其中饱和脂肪酸、单不饱和脂肪酸与多不饱和脂肪酸的比例应为1∶1∶1。

（五）维生素和矿物质

很多恶性肿瘤的发生都与机体某些维生素和矿物质的缺乏密切相关。应根据实验室检测结果，及时予以补充和调整。若膳食调整不能满足需要，可给予相应膳食补充剂，保证肿瘤老年人摄入足够的维生素和矿物质。

（六）预防肿瘤的主要措施

肿瘤重在预防，膳食和营养是预防肿瘤的重要因素。世界癌症研究基金会(WCRF)和美国癌症研究学会(AICR)出版的《膳食、营养与肿瘤预防》提出了14条膳食建议。

(1) 选择富含各种蔬菜、水果和豆类的植物性膳食，并食用粗粮。

(2) 避免体重过低或过高，整个成人期的体重增加限制在5 kg以内。

(3) 坚持适当的体力活动。如果工作时缺少体力活动，应每日进行快步行走或类似运动。

(4) 每日多吃蔬菜和水果，目标为400～800 g。

(5) 每日摄入多种谷类、豆、根茎类食物，目标为600～800 g，并尽量多吃粗加工的谷类。

(6) 建议不饮酒。如果饮酒，则男性每日限制在2杯以内，女性限制在1杯以内(1杯酒相当于250 mL啤酒或100 mL葡萄酒或25 mL白酒)。

(7) 控制肉类摄入量，特别是红肉，应限制在每日80 g以内。最好选择鱼、禽肉取代红肉（牛、羊、猪肉）。

(8) 限制脂肪含量高，特别是动物性脂肪含量高的食物。选用植物油，特别是单不饱和脂肪酸含量高、氧化程度低的油。

(9) 少吃腌制食物，盐的每日消耗量应少于6 g(约一茶匙)。

(10) 不要食用在常温下存放时间过长、可能受真菌毒素污染的食物。

(11) 易腐烂食物应用冷藏或其他适宜方法保存。

(12) 食品中的添加剂、污染物及残留物水平低于国家规定的限量即是安全的，但乱用或使用不当可能影响健康。

(13) 注意食物烹调方式，不吃烧焦的食物，直接在火上烧烤的鱼或肉、腌肉及熏肉只能偶尔食用，烹调最好煮、蒸、炒而不要烤、炸、熏。

Note

(14) 食物中的各种营养素和其他成分结合起来可以抵御癌症。大多数人应该能够从饮食中获取所需的多种营养素。最后，尽管吸烟不是膳食的一部分，但是任何预防癌症的膳食建议都应强调“不吸烟”。

步骤三 用展览会法进行展示。

步骤四 全班分4组，2组为经口进食老年人照护，2组为特殊进食(任选两种)老年人照护，制作营养方案的学习海报。

步骤五 小组讨论，写下学生小王和张大爷之间，饮食配方咨询对话。

步骤六 根据小组讨论结果，练习角色扮演，分配角色。

步骤七 在全班展示，角色扮演。其他同学观察并指出优缺点。

步骤八 在全班讨论，改变饮食对张大爷的意义。

步骤九 将全班分为4组。每个组从老年人饮食类型中选择一个饮食类型完成。最后，小组口头向全班展示他们的成果。

步骤十 独立完成以下进食方案。

(郑敏娜　王艳华)

老年人饮食照护任务自我检测单三

单元标题	老年人饮食照护			任课教师	
班级		学号		姓名	
学习情境	周爷爷，男，78岁，已退休，身高170 cm，体重90 kg，曾多次在本病房住院。此次因夜间卫生间灯光较暗、地面有水而滑倒致头皮血肿入院。既往患有冠心病、高血压病、糖尿病、高尿酸血症、高脂血症。平日食欲较好，食量较大，因行动不便，极少活动。请结合周爷爷的身体状况，分析常见疾病的老年人饮食类型			学习时间	
老年人饮食方案	糖尿病饮食：				
	慢性肾病饮食：				
	心血管疾病饮食：				
	胃切除术后饮食：				
	慢性阻塞性肺疾病饮食：				
	肿瘤患者饮食：				
	糖尿病一日参考食谱：				

Note

续表

单元标题	老年人饮食照护	任课教师	
单元学习内容总结			

（董莲诗）

任务四　老年人经口进食照护

情境导入 6-4

李爷爷，78岁。4年前因脑病小脑萎缩，长期处于卧床状态，生活完全不能自理，不能自主吞咽，需要照护人员将食物、药物粉碎调理成流质状经鼻饲管帮助进食、进饮、进药。又到午餐时刻，需要通过鼻饲管帮助李爷爷进食混合奶150 mL。指导老师安排小王为李爷爷制订饮食方案，并协助其进食。

【任务实施】

步骤一　阅读资料，获得老年人经口进食照护的知识和技术。

步骤二　设计老年人经口进食方案，并协助老年人进食和进水。

【任务内容分析】

老年人经口进食照护与老年人的营养状况和身体健康密切相关。照护不当会造成老年人食物摄入不足、营养不良、进食过程中发生呛咳误吸、引起肺部感染等。老年人根据身体状况不同经口进食方式也不同，应根据老年人身体评估结果进行科学照护，避免因进食引发相关疾病危害老年人身体健康，最终达到提高老年人生活质量的目的（表6-6）。

表6-6　评估内容及照护要点

评估内容	照护要点
老年人完成该项目的能力	
老年人失能程度	失能老年人协助床上进食 半失能老年人协助在餐桌旁进食或自行进食
老年人上肢功能	上肢功能良好者尽量鼓励自行进食 上肢功能障碍者协助进食
老年人配合程度	拒绝进食的老年人，应先与其进行沟通，了解拒绝进食的原因，对症处理，取得同意后方可进食，禁止强行喂食
老年人的口腔情况	
有无活动性义齿	有活动性义齿者进餐前佩戴义齿，进餐后将义齿取下清洗干净
口腔有无破溃	口腔破溃严重者，避免进食刺激性食物，可采用吸管进食流食，进食后漱口，清洁口腔

Note

续表

评估内容	照护要点
实施经口进食技术的相关因素	
进食环境	环境清洁、整齐、美观、安静，空气清新，光线适宜，进食前协助排便、洗手、清洁口腔
食物温度	温热(38～42 ℃)
食物种类和形态	软食、干净、清淡、无骨无刺，种类齐全，搭配合理
进餐时间及进餐量	根据老年人用餐习惯合理安排一日三餐，每餐以八九分饱为度
老年人的饮食需求及兴趣	满足老年人的饮食需求，促进老年人食欲
老年人进食体位	进餐时取坐位或半坐位，体位要舒适
喂饭速度和喂食量	老年人咀嚼、吞咽、消化功能减弱，进食宜细嚼慢咽，照护者喂食速度要慢，每次喂食适量(喂食量为汤勺 1/3，以便咀嚼和吞咽)，避免呛咳、误吸发生
照护者的仪表及情绪	照护者着装整洁，洗净双手，态度和蔼，面带微笑
照护者对老年人进食照护技术相关知识的掌握	发生呛咳误吸时，立即停止进食，将老年人头偏向一侧，用示指裹上毛巾或布块伸进口腔将食物掏干净，或用吸引器吸净，必要时送医院救治

【操作任务实施】

一、失能老年人经口进食技术

失能老年人经口进食技术的操作步骤见表 6-7。

表 6-7 失能老年人经口进食技术的操作步骤

操作步骤	内容
操作前	
1. 评估与沟通	
(1) 评估	评估环境：环境清洁，温湿度适宜，无异味
	评估老年人：病情、吞咽反射情况
	评估食物：食物种类、软硬度、温度符合老年人的饮食习惯
(2) 沟通	向老年人说明进食时间和本次进食食物，询问有无特殊要求
安全风险点	烫伤、噎食、呛咳、食物反流、食管黏膜损伤、跌倒、坠床、异物卡喉(鱼刺、花生米)
风险环节	未测温、喂食方法不当(速度、量、顺序)、体位不当(餐前、餐后)、保护措施不当、未剔除食物中的异物
2. 准备	
(1) 老年人准备	询问老年人进食前是否需要大小便，根据需要协助排便，协助老年人洗净双手

Note

续表

操作步骤	内　　容	
(2) 物品准备	餐盘、勺子、筷子、温热食物、餐巾纸、水杯、围裙、可调节高度的餐桌	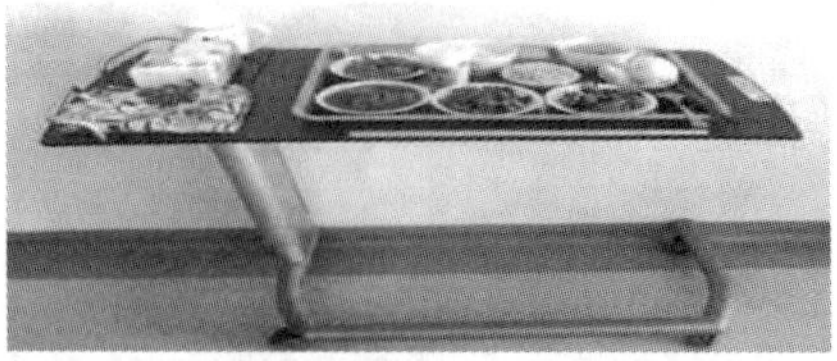
操作中		
1. 沟通	照护人员向老年人解释操作的目的，进食时需要配合的动作等，取得老年人的配合	
2. 操作	拉起两侧床挡，摇高床头，将枕头垫于背部，协助老年人取坐位或半坐位	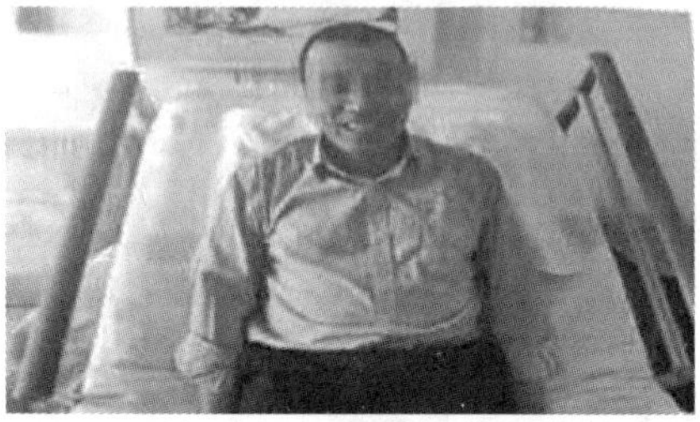
	将围裙围于老年人胸前，调节餐桌高度与老年人肘关节平齐，固定餐桌	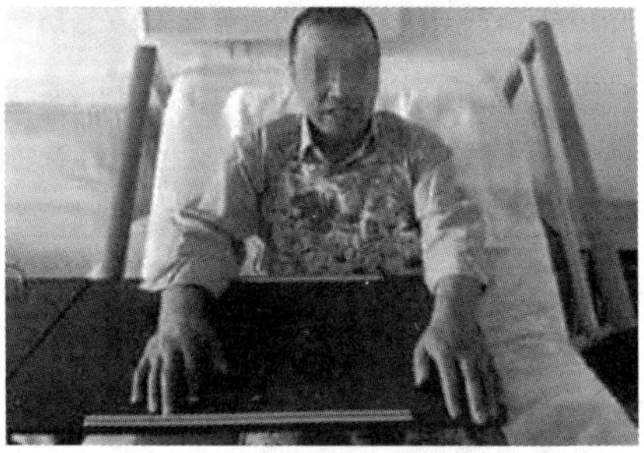
	将洁净餐具及温热食物放在餐桌上，准备进餐	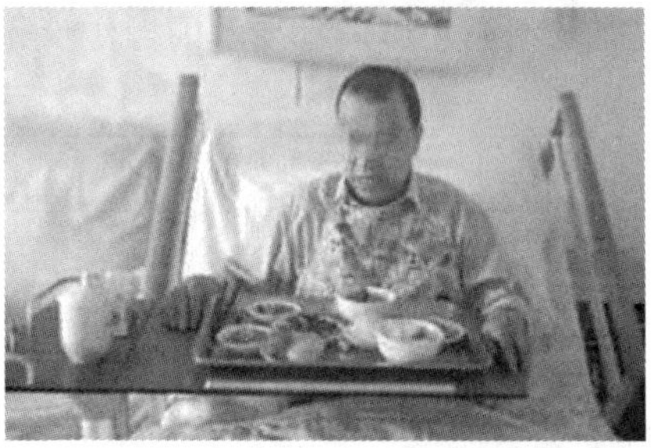
	测试饭菜温度，协助老年人进餐。根据老年人的饮食习惯进行喂食。每次喂食适量，固体和液体饭菜轮流喂食，掌握喂食速度（每次食物吞咽完全），与老年人互相配合，缓慢进食，避免呛食、噎食的发生，并适当饮水。进餐时，观察有无恶心、呕吐、呛咳、吞咽障碍等情况	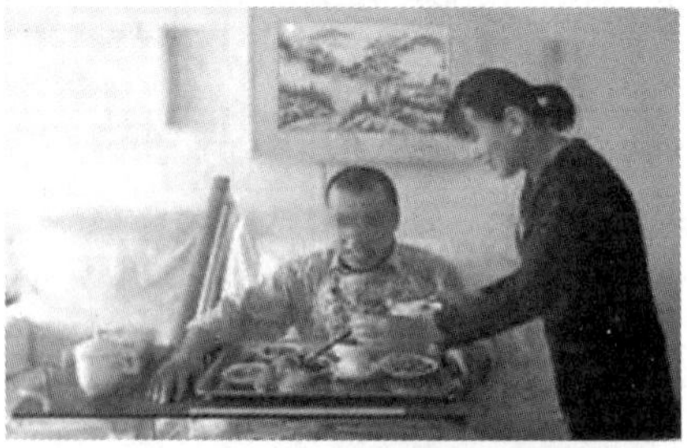
	进食后撤去餐盘，协助老年人漱口，用餐巾纸擦净嘴角	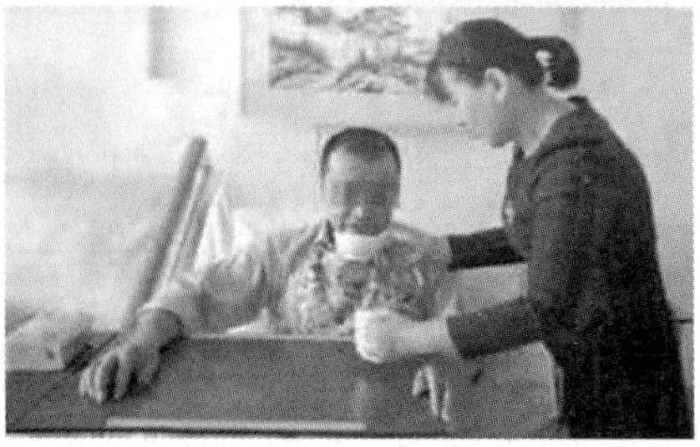

Note

续表

操作步骤	内容	
2.操作	进餐完毕将围裙取下，协助老年人保持坐位 30 min，整理用物	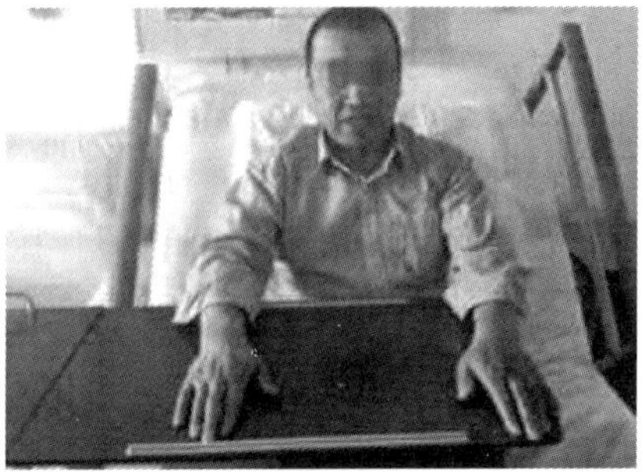
3.健康教育	(1) 告知老年人正确进食方法 (2) 失能老年人运动量相对较小或长期卧床，感知觉退化，食物温度适中，进食前可测试食物温度 (3) 对吞咽障碍的老年人不可催促，应指导其缓慢进食，或将食物打碎呈糊状，易于吞咽 (4) 对失能老年人应加强心理护理，尽量满足其饮食需求 (5) 照护者要加强与老年人沟通，了解老年人的饮食习惯和身体状况 (6) 根据老年人身体情况，采取合适的进餐姿势，尽量取坐位或半坐位 (7) 老年人进食过程中要细嚼慢咽，以免发生呛咳。如发生呛咳，应立即停止进食，给予叩背 (8) 进食过程中出现恶心，应立即停止进食，可鼓励老年人深呼吸，询问有无其他不适，及时就医 (9) 进食过程中发生呕吐，应立即停止进食，将头偏向一侧，防止呕吐物进入气管，尽快清除呕吐物，更换衣服；给予漱口或口腔护理；观察呕吐物的性质、颜色、量和气味，测生命体征，及时就医 (10) 做好记录，评价老年人的进食情况是否达到营养需求 (11) 创造良好的进餐环境，饭前 30 min 开窗通风，保证空气新鲜，协助老年人洗手、漱口，提醒老年人做好就餐准备 (12) 协助卧床老年人进餐时，照护者要耐心细致，态度和蔼，动作轻柔，面带微笑，使老年人心情愉快，提高老年人的就餐欲望	

步骤三 以小组为单位，练习为失能老年人经口进食技术。

步骤四 每小组进行为失能老年人经口进食技术展示，其他小组观察操作过程，指出操作过程中存在的问题。

(董莲诗 郑敏娜)

二、半失能老年人经口进食技术

步骤一 以小组为单位，阅读以下资料，讨论半失能老年人经口进食技术(表 6-8)。

表 6-8 半失能老年人经口进食技术操作步骤

操作步骤	内容
操作前	
1.评估与沟通	
(1) 评估	评估环境：环境清洁，温湿度适宜，无异味
	评估老年人：病情、吞咽反射情况
	评估食物：食物种类、软硬度、温度符合老年人的饮食习惯
(2) 沟通	向老年人说明进食时间和本次进食食物，询问有无特殊要求
安全风险点	烫伤、噎食、呛咳、食物反流、食管黏膜损伤、跌倒、坠床、异物卡喉(鱼刺、花生米)

Note

续表

操作步骤	内容	
风险环节	未测温、喂食方法不当(速度、量、顺序)、体位不当(餐前、餐后)、保护措施不当、未剔除食物中的异物	
	2.准备	
(1) 老年人准备	询问老年人进食前是否需要大小便,根据需要协助排便,协助老年人洗净双手	
(2) 用物准备	餐盘、勺子、筷子、温热食物、餐巾纸、水杯、围裙、可调节高度的餐桌、带扶手的餐椅	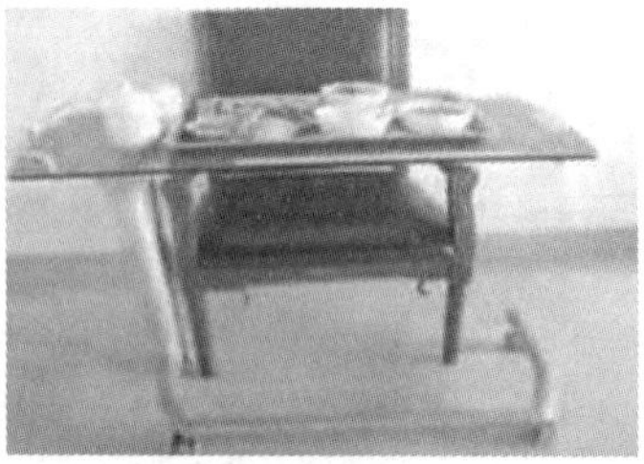
	操作中	
(1) 协助经口进食技术	①协助老年人坐于餐椅上,双腿自然下垂,双脚分开踩地	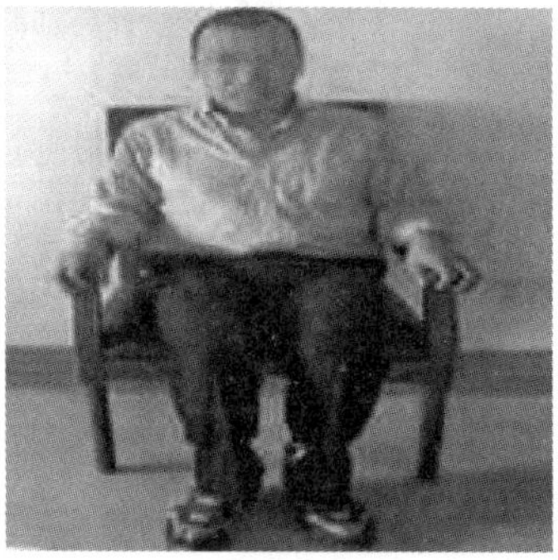
	②将围裙围在老年人胸前,调节餐桌高度与老年人肘关节平齐,固定餐桌	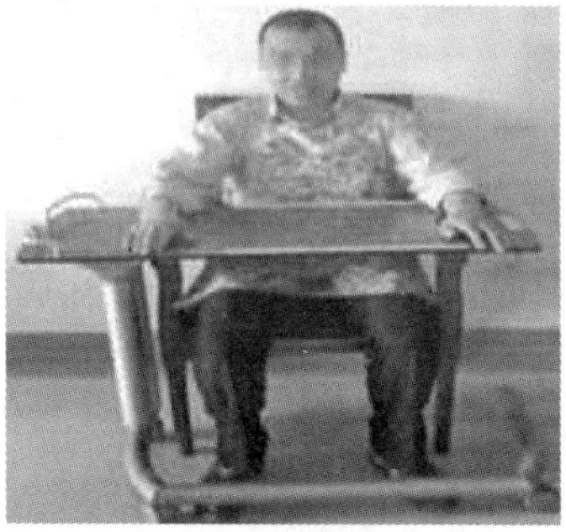
	③自行进餐:将准备好的洁净餐具及温热食物放在餐桌上,尽量保证老年人自己进餐,必要时给予协助,食物餐具放在老年人易取放的位置,叮嘱老年人细嚼慢咽,有助于消化吸收	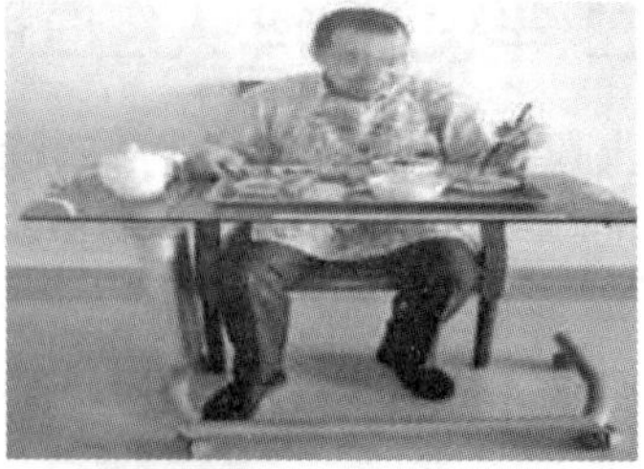
	④协助进餐:对于视力障碍能自己进食的老年人,照护人员将盛装温热食物的餐碗放入老年人的手中(确认食物的位置),再将汤匙递到老年人手中,告知食物的种类,叮嘱老年人缓慢进食。进食带有骨头的食物,要特别告知小心进食,进食鱼类要先协助剔除鱼刺。若老年人要求自己进食,可按时钟平面图放置食物,并告知方位、名称,有利于老年人按顺序摄取	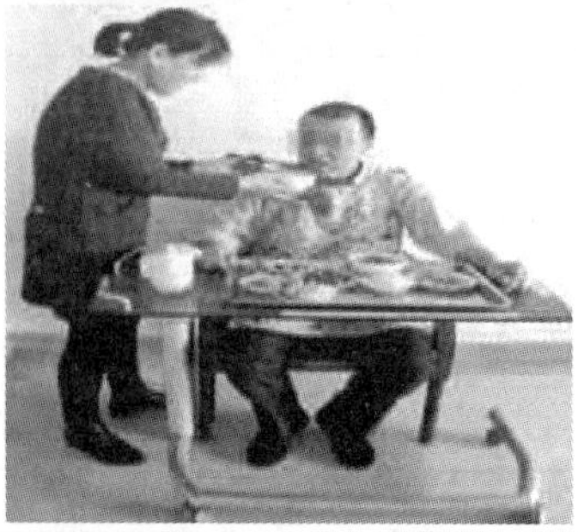

Note

续表

操作步骤	内容	
(2) 进餐后	进食完毕撤去餐具，协助老年人漱口、洗手，保持坐位 30 min，整理用物	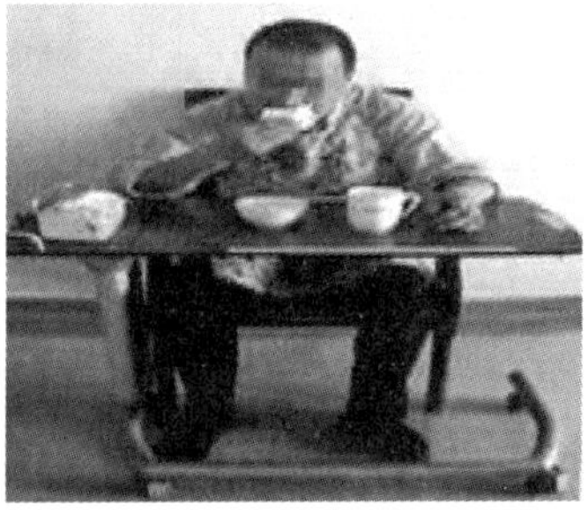
(3) 健康教育	①进食宜以清淡为主，多食绿色蔬菜、豆制品，忌喝浓茶、浓咖啡、烈酒，食物应温热不烫嘴，缓慢进食 ②老年人进食过程中注意力要集中，不要边进食边说话，要细嚼慢咽，以免发生呛咳。如发生呛咳，应立即停止进食，给予叩背 ③进食过程中出现恶心，应立即停止进食，可鼓励老年人深呼吸，询问有无其他不适，及时就医 ④进食过程中发生呕吐，立即停止进食，观察呕吐物的性质、颜色、量和气味，测量生命体征，及时就医 ⑤创造良好的进餐环境，饭前半小时开窗通风，保证空气新鲜，督促或协助老年人洗手、漱口，提醒老年人做好就餐准备，使其精神放松，提高食欲 ⑥做好记录，评价老年人的进食情况是否达到营养需求	

步骤二 请同学们根据学习和讨论的结果，进行练习。

步骤三 每小组进行为半失能老年人经口进食技术展示，其他小组观察操作过程，指出操作过程中存在的问题。

（董莲诗　王艳华）

三、饮水照护

步骤一 请同学们以小组为单位，阅读以下资料，讨论半失能老年人经口饮水照护技术（表 6-9）。

表 6-9 老年人经口饮水照护的操作步骤

操作步骤	操作内容
操作前	
1. 评估与沟通	
(1) 评估	①评估环境：环境清洁，温湿度适宜，无异味 ②评估老年人：病情、吞咽反射情况
(2) 沟通	提醒老年人饮水并询问有无特殊要求
安全风险点	烫伤、呛咳、跌倒、坠床
风险环节	未测温、喂水方法不对（速度、量、顺序）、体位不当（餐前、餐后）、保护措施不当
2. 准备	
(1) 照护人员准备	服装整洁，洗净双手

Note

续表

操作步骤	操作内容
（2）老年人准备	协助老年人取坐位或半坐位，洗净双手
（3）物品准备	茶杯或小水壶盛装 1/2～2/3 满的温开水（触及杯壁时温热不烫手），准备吸管、汤匙及小毛巾
操作中	
（1）沟通	照护人员向老年人解释操作的目的，饮水时需要配合的动作等，取得老年人的配合
（2）摆放体位	协助老年人取安全、舒适可操作体位（如轮椅坐位、床上坐位、半坐位、侧卧位或平卧位等），面部侧向照护人员
（3）测试水温	将小毛巾围在老年人颌下，前臂试水温（以不烫手为宜） 开水晾温后再递交到老年人手中或进行喂水，防止发生烫伤
（4）协助饮水	两种情况
	①能够自己饮水的老年人：鼓励手持水杯或借助吸管饮水，叮嘱老年人饮水时身体坐直或稍前倾，小口饮用，以免呛咳。出现呛咳，应稍事休息再饮用。老年人饮水后不能立即平卧。饮水过程宜慢，防止反流发生呛咳、误吸
	②不能自理的老年人：喂水时可借助吸管饮水；使用汤匙喂水时，水盛装汤匙的 1/2～2/3 为宜，见老年人下咽后再喂下一口，不宜太急 对不能自理的老年人每日分次定时喂水
操作后	整理用物，将水杯或水壶放回原处
	洗手
	根据老年人病情需要，记录老年人饮水次数和饮水量

步骤二 两组中各一人，结合成 AB 两人组，互相介绍各自的进食、饮水方案，并在必要时纠正。

步骤三 分组为张大爷提出饮食建议，并在全班讨论上比较你的结论。

步骤四 请同学们根据学习和讨论的结果，进行练习。

步骤五 每小组进行为半失能老年人经口饮水照护展示，其他小组观察操作过程，指出操作过程中存在的问题。

（董莲诗　郑敏娜）

任务五　特殊进食照护

情境导入 6-5

2017 中德合作试点班学生，在寒假期间到老年照护机构进行课间实习，在实习过程中，遇到脑血栓后遗症的张爷爷，张爷爷已经无法自己进食，每天需要通过鼻饲获取营养，维持生命。指导老师让同学们为张爷爷制订饮食方案，并协助老年人进食。

【任务实施】

步骤一 以小组为单位，阅读以下资料，讨论特殊进食照护技术（表 6-10）。

Note

表 6-10 老年人特殊进食照护技术操作步骤

<table>
<tr><th>操作步骤</th><th colspan="2">操作内容</th></tr>
<tr><td colspan="3">操作前</td></tr>
<tr><td colspan="3">1. 评估与沟通</td></tr>
<tr><td>(1) 评估</td><td colspan="2">评估环境:清洁、安静、舒适、安全、光线充足,适合操作
评估老年人:评估老年人的意识状态、自理能力及身体状况,鼻饲饮食种类,鼻饲饮食时有无腹泻、便秘的情况等</td></tr>
<tr><td>(2) 沟通</td><td>对于能够有效沟通的老年人,照护人员应询问老年人床号、姓名,并向老年人讲解即将进食鼻饲的饮食种类和量,以取得老年人的配合
对于不能进行有效沟通的老年人,应核对老年人的房间号、床号、床头卡姓名、鼻饲饮食种类和量</td><td>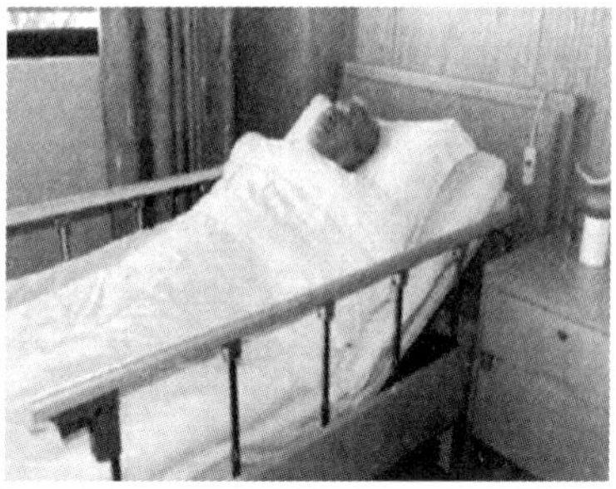</td></tr>
<tr><td>安全风险点</td><td colspan="2">烫伤、误吸、坠床、食物反流、呛咳、感染、胃胀气</td></tr>
<tr><td>风险环节</td><td colspan="2">未测温、未确定胃管在胃内、推注方法不对(速度、量、空气)、保护措施不当、体位不当(前后 30 min)、院内感染控制措施不到位(胃管、手、灌注器、食物)</td></tr>
<tr><td colspan="3">2. 准备</td></tr>
<tr><td>(1) 老年人准备</td><td colspan="2">取舒适卧位(半坐位或右侧卧位),戴眼镜或有义齿者取下,妥善放置</td></tr>
<tr><td>(2) 物品准备</td><td>灌注器(或注射器)、毛巾、鼻饲饮食、温水、别针、皮筋或小线、纱布</td><td>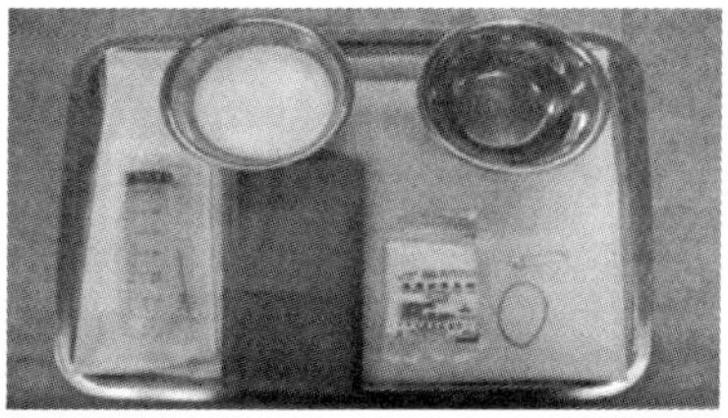</td></tr>
<tr><td colspan="3">操作中</td></tr>
<tr><td>1. 沟通</td><td colspan="2">对于能够有效沟通的老年人,照护人员向老年人解释操作的目的、鼻饲时需要配合的动作等,取得老年人的配合</td></tr>
<tr><td rowspan="3">2. 摆放体位</td><td colspan="2">根据老年人身体情况,协助其摆放舒适的体位</td></tr>
<tr><td colspan="2">(1) 对于上半身功能较好的老年人,照护人员应协助老年人采用坐位或半坐位;对于平卧的老年人,照护人员应将床头摇高或使用软枕垫起,使其与床水平线成 30°角</td></tr>
<tr><td>(2) 在老年人的颌下垫毛巾或治疗巾</td><td>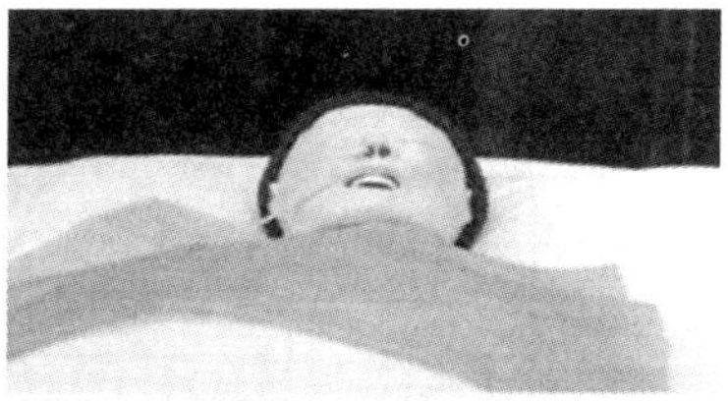</td></tr>
</table>

续表

操 作 步 骤	操 作 内 容
3. 鼻饲管检查	为确保老年人鼻饲饮食安全，每次鼻饲饮食前必须进行以下检查
	（1）检查鼻饲管。首先应检查鼻饲管固定是否完好，插入的长度是否与鼻饲管标记的长度一致，如发现有管路滑脱，应立即通知医护人员处理
	（2）检查鼻饲管是否在胃内。打开胃管末端盖帽，将灌注器的乳头与胃管末端连接并进行抽吸，有胃液或胃内容物被抽出，表明胃管在胃内。推回胃液或胃内容物，盖好胃管末端盖帽
4. 进行鼻饲	测试鼻饲饮食的温度（38～40 ℃），照护人员应将鼻饲饮食少量滴在自己的手腕部，以感觉温热、不烫手为宜
	照护人员用灌注器从水杯中抽取 20 mL 温开水，连接胃管向老年人胃内缓慢灌注，再盖好胃管末端盖帽。以确定胃管是否通畅，同时可以使老年人管腔润滑、刺激胃液分泌
	照护人员抽吸鼻饲饮食（每次每管 50 mL），在水杯中轻沾灌注器乳头部分，涮下外壁鼻饲饮食残渣，打开胃管盖帽并连接，缓慢推注，灌食速度以老年人喂食的反应及食物的浓度而定，一般用抬高和降低灌注器来调节，并随时观察老年人的反应。速度为 10～13 mL/min。灌注后立即盖好胃管盖帽，再次抽吸鼻饲饮食，同法至鼻饲饮食全部推注完毕 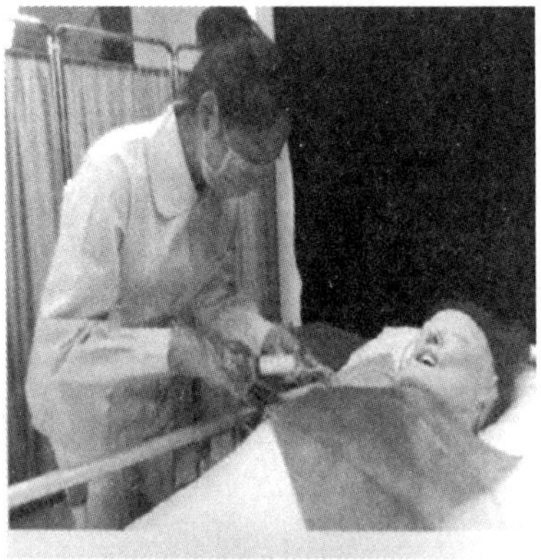
	每次鼻饲量不应超过 200 mL，推注时间以 15～20 min 为宜，两次鼻饲之间间隔不少于 2 h 鼻饲饮食完毕，照护人员用灌注器抽取 30～50 mL 温开水缓慢注入，冲净胃管内壁食物残渣，防止食物残渣堵塞鼻饲管，盖好鼻饲管盖帽 叮嘱并协助老年人进食后保持体位 30 min 再卧床休息，这样有利于食物的消化与吸收，以防喂食后食物反流引发的误吸
	老年人鼻饲过程中若出现胃灼热、呕吐等情况，应立即停止鼻饲并立即通知医护人员处理 为防止鼻饲管堵塞，从鼻饲给药物时，应将药物研碎，溶解后再灌入 鼻饲饮食应现用现配，未用完的鼻饲饮食放冰箱保存，24 h 内用完。禁止鼻饲变质或疑似变质的食物
操作后	撤下毛巾，整理床单，清洗用物，将灌注器在流动水下清洗干净，开水浸泡消毒后放入碗内 注射器、灌注器用后及时清洗，保持干净
	上面覆盖纱布备用。灌注器更换频率为每周 1 次，预防消化道疾病发生
	准确记录鼻饲时间和鼻饲量。重点观察老年人鼻饲后有无腹胀、腹泻等不适症状并记录

步骤二 请同学们根据学习和讨论的结果，进行练习。

步骤三 每小组进行特殊进食照护技术展示，其他小组观察操作过程，指出操作过程中存在的问题。

（董莲诗　王艳华）

项目七　老年人排泄照护

任务一　协助老年人如厕

学习目标

能力目标

能协助老年人正常如厕。

知识目标

掌握：老年人排泄异常的观察方法和护理方法。

了解：排泄的定义，老年人胃肠活动及排泄功能。

素质目标

在协助老年人如厕时，对老年人态度和蔼，动作轻柔，老年人愿意配合。

情境导入 7-1

小王在老年照护机构实习，看见新入园的叶爷爷，75 岁，轻度失智老年人，能自行走路，因大小便失控，白天叶爷爷经常有尿裤子的现象，夜间使用纸尿裤，来到老年照护机构后，经照护人员观察、了解叶爷爷生活习惯后，定期提醒、引导叶爷爷如厕，养成早餐后大便习惯，经过一段时间训练后，叶爷爷尿裤子现象明显减少，叶爷爷舒适度及自尊感增强。现在叶爷爷已经吃完早餐，请帮助叶爷爷如厕。

【任务实施】

步骤一　阅读情景内容，4～6 人为一组，讨论本次课学习任务，进行任务分解。

步骤二　学生根据个人任务查阅资料，进行资料收集。可以采用卡片法、划线法收集信息。获得协助老年人如厕的内容和相应的技术。

步骤三　找到协助老年人如厕照护评估要点、照护要点。

步骤四　请同学们阅读以下资料，每个小组用思维导图分析协助老年人如厕的内容，用到的技术。

【任务内容分析】

一、排泄的定义

排泄是机体将新陈代谢的产物和机体不需要或过剩的物质排出体外的生理活动过程。排泄(excretion)是维持生命的必要条件。人只有通过排泄才能将机体新陈代谢的产物及废物排出体外，维持身体内环境的协调平衡。老年人自理能力下降，机体功能减弱或疾病等原因均可导致老年人排泄功

Note

能障碍。养老护理员根据老年人身体状况，协助其采取适宜的排泄体位、方法，可减轻排泄时的不便和痛苦。

二、老年人胃肠活动及排泄功能

胃具有储存食物，使之形成食糜的作用。食物入胃 5 min 后，胃开始蠕动，蠕动波从贲门开始向幽门方向进行，每分钟约 3 次。胃的蠕动一方面可使食物与胃液充分混合，有利于消化；另一方面可以搅拌和粉碎食物，并不断地将食糜推向十二指肠。在消化过程中，排空的速度与食物成分和形状有关。一般而言，流食比固体食物排空快，颗粒小的食物比大块食物排空快，糖类食物排空最快，蛋白质食物其次，脂肪食物最慢。混合食物由胃完全排空一般需 4～6 h。

排泄途径有皮肤、呼吸道、消化道及泌尿道，而消化道和泌尿道是最主要的排泄途径，即排便和排尿。排便是反射动作，当粪便充满直肠刺激肠壁感受器，冲动传入初级排便中枢，同时上传至大脑皮层而产生便意。若环境许可，大脑皮层即发出冲动使排便中枢兴奋增强，产生排便反射，使乙状结肠和直肠收缩，肛门括约肌舒张，同时还须有识意地先深吸气，声门关闭，增强胸腔压力，膈肌下降、腹肌收缩，增强腹内压力，促进粪便排出体外。排尿是尿液在肾脏生成后经输尿管而暂储于膀胱中，储存到一定量后，一次性通过尿道排出体外的过程。排尿是受中枢神经系统控制的复杂反射活动。

三、老年人排泄异常的观察

1. 排便异常的观察

（1）便秘：正常的排便形态改变，排便次数减少，每周少于 2 次。排便困难，粪便过干过硬。触诊腹部较硬实且紧张，有时可触及包块，肛诊可触及粪块。

（2）粪便嵌顿：老年人有排便冲动，腹部胀痛，直肠肛门疼痛，肛门处有少量液化的粪便涌出，但不能排出粪便。

（3）腹泻：腹痛、肠痉挛、疲乏、恶心、呕吐、肠鸣、有急于排便的需要和难以控制的感觉。粪便松散或呈液体样。

（4）排便失禁：老年人不自主地排出粪便。

（5）肠胀气：老年人表现为腹部膨隆，叩诊呈鼓音、腹胀、痉挛性疼痛、呃逆、肛门排气过多。当肠胀气压迫膈肌和胸腔时，可出现气急和呼吸困难。

2. 排尿异常的观察

（1）尿失禁：膀胱括约肌丧失排尿控制能力，使尿液不自主地流出。

（2）尿潴留：膀胱内潴留大量的尿液而不能自主排出，主要表现为下腹胀满、排尿困难、耻骨上膨隆、扪及囊性包块，叩诊为浊音。

四、老年人排泄异常的护理

1. 老年人便秘的护理

（1）评估老年人便秘的原因。

（2）多食含纤维素的食物，有利于增强肠蠕动，促进大便排出。

（3）适当增加饮水量。每日清晨饮 1 杯淡盐水，可促进肠蠕动，保持胃肠道足量的水分，软化粪便，有利于大便的排泄。

（4）在体力允许的情况下，指导老年人做适量的体育活动，可提高排便肌的收缩力。

（5）每天起床前和入睡前进行顺时针腹部按摩，增强肠蠕动。

（6）遵医嘱服用缓泻剂或采用灌肠法，必要时采用人工取便法。

（7）养成定时排便的习惯。

（8）做好老年人的心理护理，缓解因曾经有过排便不畅经历而引发的思想顾虑和心理负担，放松身心。

Note

2. 老年人粪便嵌顿的护理

(1) 评估老年人粪便嵌顿的原因。

(2) 关闭门窗,注意保暖。屏风遮挡,保护隐私。

(3) 使用栓剂、缓泻剂,必要时给予灌肠。

(4) 老年人感觉大便在肛门外,在灌肠无效时可遵医嘱执行人工取便。操作中注意观察老年人表现,如有面色苍白、呼吸急促、心悸、头昏等现象,需立即停止操作。

3. 老年人腹泻的护理

(1) 评估老年人腹泻的原因,采取针对性的护理措施。

(2) 膳食调理,酌情给予清淡的流质或半流质食物,避免摄入油腻、辛辣、高纤维食物。严重腹泻时可暂时禁食。鼓励老年人饮水,以免脱水。

(3) 腹泻严重时,口服补液盐或遵医嘱静脉补充水、电解质。

(4) 每次便后用温水洗净肛门周围及阴部皮肤,保持皮肤清洁干燥。必要时,肛门周围涂搽软膏加以保护。

(5) 卧床老年人发生腹泻时注意观察骶骨部皮肤变化,预防压疮的发生。

(6) 密切观察病情,记录排便的性质、次数等,必要时留取标本送检。

4. 老年人排便失禁的护理

(1) 处理粪便时,屏风遮挡,保护隐私。

(2) 经常用温水洗净肛门周围及臀部皮肤,保持皮肤清洁。肛门周围涂搽软膏以保护皮肤,避免潮湿刺激引发感染。

(3) 帮助老年人重建控制排便的能力。了解老年人排便时间,掌握规律,定时使用便器,促使老年人按时自己排便;与医生协调定时用导泻栓剂或灌肠,以刺激定时排便;教会老年人进行肛门括约肌及盆底部肌肉收缩锻炼。

(4) 观察并记录排便的量、性质。遵医嘱静脉补充水、电解质,预防脱水及电解质紊乱。

5. 老年人肠胀气的护理

(1) 指导老年人养成细嚼慢咽的良好饮食习惯。

(2) 鼓励老年人适当活动。

(3) 轻微胀气时,可行腹部热敷、腹部按摩或针刺疗法。严重胀气时,遵医嘱给予药物治疗或行肛管排气。

(4) 做好心理护理,进行健康教育,少食产气的食物,如豆类、产气饮料。饮水时避免吞入大量空气。

6. 尿失禁的护理方法

(1) 保持皮肤清洁干燥,经常清洗会阴部皮肤,勤换衣裤、床单、衬垫等。

(2) 根据老年人的身体情况进行膀胱功能训练。定时使用便器,建立规则的排尿习惯,促进排尿功能的恢复。使用便器时,用手按压膀胱,协助排尿。

(3) 做好心理护理,尊重老年人,给予安慰和鼓励。

7. 尿潴留的护理方法

(1) 安慰老年人,缓解焦虑和紧张情绪。

(2) 用热毛巾或热水袋敷老年人的腹部促进排尿。

(3) 用按摩老年人腹部的方法促进排尿。

(4) 使用措施诱导排尿,如听流水声,或用温水冲洗会阴。各种措施均无效的情况下,可根据医嘱导尿。

步骤五 每个小组将本小组的思维导图用展览会法进行展示。

步骤六 阅读正常如厕的操作步骤。

(董莲诗 肖靖琼)

五、操作任务实施

协助老年人正常如厕的操作步骤见表 7-1。

表 7-1 协助老年人正常如厕

<table>
<tr><th colspan="2">操作步骤</th><th>操作内容</th></tr>
<tr><td colspan="2">操作前评估</td><td>①环境评估:环境整洁,温湿度适宜
②养老护理员评估:服装整洁,洗净双手
③物品评估:卫生间设有坐便器及扶手设施、卫生纸,必要时床旁备坐便椅</td></tr>
<tr><td rowspan="6">操作中</td><td>沟通</td><td>询问老年人是否需要排便,根据老年人自理程度采取轮椅推行或搀扶方式</td></tr>
<tr><td rowspan="4">协助如厕</td><td>养老护理员使用轮椅推行或搀扶老年人进入卫生间,协助其转身面对养老护理员,双手扶住坐便器旁的扶手</td></tr>
<tr><td>养老护理员一手搂抱老年人腋下(或腰部),另一手协助老年人(或老年人自己)脱下裤子。双手环抱老年人腋下,协助老年人缓慢坐于坐便器上,双手扶稳扶手进行排便</td></tr>
<tr><td>老年人排便后自己擦净肛门或身体前倾由养老护理员协助用卫生纸擦净肛门。老年人自己借助卫生间扶手支撑身体(或养老护理员协助老年人)起身,老年人自己(或养老护理员协助)穿好裤子。按压坐便器开关冲水</td></tr>
<tr><td>能采取坐位但行走不便的老年人,养老护理员可协助其在床旁使用坐便椅排便,方法同上</td></tr>
<tr><td>整理</td><td>养老护理员使用轮椅推行或搀扶老年人回房间休息,卫生间开窗通风或开启抽风设备清除异味,之后将其关闭。协助老年人使用坐便椅排便后,倾倒污物,清洗消毒便盆,晾干备用</td></tr>
<tr><td colspan="2">操作后确认</td><td>①房间靠近卫生间,方便老年人如厕
②卫生间设有坐便器并安装扶手,方便老年人坐下和站起
③卫生用品放在老年人伸手可以使取的位置
④保持卫生间地面整洁,无水渍,以免老年人滑倒</td></tr>
</table>

步骤七 请和全班同学一起讨论,在护理叶爷爷时需要注意哪些问题。

步骤八 找到协助老年人如厕操作的安全风险。

步骤九 小组讨论,分析哪些操作环节会导致相应的安全风险。

步骤十 请评估协助老年人如厕的物品,并完成协助老年人如厕操作。

(董莲诗　肖靖琼)

任务二　协助卧床老年人使用便盆及尿壶排泄

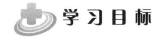

学习目标

能力目标

能协助卧床老年人使用便器排便。

知识目标

了解影响排便的环境因素,床上应用的便器种类。

熟悉协助老年人养成规律排便习惯的方法。

素质目标

能够保护老年人的隐私，老年人愿意配合。

情境导入 7-2

小王在养老机构实习过程中，遇到王爷爷，73 岁，失能老年人，意识清醒，能控制大小便，能与他人进行沟通。王爷爷因不能下床，照护人员为王爷爷准备了接尿壶和大便器，让王爷爷在床上能解决大小便，增强了王爷爷的舒适度。现在王爷爷要求照护人员帮助其在床上使用便器大小便。请协助王爷爷进行床上排便。

【任务实施】

步骤一 阅读情景内容，4～6 人为一组，讨论分析本次课学习任务，进行任务分解。

步骤二 根据个人任务查阅资料，进行资料收集。可以采用二人耳语法收集信息。获得协助老年人床上排便的内容和相应的技术。

步骤三 找出协助老年人床上使用便盆、尿壶的照护评估要点、照护要点。

步骤四 阅读以下资料，每个小组用思维导图分析协助老年人床上排便照护的内容、用到的技术。

【任务内容分析】

一、影响排便的环境因素

环境是影响排便的因素之一，嘈杂、异味等会使老年人情绪紧张，因此应为老年人创造一个独立、隐蔽、安静、无异味的宽松环境。能够行走和坐轮椅的老年人可到卫生间使用坐便器排便，舒适且安全，有利于顺利排便。卧床的老年人使用便盆排便时，应注意使用屏风或轨道拉帘遮挡，创造独立空间，并且便后及时清理，并开窗通风。

二、协助老年人养成规律排便习惯

符合生理要求的排便时间应该是在早起或早餐后。食物经过一昼夜的消化、吸收，形成粪便储存的乙状结肠，清晨起床后稍事活动易产生排便反射。若清晨起床后饮用一杯温水，不但有利于清洗肠胃，还可以促进胃肠道蠕动，从而产生便意，此时排便较为顺畅。另外在早餐后，胃肠道活动增强，也可引起胃肠蠕动促进排便。帮助老年人养成晨起规律排便的习惯，有利老年人健康规律的生活。

三、床上使用的便器种类

卧床老年人常用的便器是使盆及尿壶，如图 7-1 和图 7-2 所示。便器大多采用塑料及不锈钢材质，塑料材质的便器轻便且价格低廉，便于更换；不锈钢材质的便器可采用高温方法进行消毒，经久耐用。

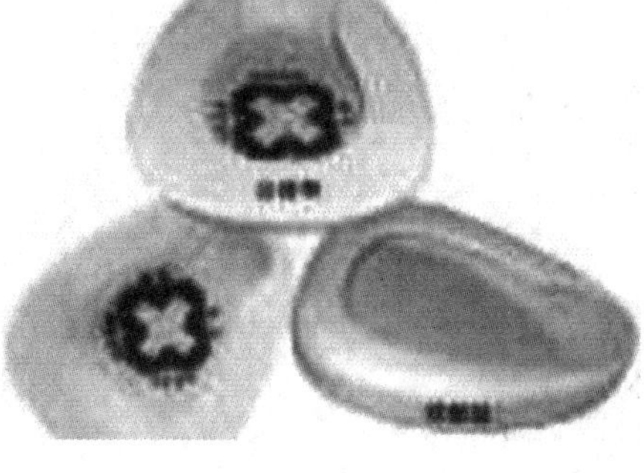

图 7-1 便盆

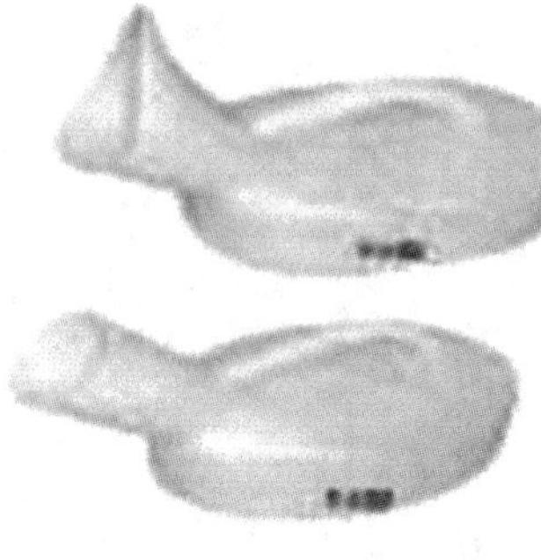

图 7-2 尿壶

步骤五 每个小组将本小组的思维导图进行展示。

步骤六 阅读协助卧床老年人使用便盆的操作步骤。

四、操作任务实施

（一）协助卧床老年人使用便盆

协助卧床老年人使用便盆的操作步骤见表 7-2。

表 7-2　协助卧床老年人使用便盆的操作步骤

操作步骤		操作内容
操作前评估		①环境评估：环境整洁，温湿度适宜。关闭门窗，必要时用屏风遮挡 ②养老护理员评估：服装整洁，洗净并温暖双手。必要时戴口罩 ③物品评估：便盆、一次性护理垫、卫生纸、屏风。必要时备温水、水盆、毛巾
操作中	沟通	询问老年人是否有便意，提醒老年人定时排便
	仰卧位旋转便盆法	仰卧位旋转便盆法。养老护理员协助老年人取仰卧位，掀开下身盖被折向远侧，协助其脱下裤子至膝部。叮嘱老年人配合屈膝抬高臀部，同时一手托起老年人的臀部，另一手将一次性护理垫垫于老年人的臀部，另一手将便盆放置于老年人的臀下（便盆窄口朝向足部）。为防止老年人排尿溅湿盖被，可在会阴上部覆盖一张一次性护理垫，为老年人盖好盖被
		仰卧位放置便盆如图所示 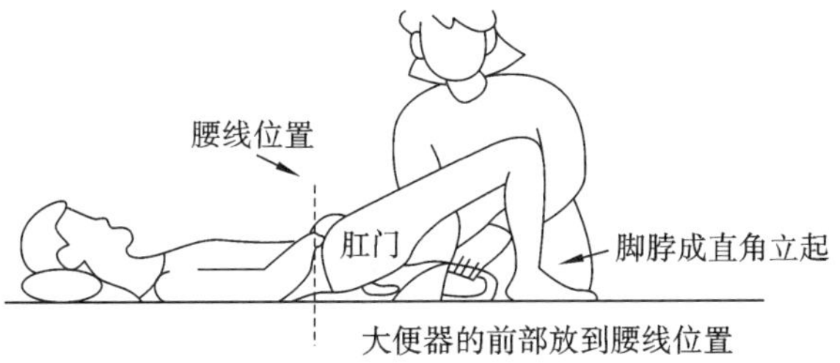
		养老护理员将老年人裤子脱至膝部，双手扶住老年人的肩部及髋部翻转身体，使老年人面向自己呈侧卧位，掀开下身盖被折向自己一侧，暴露臀部，将一次性护理垫垫于老年人腰及臀下，再将便盆扣于老年人臀部（便盆窄口朝向足部），协助老年人恢复平卧位。在会阴上覆盖一张一次性护理垫。为老年人盖好盖被
	撤去便盆	老年人排便后，养老护理员一手扶稳便盆一侧，另一手协助老年人侧卧，取出便盆放于地上。取卫生纸为老年人擦净肛门。必要时用温水清洗肛门及会阴部并擦干。撤去一次性护理垫
	整理	协助老年人取舒适卧位，穿好裤子，整理床单位。必要时协助老年人洗手。开窗通风。观察、倾倒粪便。冲洗、消毒便盆，晾干备用
操作后确认		①使用便盆前检查便盆是否洁净完好 ②协助老年人排便，避免长时间暴露老年人身体，导致老年人受凉 ③便盆及时倾倒并清洗消毒，避免污渍附着 ④为老年人旋转便盆时不可硬塞，以免损伤其皮肤

步骤七　请和全班同学一起讨论，在护理王爷爷时需要注意哪些问题。

步骤八　请评估协助卧床老年人排便的用物，并完成协助卧床老年人排便操作。

（董莲诗　肖靖琼）

Note

（二）协助卧床老年人使用尿壶

步骤一 请同学们阅读协助卧床老年人使用尿壶的操作步骤（表 7-3）。

表 7-3 协助卧床老年人使用尿壶的操作步骤

操作步骤		操作内容
操作前评估		①环境评估：环境整洁，温湿度适宜。关闭门窗，必要时用屏风遮挡 ②养老护理员评估：服装整洁，洗净并温暖双手 ③物品评估：尿壶（男、女）、一次性护理垫、卫生纸。必要时备温水、水盆、毛巾
操作中	沟通	询问老年人是否有尿意
	为老年女性放置尿壶	养老护理员协助老年女性取仰卧位，掀开下身盖被折向远侧，协助其脱下裤子至膝部
		叮嘱老年人配合，屈膝抬高臀部，同时一手托起老年人的臀部，另一手将一次性护理垫垫于老年人臀部下
		叮嘱老年人屈膝，双腿呈八字分开，养老护理员手持尿壶，将开口边缘贴紧阴部，盖好盖被
	为老年男性放置尿壶	协助老年男性面向养老护理员取侧卧位，双膝并拢，将阴茎插入尿壶接尿口，用手握住尿壶把手固定，盖好被子
	整理	老年人排尿后，养老护理员撤下尿壶。用卫生纸擦干老年人会阴部，必要时，养老护理员为老年人清洗或擦拭会阴部。撤去一次性护理垫，协助老年人穿好裤子，整理床单位，必要时协助老年人洗手。开窗通风，观察、倾去尿液，冲洗尿壶，晾干备用
操作后确认		①老年女性使用尿壶时，应注意确定贴紧会阴部，以免漏尿打湿床单位 ②接尿时避免长时间暴露老年人身体，导致受凉 ③尿壶及时倾倒并清洗消毒，减少异味及尿渍附着

步骤二 请和全班同学一起讨论，在护理王爷爷时需要注意哪些问题。

步骤三 请评估协助卧床老年人排便的用物，并完成协助卧床老年人排便操作。

（董莲诗 肖靖琼）

任务三 为老年人更换尿垫、纸尿裤

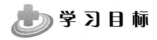

学习目标

能力目标

能为老年人更换一次性尿垫、纸尿裤。

知识目标

掌握：尿失禁老年人的照护方法。

熟悉：老年人尿失禁分类。

了解：尿垫、纸尿裤的种类和适用范围。

素质目标

1. 在更换过程中，注意保护老年人的隐私。
2. 操作时对老年人态度和蔼，动作轻柔，老年人愿意配合。

Note

情境导入 7-3

陈奶奶，75 岁，失智老年人，不能控制大小便且排便后不自知。陈奶奶卧床时需要使用尿垫，带教老师带着实习生小王每天定时过来照护陈奶奶，发现尿垫已渗湿，准备为陈奶奶更换尿垫，请为陈奶奶进行纸尿裤/尿垫的更换。

【任务实施】

步骤一 以“耳语二人小组”的方式讨论，如何才能让陈奶奶舒服一些。

步骤二 思考为什么尿失禁是禁忌话题，试想一下，中国有多少尿失禁患者，然后在网上找到确切的数据，把结果贴到黑板上。

步骤三 请在书中找到并阅读关于尿失禁类型的内容，然后两人一组对不同尿失禁类型的原因和症状绘制表格。

步骤四 两人一组在书中找到并阅读尿失禁的康复措施及缓解尿失禁的各种医用产品。

步骤五 以小组为单位进行讨论，你会向陈奶奶推荐什么康复措施及缓解尿失禁的产品。

步骤六 找到协助老年人更换纸尿裤的照护评估要点、照护要点。

步骤七 阅读以下资料，每个小组用思维导图分析更换纸尿裤的照护的内容和用到的技术。

【任务内容分析】

一、尿垫、纸尿裤的种类及适用范围

1. 尿垫 常见的尿垫多为一次性尿垫，尿垫适用于完全卧床，或伴有痴呆、意识不清及尿失禁的老年人。

2. 纸尿裤 成人纸尿裤适用于能够行走、坐轮椅、卧床躁动不安，伴有尿失禁、尿滴沥的老年人。

二、尿失禁的定义

尿失禁是指老年人的膀胱括约肌不受意识控制，而不由自主地排出尿液的现象。

三、老年人尿失禁分类

老年人尿失禁根据临床表现可分为充溢性尿失禁、无阻力性尿失禁、反射性尿失禁、急迫性尿失禁及压力性尿失禁五类。

1. 充溢性尿失禁 充溢性尿失禁是由于下尿路有较严重的机械性或功能性梗阻引起尿潴留，当膀胱内压上升到一定程度并超过尿道阻力时，尿液不断地自尿道中滴出。引发充溢性尿失禁最主要的原因是老年性前列腺肥大及尿道结石、尿道狭窄、尿道的恶性病变等。

2. 无阻力性尿失禁 无阻力性尿失禁是由于尿道阻力完全丧失，膀胱内不能储存尿液，老年人在站立时尿液全部由尿道流出。

3. 反射性尿失禁 反射性尿失禁是由完全的上运动神经元病变引起，排尿依靠脊髓反射，老年人不自主地间歇排尿(间歇性尿失禁)，排尿没有感觉。

4. 急迫性尿失禁 急迫性尿失禁是膀胱过度活动症的表现，或是膀胱肌肉紧张过度和尿道括约肌的合作不当所引起的尿频、尿急等症状，多发生在中风患者身上。

5. 压力性尿失禁 压力性尿失禁是当腹压增加时(如咳嗽、打喷嚏、上楼梯或跑步时)即有尿液自尿道流出。引起这类尿失禁的病因很复杂，需要进行详细检查。

四、老年人尿失禁的照护

(1) 观察生命体征，观察小便的颜色、性质、量并记录。

(2) 保持皮肤的清洁干燥，便后使用温水擦拭或清洗会阴部，减少尿液对局部皮肤的刺激，勤换衣裤、床单，防止皮肤受损。

Note

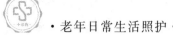

(3) 鼓励老年人多饮水能够促进排尿反射,预防泌尿系统感染。

(4) 进行膀胱功能训练,定时使用便器,建立规则的排尿习惯,促进排尿功能的恢复。初始白天每隔 1～2 h 使用便器一次,夜间每隔 4 h 使用便器一次。以后逐渐延长间隔时间,以促进排尿功能恢复。使用便器时,可用手按压膀胱,协助排尿。

(5) 做好心理护理,帮助老年人树立重新控制排尿的信心,积极配合治疗和护理。

步骤八 每个小组将本小组的思维导图用展览会法进行展示。

步骤九 阅读为老年人更换尿垫的操作步骤。

五、操作任务实施

(一) 为老年人更换一次性尿垫(尿布)

为老年人更换一次性尿垫(尿布)的操作步骤见表 7-4。

表 7-4 为老年人更换一次性尿垫(尿布)的操作步骤

操作步骤		操作内容
操作前评估		①环境评估:环境整洁,温湿度适宜。关闭门窗,必要时用屏风遮挡 ②养老护理员评估:服装整洁,洗净并温暖双手。必要时戴口罩 ③物品评估:一次性尿垫(尿布)、屏风、水盆、温热毛巾
操作中	沟通	查看并向老年人解释需要更换一次性尿垫(尿布),以取得合作
	更换尿垫	养老护理员将水盆、毛巾放在床旁座椅上
		掀开老年人下身盖被,双手分别扶住老年人的肩部、髋部翻转其身体呈侧卧位,将身下污染的一次性尿垫(尿布)向侧卧方向折叠,取温湿毛巾擦拭会阴部;观察老年人会阴部及臀部皮肤情况
		将清洁的一次性尿垫(尿布)一半平铺,一半卷起,翻转老年人身体呈平卧位,撤下污染的一次性尿垫(尿布)放入专用污物桶
		整理、拉平清洁的一次性尿垫(尿布),盖好盖被
	整理	养老护理员整理老年人床单,开窗通风。清洗毛巾,刷洗水盆。尿布需要集中清洗消毒,晾干备用
操作后确认		①定时查看一次性尿垫(尿布)浸湿情况,根据一次性尿垫(尿布)吸收锁水的能力进行更换,防止发生尿布疹及压疮 ②更换一次性尿垫(尿布)时,动作轻柔,避免老年人受凉 ③为老年人更换一次性尿垫(尿布)时应使用温热毛巾擦拭或清洗会阴部,减轻异味,保持局部清洁干燥 ④当老年人患有传染性疾病时,一次性尿垫应放入医用黄色垃圾袋,作为医用垃圾集中回收处理

步骤十 请和全班同学一起讨论,在护理陈奶奶时需要注意哪些问题。

步骤十一 请评估为老年人更换尿垫,并完成为老年人更换尿垫操作。

(二) 为老年人更换纸尿裤

步骤一 阅读为老年人更换纸尿裤的操作步骤(表 7-5)。

Note

表 7-5 为老年人更换纸尿裤的操作步骤

操作步骤		操作内容
操作前评估		①环境评估：环境整洁，温湿度适宜。关闭门窗，必要时用屏风遮挡 ②养老护理员评估：服装整洁，洗净并温暖双手。必要时戴口罩 ③物品评估：纸尿裤、卫生纸、屏风、水盆、温热毛巾
操作中	沟通	查看并向老年人解释需要更换纸尿裤，以取得合作
	更换纸尿裤	养老护理员将水盆、毛巾放在床旁座椅上
		掀开老年人下身盖被，协助老年人取平卧位，解开纸尿裤粘扣，将前片从两腿间后撤
		双手分别扶住老年人的肩部、髋部，翻转老年人身体呈侧卧位，将污染纸尿裤内面对折于臀下，取温湿毛巾擦拭会阴部；观察老年人会阴部及臀部皮肤情况
		将清洁纸尿裤前后对折的两片（紧贴皮肤面朝内）平铺于老年人臀下，向下展开上片
		协助老年人翻转身体至平卧位，从一侧撤下污染纸尿裤放入污物桶，并拉平身下清洁纸尿裤，从两腿间向上兜起纸尿裤前片，整理纸尿裤大腿内侧边缘，将前片两翼向两侧拉紧，将后片两侧粘贴于纸尿裤前片粘贴区，盖好盖被
	整理	养老护理员整理老年人床单位，开窗通风。清洗毛巾，刷洗水盆
操作后确认		①更换纸尿裤时，将纸尿裤大腿内、外侧边缘展平，防止侧漏 ②根据老年人胖瘦情况选择适宜尺寸的纸尿裤 ③老年人使用纸尿裤，每次更换或排便后应使用温热毛巾擦拭或清洗会阴部，减轻异味，保持局部清洁干燥 ④当老年人患有传染性疾病时，纸尿裤应放入医用黄色垃圾袋，作为医用垃圾集中回收处理

步骤二 请和全班同学一起讨论，在护理陈奶奶时需要注意哪些问题。

步骤三 请评估为老年人更换纸尿裤，并完成为老年人更换纸尿裤操作。

（董莲诗 肖靖琼）

任务四 采集老年人的尿便标本

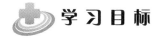

学习目标

能力目标

能采集老年人的尿便标本。

知识目标

掌握：采集老年人尿便标本的原则。

熟悉：老年人排泄物异常的观察方法。

了解：正常尿便的性状、颜色。

素质目标

在采集过程中，对老年人态度和蔼，动作轻柔，老年人愿意配合。

Note

情境导入 7-4

养老机构有位李爷爷，75 岁，一周前无明显诱因解暗红色便，每日大便 1～2 次，为成形软便，大便量不多(具体不详)。不伴恶心、呕吐、反酸、嗳气，无腹痛、腹胀及里急后重感，无头晕、乏力、心悸、气短，发热及体重减轻。自发病以来，食欲正常，精神可，小王和老师带老年人到医院就诊。遵医嘱需要采集尿便标本。

【任务实施】

步骤一　阅读情景内容，4～6 人为一组，讨论分析本次课学习任务，进行任务分解。

步骤二　根据个人任务查阅资料，进行资料收集。可以采用卡片法、划线法收集信息，获得协助老年人留取尿便标本的内容和相应的技术。

步骤三　找到协助老年人留取尿便标本的评估要点、照护要点。

步骤四　阅读以下资料，每个小组用思维导图分析协助老年人留取尿便标本的内容和用到的技术。

【任务内容分析】

一、尿便标本采集目的

采集老年人的尿便标本，通过实验室检查，可达到协助疾病诊断，制订合理治疗方案及观察病情变化的目的。

二、尿便标本采集适应证

采集老年人的尿标本常用于常规体检，检查有无泌尿系统感染、出血，有无内分泌、免疫系统及肾等器官病变。

采集老年人的便标本用于常规检查，检查有无消化道系统感染、出血、肠道寄生虫及肠道传染性疾病等。

三、标本采集原则

(1) 依据医嘱采集各种标本。

(2) 采集前根据检验目的选择合适的容器。

(3) 各种标本的采集量、时间、方法要准确。

(4) 采集标本前后要认真核对。

(5) 标本采集后要及时送检。

四、正常尿便的性状、颜色、量

1. 正常粪便的性状、颜色、量　老年人正常的排便频率是每日 1～2 次或每 2～3 天排便 1 次，平均排便量为 100～300 g，排便量的多少与食物摄入量、种类、液体摄入量、排便频率、消化器官的功能状态有关，进食粗粮、大量蔬菜者，粪便量大；反之，进食肉类、细粮者，粪便量少。正常成人的粪便呈黄褐色、成形、软便，是因为粪便内含胆红素。粪便的颜色与摄入食物的种类有关：摄入含叶绿素丰富的食物时，粪便可能呈绿色；摄入血制品、肝类食品，粪便可能呈酱色。粪便的气味是由蛋白质经细菌分解发酵而产生，与食物的种类、肠道疾病有关。摄入蛋白质、肉类较多者，粪便臭味重；反之，素食者，粪便臭味轻。

2. 正常尿液的性状、颜色、量　老年人每昼夜尿量正常时为 1000～2000 mL。排尿频率和次数，一般日间 4～6 次，夜间 0～2 次。外观呈淡黄色至深褐色，澄清透明，放置后可转为混浊并出现氨味，食物和药物也可改变尿液的颜色，例如，服用大量胡萝卜素时，尿液呈鲜黄色。

Note

五、老年人排泄物异常的观察

1. 粪便异常的观察

(1) 排便次数:排便次数和习惯改变。通常每天排便超过3次或每周少于2次,为排便异常。

(2) 形状与软硬度:便秘时粪便坚硬、呈栗子样;消化不良或急性肠炎可为稀便或水样便;肠道部分梗阻或直肠狭窄,粪便常呈扁条形或带状。

(3) 颜色:柏油样便提示上消化道出血;白陶土色便提示胆道梗阻;暗红色血便提示下消化道出血;果酱样便见于肠套叠、阿米巴痢疾;粪便表面黏有鲜红色血液见于痔疮或肛裂;白色"米泔水"样便见于霍乱、副霍乱。

(4) 内容物:被肠道寄生虫感染的老年人的粪便中可查见蛔虫、蛲虫、绦虫节片等。

(5) 气味:严重腹泻老年人因未消化的蛋白质与腐败菌作用,粪便呈碱性反应,气味恶臭;下消化道溃疡、恶性肿瘤老年人粪便呈腐败的臭味;上消化道出血的柏油样粪便呈腥臭味;消化不良、乳糖类未充分消化或吸收脂肪酸产生气体,粪便呈酸性反应,气味为酸臭。

2. 尿液异常的观察

(1) 尿量

①多尿:24 h内排出的尿量＞2500 mL。

②少尿:24 h排出的尿量＜400 mL或每小时排出的尿量＜17 mL。

③无尿:24 h排出的尿量＜100 mL。

(2) 颜色

①肉眼血尿:尿液呈洗肉水样,多见于急性泌尿系统感染、膀胱肿瘤、输尿管结石。

②血红蛋白尿:尿液呈浓茶色、酱油色。

③胆红素尿:尿液呈深黄色。

(3) 气味:糖尿病酮症酸中毒时,尿液为烂苹果味。

3. 老年人的排泄异常的报告记录 养老护理员在对老年人进行生活照料的过程中,发现老年人尿便出现异常时,应立即从尿便的性质、次数、量、颜色、气味等方面进行详细记录,并及时报告给医护人员和家属,并根据医嘱留取标本。

步骤五 每个小组将本小组的思维导图用展览会法进行展示。

步骤六 阅读采集老年人便标本的操作步骤。

六、操作任务实施

(一) 采集老年人便标本

采集老年人便标本的操作步骤见表7-6。

表7-6 采集老年人便标本的操作步骤

操作步骤		操作内容
操作前评估		①环境评估:环境整洁,温湿度适宜。关闭门窗,必要时用屏风遮挡 ②养老护理员评估:服装整洁,洗净并温暖双手。必要时戴手套 ③物品评估:清洁、干燥、粘贴标签的便标本盒,化验单,便盆
操作中	沟通	养老护理员向老年人解释采集标本的内容、目的、要求,以取得配合
	采集便标本	对能自理的老年人,可将标本盒交给老年人,向其讲解留取便标本的方法。即在排便后,用棉签取少量(量约蚕豆大小)感觉异常(如稀水样、黏液样、柏油样等)的粪便放入标本盒,盖上盒盖;对不能自理的老年人,由养老护理员协助老年人使用便盆排便,留取便标本方法同上
	整理	养老护理员为老年人整理床单位,倾倒便盆,刷洗,消毒,晾干备用
	标本送检	将便标本连同化验单一起送至检验室

Note

续表

操作步骤	操作内容
操作后确认	①老年人发生腹泻时，应留取带有黏液或脓血部分的粪便；若为水样便，应使用大口径玻璃容器盛装送检 ②若检查项目为寄生虫卵，应取粪便不同部位适量，送检 ③若检查项目为阿米巴原虫，在采集前先用热水将便器加热后，再叮嘱老年人排便于盆中，便后立即送检

步骤七　请和全班同学一起讨论，在护理李爷爷时需要注意哪些问题。

步骤八　请准备采集老年人便标本的用物，并完成采集老年人便标本操作。

(二) 采集老年人尿标本

步骤一　阅读采集老年人尿标本的操作步骤(表 7-7)。

表 7-7　采集老年人尿标本的操作步骤

操作步骤		操作内容
操作前评估		①环境评估：环境整洁，温湿度适宜。关闭门窗，必要时用屏风遮挡 ②养老护理员评估：服装整洁，洗净并温暖双手。必要时戴口罩 ③物品评估：清洁、干燥尿杯(容量约 30 mL)和粘贴标签的尿标本瓶，化验单、便盆、碘酊、棉签
操作中	沟通	养老护理员拿到化验单后，及时告知老年人第二天晨起需要采集尿标本及采集尿标本目的、要求，以便取得老年人的配合
	采集尿标本	次日晨起协助老年人留取尿标本 对于能自理的老年人。可将尿杯及标本瓶交给老年人，要求排尿前先清洁会阴部，见尿后使用尿杯接取尿液约 30 mL 放置一旁，排尿完毕整理衣裤。将尿杯中的尿液倒进标本瓶中，交予养老护理员
		对于不能自理的老年人，由养老护理员使用棉签蘸取碘酊为老年人消毒尿道口 ①老年女性臀下垫便盆，见尿液流出，迅速使用尿杯接取尿液。将尿杯中的尿液倒进标本瓶中放置妥当，排尿后协助撤下便盆，整理床单位 ②老年男性使用尿壶接取尿液，尿道口与尿壶之间保持 3～5 cm 的距离，见尿液流出，使用尿杯接取尿液约 30 mL 放置一旁。至老年人排尿完毕，协助整理衣裤，再将尿杯中的尿液倒进标本瓶中 ③对于留置尿管的老年人，反折导尿管，关闭尿袋上的放尿开关，分离导尿管与尿袋的衔接处，使用碘酊消毒导尿管末端，便盆放于床上，打开导尿管放出部分尿液至便盆内。再次反折导尿管，将尿标本瓶或尿杯旋转在导尿管末端接取尿液至足够量后反折导尿管。标本放置妥当。碘酊消毒导尿管末端及尿袋衔接端，再将尿袋衔接端插入导尿管内。打开尿袋上开关检查导尿管路是否通畅，整理床单位
	整理	养老护理员为老年人整理床单位，倾倒便器，刷洗，消毒，晾干备用
	标本送检	将尿标本连同化验单一起送至化验室
操作后确认		①采集标本的容器应清洁干燥，一次性使用 ②不可将粪便或其他物质混入尿标本中 ③尿标本收集后要立即送检，以避免发生细菌污染、化学物质及有形成分改变 ④自尿管留取尿标本注意应无菌操作，避免污染管路衔接处

步骤二　请和全班同学一起讨论，在护理李爷爷时需要注意哪些问题。

步骤三 请准备采集老年人尿标本的用物，并完成采集老年人尿标本操作。

（董莲诗 肖靖琼）

任务五 使用开塞露协助老年人排便

学习目标

能力目标

能使用开塞露协助老年人排便。

知识目标

掌握：使用开塞露的时机。

熟悉：解除便秘的常用方法。

了解：开塞露的作用机制及适应证。

素质目标

在操作时，对老年人态度和蔼，动作轻柔，老年人愿意配合。

情境导入 7-5

在养老机构居住的王奶奶，80岁，由于她行动不方便，平时活动少，因牙口不好，长期吃精细食物，以流质为主。习惯性便秘多年，表现为排便困难，排便次数减少（每周少于3次），粪便干硬，便后无舒畅感，现已有4天未排便，诉腹胀、腹痛，带教老师带着小王用开塞露帮助王奶奶通便，并进行预防便秘的宣教。

【任务实施】

步骤一 阅读情境内容，4～6人为一组，讨论分析本次课学习任务，进行任务分解。

步骤二 根据个人任务查阅资料，进行资料收集。可以采用卡片法、划线法收集信息。获得使用开塞露协助老年人排便的内容和相应的技术。

步骤三 找出使用开塞露协助老年人排便评估要点、照护要点。

步骤四 请同学们阅读以下资料，每个小组用思维导图分析使用开塞露协助老年人排便的内容和用到的技术。

【任务内容分析】

一、开塞露的作用机制及适应证

开塞露分为甘油制剂、甘露醇与硫酸镁复方制剂两种。两种制剂成分不同，但原理基本相同，均是利用甘油或山梨醇的高浓度，即高渗作用，软化大便，刺激肠壁，反射性地引起排便反应，加上其具有润滑作用，使大便易于排出。常用于对老年体弱便秘者的治疗。

二、使用开塞露的时机

开塞露应在老年人有大便的感觉时使用，轻度便秘者用过开塞露之后保留5～10 min就会起效；便秘较严重者，应保留时间更长一些，但一般不会超过30 min。需根据老年人的具体情况确定使用开塞露的时间。

Note

三、开塞露的用法及用量

将开塞露瓶盖取下，挤出少许油脂润滑瓶口及肛门，缓慢插入肛门，然后将药挤入直肠内，成人一次一支。

四、解除便秘的常用方法

老年人出现较为严重的便秘时，应当在医护人员的指导下，采用一些简便易行的通便法。解除便秘的常用方法有开塞露通便法、甘油栓通便法、肥皂栓通便法、腹部按摩法。对于严重便秘且上述方法无效者，可采用人工取便法、灌肠法。

步骤五 每个小组将本小组的思维导图用展览会法进行展示。

步骤六 请同学们阅读协助老年人使用开塞露的操作步骤。

五、操作任务实施

（一）协助老年人使用开塞露

协助老年人使用开塞露的操作步骤见表 7-8。

表 7-8 协助老年人使用开塞露的操作步骤

操作步骤		操作内容
操作前评估		①环境评估：环境整洁，温湿度适宜。关闭门窗，必要时用屏风遮挡 ②养老护理员评估：服装整洁，洗净并温暖双手。必要时戴口罩 ③物品评估：开塞露、剪刀、卫生纸、便盆、一次性尿垫。必要时备屏风
操作中	沟通	养老护理员向老年人说明操作方法、目的，消除其紧张、恐惧心理，以取得合作
	摆放体位	养老护理员协助老年人将裤子脱至膝部，取左侧卧位，臀部靠近床边，臀下垫一次性尿垫
	注入药液	养老护理员拧开开塞露的盖帽，左手分开老年人臀部，右手打开开塞露塑料壳球部，挤出少量药液润滑开塞露前端及肛门口，再将开塞露细管部分沿直肠壁插入肛门内，叮嘱老年人深吸气，用力挤压开塞露塑料壳球部，将药液全部挤入肛门内
		退出开塞露塑料壳，同时左手取用卫生纸按压肛门 5 min
		叮嘱老年人保持体位 10 min 后再行排便
		老年人主诉有便意时，指导其深呼吸，提肛（收紧肛门）
		10 min 后养老护理员协助老年人排便
	整理	整理床单位，洗手，记录使用开塞露的量及排便情况（量及次数）
操作后确认		①使用开塞露前，检查开塞露前端是否圆润光滑，以免损伤肛门周围组织 ②患有痔疮的老年人使用开塞露时，操作应轻缓并充分润滑 ③对本品过敏者禁用，过敏体质慎用 ④开塞露不可长期使用，以免耐受而失去作用

步骤七 请和全班同学一起讨论，在护理王奶奶时需要注意哪些问题。

步骤八 找出协助老年人使用开塞露照护操作的安全风险。

步骤九 小组讨论，分析哪些操作环节会导致相应的安全风险。

步骤十 请准备协助老年人使用开塞露的物品，并完成协助老年人使用开塞露操作。

Note

（二）其他常用通便法

1. 甘油栓通便法 甘油栓是由甘油和明胶制成的呈圆锥形的栓剂。使用时老年人取左侧卧位，养老护理员将甘油栓包装纸剥去，一手将臀部分开，另一手垫卫生纸捏住栓剂较细的一端，将尖端部分插入肛门，同时叮嘱老年人张口呼吸用卫生纸抵住肛门轻轻按揉数分钟，使甘油栓完全融化后再行排便，以保证通便效果。

2. 肥皂栓通便法 将普通肥皂削成圆锥形（底部直径 1 cm 左右，长 3 cm 左右）。使用时，养老护理员可戴一次性手套捏住栓剂较粗的一端，将肥皂栓蘸温水后，将尖端插入肛门内 6～7 cm。用卫生纸抵住肛门口轻揉 3～4 min，肥皂的化学性和机械性刺激作用可引起自主排便。此方法禁用于肛门黏膜溃疡、肛裂及肛门有剧痛者。

3. 手法按摩通便法 老年人取仰卧屈膝位，养老护理员洗净并温暖双手，将双手重叠置于老年人腹部。依结肠走行方向（由升结肠起始部开始，向横结肠、降结肠至乙状结肠）顺时针做环形按摩，可起到刺激蠕动，帮助排便的作用。

4. 人工取便法 若老年人身体虚弱，腹肌无力，粪便淤积、嵌顿在直肠内，可采用人工取便法。协助老年人取左侧卧位，左手分开患者臀部，右手戴手套，右手示指涂肥皂液后，伸入直肠内，慢慢将粪便掏出，放于便盆内。取便完毕后，给予热水坐浴或使用温热毛巾按摩肛门处，以促进血液循环，减轻疼痛。操作时，动作轻柔，避免损伤肠黏膜或引起肛门周围水肿；不能使用器械掏取粪便，以避免误伤直肠黏膜；取便过程中，注意观察患者的表现，若发现其出现面色苍白、出冷汗、疲倦等反应，立即暂停，休息片刻后再操作。

（董莲诗　肖靖琼）

任务六　协助老年人呕吐时变换体位

学习目标

能力目标

能协助老年人呕吐时变换体位。

知识目标

掌握：老年人呕吐的照护方法。

熟悉：恶心、呕吐的概念。

了解：老年人呕吐时体位变换的重要性。

素质目标

在操作时，对老年人态度和蔼，动作轻柔，老年人愿意配合。

情境导入 7-6

刘爷爷，74 岁，能自理，既往患有胃肠道疾病，因晚餐饮食不当，致上腹部不适，自觉胀满，入睡 1 h 后突感恶心并呕吐，呕吐物多为晚餐食物，带教老师和小王立即来到刘爷爷身边，协助其更换体位。

【任务实施】

步骤一 阅读情境内容，4～6人为一组，讨论分析本次课学习任务，进行任务分解。

步骤二 根据个人任务查阅资料，进行资料收集。可以采用卡片法、划线法收集信息，获得协助老年人呕吐时变换体位内容和相应的技术。

步骤三 找出协助老年人呕吐时变换体位评估要点、照护要点。

步骤四 阅读以下资料，每个小组用思维导图分析协助老年人呕吐时变换体位的内容和用到的技术。

协助老年人呕吐时变换体位，可增强老年人的舒适感，促进呕吐物的排出，减少并发症的发生，有利于疾病的观察、处理。

【任务内容分析】

一、老年人呕吐时体位变换的重要性

老年人呕吐时，易发生呛咳、误吸。尽快协助老年人变换呕吐时的体位，有利于呕吐物排出，可有效减少和避免呛咳、误吸现象发生。根据老年人自理程度及呕吐程度，协助其取适宜呕吐的体位。

二、恶心、呕吐的概念

恶心是一种可以引起呕吐冲动的胃内不适感，是一种紧迫欲呕的感觉并伴有迷走神经兴奋的症状，如皮肤苍白、流涎、出汗、血压降低及心动过缓等。

呕吐是胃内容物，甚至胆汁、肠液通过食道反流到口腔，并吐出的反射性动作。呕吐是指胃内容物或一部分小肠内容物通过食管逆流出口腔的一种复杂的反射动作，可将有害物质从胃排出人体而起到保护作用，但持久而剧烈的呕吐可引起老年人体内的电解质紊乱。

三、老年人呕吐的照护

（1）协助老年人取坐位或半卧位，头偏向一侧，预防并发症发生。

（2）密切观察老年人呕吐的方式、呕吐物的性状、量、色、气味等，并及时通知医护人员或家属。

（3）呕吐后协助意识清楚能配合的老年人用温开水或生理盐水漱口，不能自理的老年人应做好口腔护理，清除残留在口腔内的呕吐物异味。及时更换脏污的衣物、被褥，开窗通风，避免加重呕吐，可增强舒适感。

（4）呕吐停止后，应给予老年人少量、清淡、易消化的食物。严重呕吐者，可暂时禁食，根据医嘱给予静脉补液，以防水、电解质紊乱。

步骤五 每个小组将本小组的思维导图用展览会法进行展示。

步骤六 请同学们阅读协助老年人呕吐时变换体位的操作步骤。

四、操作任务实施

协助老年人呕吐时变换体位的操作步骤见表7-9。

表7-9 协助老年人呕吐时变换体位的操作步骤

操作步骤	操作内容
操作前评估	①环境评估：环境整洁，温湿度适宜，必要时用屏风遮挡 ②养老护理员评估：服装整洁，洗净双手，必要时戴口罩 ③物品评估：水杯及漱口水、毛巾、痰盂、一次性护理垫，必要时备吸管、屏风

Note

续表

操作步骤		操作内容
操作中	沟通	得知老年人发生呕吐，养老护理员立即来到老年人身边，用关怀的语气安慰老年人不要紧张。将痰盂置于老年人面前地上盛接呕吐物，同时协助不能自理的老年人变换体位
	摆放体位	①既往身体状况良好、能自理的老年人，叮嘱其取坐位，身体稍前倾，双手扶稳椅背或桌子、床沿等支撑物，养老护理员在旁边看护
		②呕吐症状轻者：养老护理员协助老年人取半卧位，头偏向一侧，口角边垫一次性护理垫
		③体弱、病重者：养老护理员协助老年人取侧卧位或仰卧位，头偏向一侧。口角边垫一次性护理垫
	漱口	呕吐停止后，养老护理员立即取水杯协助老年人漱口，用毛巾擦净口角水痕，不能自己漱口的老年人应对其进行口腔擦拭
	整理	养老护理员撤去一次性护理垫，整理老年人床单位。及时清理老年人呕吐物，必要时遵医嘱留取(呕吐物)标本。如有被服污染应及时更换，开窗通风
	记录	养老护理员洗净双手，对老年人呕吐情况进行记录。记录内容包括呕吐时间、呕吐物的性质、量及颜色等
操作后确认		①发现呕吐物颜色为红色、黄绿色、咖啡色等，应保留呕吐物，通知医护人员查看 ②老年人呕吐协助变换体位时应避免动作过大，造成老年人身体伤害 ③呕吐后及时协助老年人漱口，消除口腔异味

步骤七 请和全班同学一起讨论，在护理刘爷爷时需要注意哪些问题。

步骤八 找出协助老年人呕吐时变换体位照护操作的安全风险。

步骤九 小组讨论，分析哪些操作环节会导致相应的安全风险。

步骤十 请做好协助老年人呕吐时变换体位的准备，并完成协助老年人呕吐时变换体位操作。

(董莲诗 肖靖琼)

Note

项目八　老年人睡眠照护

学习目标

能力目标

能对老年人进行睡眠相关知识的指导。

知识目标

掌握:老年人睡眠障碍的评估内容与工具;老年人睡眠照护措施。

熟悉:老年人睡眠障碍的不同类型。

了解:老年人睡眠特点。

素质目标

在进行相关指导时,对老年人态度和蔼,动作轻柔,老年人愿意配合。

任务一　老年人睡眠特点及常见睡眠问题分析

情境导入 8-1

刘奶奶,76 岁,有高血压、糖尿病病史,平时睡眠较浅,因近来儿子下岗,儿媳妇有不愉快之语,正为此事烦恼,自诉已失眠 3 天,晚间不能入睡,昨晚服用安眠药后能够睡着,但今早 4 点即醒来,心情很沉重。请你评估刘奶奶的实际睡眠情况,指出刘奶奶出现的睡眠问题。

【任务实施】

步骤一　阅读情境内容,4～6 人为一组,讨论分析本次课学习任务,进行任务分解。

步骤二　根据个人任务查阅资料,进行资料收集,可以采用卡片法、划线法收集信息,获得老年人睡眠的特点及睡眠照护的相关知识。

【任务内容分析】

一、老年人睡眠特点

休息与睡眠(sleep)是人体精力和体力恢复的过程,是人体基本生理需要、人类生存的必要条件、获得健康的必要因素。充足的睡眠可以缓解疲劳、保护大脑神经细胞生理功能、稳定神经系统平衡、延缓衰老。老年人的睡眠质量随着年龄的增长和身体机能的衰退而下降。照护人员根据老年人的睡眠特点调整其睡眠习惯,可以有效帮助睡眠障碍者拥有充足和高质量的睡眠,有助于老年人保持健康和疾病康复,做好老年人的睡眠照护工作十分有意义和必要。

Note

睡眠是更深层次的休息状态,是生理和精神层面的生存所必需的过程。老年人睡眠的生理节律分布随年龄发生变化，睡眠的质和量也逐渐下降，但对睡眠的需求并没有因此减少。

正常睡眠是指正常的睡眠节律和时间，可促进机体缓解疲劳。正常的睡眠结构是白天清醒，黑夜睡眠。睡眠节律往往是由个人生活、工作习惯所养成的，这也是我们通常讲的“生物钟”。正常睡眠分为非快速眼动睡眠(NREM)和快速眼动睡眠(REM)两个主要时期，前者又分为 4 个阶段，NREM 睡眠和 REM 睡眠组成一个睡眠周期。通常情况下一个睡眠周期持续 80～100 min。整个夜间常有 4 个或 5 个睡眠周期。正常睡眠周期各时期的特点见表 8-1。

表 8-1　不同睡眠时期特点

睡眠时期	阶　　段	特　　点
NREM	1 阶段：入睡期	睡眠时间的 5%，肌肉放松，容易被叫醒
	2 阶段：浅睡期	睡眠时间的 40%～50%，紧跟 1 阶段，肌肉更加放松，有片段梦境，可见缓慢眼球运动
	3 阶段：熟睡期	睡眠时间的 12%，在 1 阶段后 20 min 进入，肌肉松弛，脉搏缓慢，体温降低，中度刺激不能唤醒(如关门)
	4 阶段：深睡期	睡眠时间的 12%，恢复性睡眠阶段，持续 10～20 min，肌肉进一步松弛，安静，无不自主活动，剧烈刺激可唤醒，梦游、惊吓、噩梦及大汗等可在此阶段发生
REM 睡眠	梦境期	睡眠时间的 25%，也叫活跃睡眠，深睡期之后每 90～100 min 进入一次。眼球快速运动，心率、呼吸、节律和血压呈广泛变异性，肌张力极度降低，多数梦境和梦话出现在睡眠的这一期，且易发生临床急性事件(如心绞痛、呼吸困难等)

老年人由于中枢神经系统结构和功能的变化(如神经元脱失和突触减少等)，睡眠周期节律功能受到影响，导致睡眠调节功能下降，这与大脑随着增龄的变化有关系。主要表现为睡眠时间改变和睡眠结构变化，60～80 岁健康老年人虽就寝时间一般为 7.5～8 h，但睡眠时间平均为 6～6.5 h；觉醒次数及时间增加，睡眠潜伏期延长，总睡眠时间及睡眠效率降低。Ⅰ期睡眠(浅睡眠)时间延长，而Ⅲ、Ⅳ期睡眠(深睡眠)随增龄而缩短，60 岁以上老年人的慢波睡眠占总睡眠时间的 10%以下，75 岁以上老年人的非快速眼动期及Ⅳ期睡眠基本消失。

睡眠的生理节律分布发生变化，睡眠能力降低，使老年人花更多的时间躺在床上，非常容易受到声音、光线、温度等外界因素以及自身老年病症状的干扰，使夜间睡眠变得断断续续，醒后难以再入睡或出现早醒，实际睡眠减少。老年人浅睡眠增多，深睡眠减少，年龄越大，睡眠越浅。浅睡眠时大脑未充分休息，白天频繁出现小睡，以补充晚上的睡眠不足，睡眠时间的总和与年轻人基本相等，睡眠趋向早睡早起。老年人睡眠特点见表 8-2。

表 8-2　老年人睡眠特点

特　　点	描　　述
睡眠间断	50 岁以上的老年人随年龄增长，夜间睡眠更易出现间断，大约 50%的老年人会出现>30 min 的睡眠间断
床上时间(time in bed，TIB)延长	65 岁以上的老年人 TIB 逐渐延长
总睡眠时间变化	随年龄增长总睡眠时间缩短，80 岁之后轻微延长
睡眠质量	夜间睡眠肢体活动频率增加，大多数睡眠处于 NREM 的 1 阶段，4 阶段睡眠减少，更容易被叫醒

二、老年人常见睡眠问题

老年人由于退行性变，神经系统功能的适应性明显降低，对睡眠时间改变及时差的耐受性较差。不

Note

良的睡眠习惯、情绪失调、社会心理因素、不适的睡眠环境或睡眠环境变化均可影响老年人的正常睡眠。老年人常见的睡眠问题如下。

1. 睡眠障碍(sleep disorders) 睡眠障碍是指入睡、睡眠保持及睡眠时限出现障碍或者出现异常的睡眠行为，通常表现如下：①睡眠量的不正常：一类是睡眠量过度增多，另一类是睡眠量不足的失眠。②睡眠中的发作性异常：在睡眠中出现一些异常行为，如睡行症（梦游症）、梦呓（说梦话）、夜惊（在睡眠中突然骚动、惊叫、心跳加快、呼吸急促、全身出汗、定向错乱或出现幻觉）、梦魇（做噩梦）、磨牙、不自主笑、肌肉或肢体不自主跳动等。这些发作性异常行为不是出现在整夜睡眠中，而多是发生在一定的睡眠时期。

2. 失眠症(insomnia) 失眠症通常指尽管有充分的睡眠条件和环境却存在睡眠时间和质量不足，并影响到白天社会功能的一种主观体验。主要表现为入睡困难、易醒及早醒、睡眠质量低下、睡眠时间明显减少，严重时可彻夜不眠等。长期失眠引起心烦意乱、疲乏无力，甚至头痛、多梦、多汗、记忆力减退，还可引起一系列临床症状，导致白天身体机能下降，常表现为醒后疲乏、日间警觉性降低、精力减退、认知功能及行为情绪等方面的功能障碍，从而降低生活质量。依据失眠持续时间的长短，可分为以下三种类型：①短暂性失眠（少于一周）；②短期性失眠（一周至一个月）；③慢性失眠（大于一个月）。导致失眠症的原因包括外界环境因素（室内光线过强、周围过多噪音、值夜班、坐车船、刚到陌生的地方等）、躯体因素（疼痛、瘙痒、剧烈咳嗽、睡前饮浓茶或咖啡、夜尿频繁或腹泻等）及心理因素（焦虑、恐惧、过度思念或兴奋等）。一些疾病也常伴有失眠，如老年神经变性疾病、焦虑、抑郁症等。

3. 嗜睡症(narcolepsy) 嗜睡症是指白昼睡眠过度（并非由于睡眠量的不适）或醒来时达到完全觉醒状态的过渡时间延长的一种状况。主要表现为过度的白天或夜间睡眠、经常出现短时间（一般不到15 min）不可抗拒性的睡眠发作，往往伴有摔倒、睡眠瘫痪和入睡前幻觉等症状。常见原因如各种疾病、内分泌障碍、代谢异常引起的嗜睡状态或昏睡，以及因脑部病变所引起的发作性睡病等。

4. 不宁腿综合征 不宁腿综合征是指老年人在夜间睡眠中出现不愉快的躯体感觉，表现为双侧下肢难以描述的虫蠕动感、刺痛感、麻木感、肿胀感或深部发痒，并引起全身不安的感觉，需要通过不停地移动肢体来缓解不适。不宁腿综合征通常是两侧性的，也可以一侧较重，极少数不愉快感觉位于上臂、躯干或泛化到整个身体。不愉快的躯体感觉易导致老年人不能启动和保持睡眠，从而引起夜间失眠和白天嗜睡。此外，老年人睡眠时还可出现重复的、阵发性的运动，有时非常强烈，可使睡伴醒来。不宁腿综合征常见原因为尿毒症、缺铁性贫血、叶酸缺乏、妊娠、风湿性关节炎、帕金森病、多灶性运动神经病、代谢疾病和服用药物。

5. 睡眠呼吸暂停综合征 睡眠呼吸暂停综合征是指在每夜 7 h 睡眠中呼吸暂停反复发作 30 次以上，每次 10 s 以上；或全夜睡眠期平均每小时呼吸暂停和低通气次数>5 次。通常可分为中枢性、阻塞性和混合性三种类型，老年人以阻塞性睡眠呼吸暂停综合征尤为多见。主要表现为日间嗜睡、打鼾、睡眠时出现可观察到的呼吸暂停等。打鼾是老年人最有特征性的症状之一，大约 75%的睡眠呼吸暂停综合征老年人的呼吸暂停症状是由配偶或睡伴提出，老年人打鼾后继之以呼吸暂停。此外，还可出现夜尿增多、口干，男性可有射精问题和性欲减退、早晨或夜间头疼以及精力不充沛、反应迟钝、认知功能减退等症状。常见病因包括鼻中隔偏向、鼻息肉、鼻甲肿大、腺样体肥大和鼻咽肿瘤；其他如舌体肥大、颌骨畸形、会厌后肿瘤、喉部或颈椎畸形等；另外，肥胖致颈咽喉组织拥挤、甲状腺功能减退也可导致阻塞性睡眠呼吸暂停。

以上类型为常见的老年人睡眠问题，需要及时评估并加以干预，以便及早发现并帮助老年人解决睡眠障碍，提高其生活质量。

步骤三 根据小组讨论内容，用思维导图分析睡眠的特点和睡眠问题。

步骤四 请每个小组用展览会法进行展示。

步骤五 独立完成任务检测单。

（董莲诗　王艳华）

Note

老年人睡眠照护任务自我检测单一

单元标题	老年人睡眠照护			任课教师	
班级		学号		姓名	
学习情境	刘奶奶,76岁,有高血压、糖尿病病史,平时睡眠较浅,因近来儿子下岗,儿媳妇有不愉快之语,正为此事烦恼,自诉已失眠3天,晚间不能入睡,昨晚服用安眠药后能够睡着,但今早4点即醒来,心情很沉重。请你评估刘奶奶的实际睡眠情况,指出刘奶奶出现的睡眠问题			学习时间	
分析老年人睡眠特点					
列举老年人常见睡眠问题					
本次课收获					

（董莲诗）

任务二　老年人睡眠障碍的评估与照护

情境导入 8-2

周爷爷,74岁,住在老年照护机构,既往有肺癌病史,1个月前诉胸部隐隐作痛,在医生的指导下做了相关的治疗。周爷爷近期睡眠质量差,入睡困难,夜间经常做梦,常被惊醒,醒后无法入睡,直到天亮。白天周爷爷出现了头晕、体乏、易躁、易怒的症状,晚上不愿上床就寝。请为周爷爷进行睡眠障碍的评估与照护。

【任务实施】

步骤一　阅读情境内容,4～6人为一组,讨论分析本次课学习任务,进行任务分解。

步骤二　进行小组讨论,分析周爷爷的心理问题,找出协助老年人入睡的指导要点。

步骤三　阅读以下资料,收集老年人睡眠评估的内容。

【任务内容分析】

为了更好地指导帮助老年人提高睡眠质量,医护人员尤其是家庭护理员,应积极掌握如何评估老年人睡眠障碍,帮助老年人在日常生活中更好、更快地进入睡眠状态,从而提高生活质量。

一、评估内容和要点

1. 睡眠史　包括:①询问有关入睡、睡眠保持及睡眠时限出现障碍或者出现异常的睡眠行为:是入睡困难还是时睡时醒,或早醒,或醒后无清醒感;是每周超过2～3个晚上还是持续时间超过1个月;有无诱发因素、缓解或加重因素;睡眠中有无噩梦、惊恐发作、梦游、头痛、慢性疼痛、夜尿、盗汗、潮热等夜

Note

间症状。②询问睡前相关行为：上床前是否有剧烈运动、情绪波动、饱食或服用药物、饮茶、咖啡或喝酒；白天是否午睡或长时间躺在床上等。③询问用药情况：是否使用支气管扩张剂、皮质激素、利尿剂、兴奋剂（如咖啡因）、抗高血压药、抗抑郁药等药物，或出现安眠药反弹现象。④是否存在躯体疾病：慢性疼痛、夜间头痛、胃食管反流、慢性肺部疾病、夜间心绞痛、充血性心力衰竭、终末期肝病、癌症、艾滋病、围绝经期综合征、痴呆和脑卒中等。⑤是否存在精神疾病：焦虑、抑郁或其他情感、精神障碍。

2. 引起睡眠障碍的病因 老年人由于各项身体机能随年龄增长而逐渐下降、抵抗力低下以及多种疾病共存等多种原因，导致其较年轻人更容易出现睡眠问题，且不同疾病对睡眠影响的评估要点不完全相同，照护人员需要对老年人睡眠情况进行个体化评估。根据常见的几种疾病特点制订的引起睡眠障碍的原因及评估要点见表 8-3。

表 8-3 引起睡眠障碍的原因及评估要点

原　因	评估要点
阿尔茨海默病	既往睡眠史（家人或陪护人员）
焦虑症	心理社会史情况 24 h 睡眠日志 汉密尔顿抑郁量表
抑郁症	心理社会史情况 既往病史及目前用药情况 Beck 抑郁自评量表（Beck depression inventory，BDI）
认知障碍	简易精神状态检查表（mini-mental state examination，MMSE） 心理社会史情况 定期体格检查
感官知觉障碍	既往病史及睡眠史 检查听力和视力
情境性失眠症	多为短暂性，但有助于了解老年人睡眠史
心血管疾病、慢性阻塞性肺气肿、胃食管反流、消化性溃疡、不宁腿综合征	既往病史及睡眠史
糖尿病	既往病史及睡眠史 饮食习惯 空腹血糖水平
阻塞性睡眠呼吸暂停	24 h 睡眠日志 询问陪护人员老年人睡眠情况 多导睡眠监测
帕金森症	既往病史 24 h 睡眠日志
周期性肢体运动障碍	既往病史 询问陪护人员老年人睡眠情况 多导睡眠监测

Note

二、常用评估工具

随着国内外学者对老年睡眠障碍问题的关注日趋增加，各类型的睡眠评估工具相继应用于老年睡眠监测。目前老年人睡眠障碍评估工具主要包括客观工具及主观工具。

1. 多导睡眠图（polysomnography，PSG） Holland 博士在 1974 年把利用脑电图、眼动电图、肌电图、心电图、胸腹部呼吸张力、口鼻气流量、血氧饱和度及体位体动等多通道指标，综合评估睡眠障碍的检测手段命名为多导睡眠图，又称睡眠脑电图。通过综合分析处理各通道生理信号，多导睡眠图能够得出与睡眠结构相关的具体数据，如总睡眠时间、睡眠潜伏期、睡眠效率、觉醒时间及次数、非眼球快速运动各期比例等；另外，它也能很好地鉴别诊断睡眠呼吸事件类型及持续时间，如打鼾、阻塞性睡眠呼吸暂停、不宁腿综合征等。多导睡眠图能对睡眠障碍做出全面评定，是睡眠检测的"金标准"。

2. 睡眠日志 睡眠日志作为实用、经济和应用广泛的评估方法之一，可以让老年人在较长时间里追踪睡眠模式，更能准确地反映老年人的睡眠情况。记录内容包括上床时间、起床时间、睡眠潜伏期、夜间醒来次数和持续时间、打盹、使用帮助睡眠的物质或药物、各种睡眠质量指数和白天的功能状况（表 8-4）。

表 8-4 老年人睡眠日志记录要点

评估方面	评估要点
睡眠习惯	睡眠质量如何；夜间睡眠有无间断及次数；睡前有哪些习惯（如有无睡前小吃、看电视、听音乐或者读书等可能影响入睡的活动）
健康状况	是否正在服用影响睡眠的药物；是否有影响心情和睡眠的疾病（如阿尔茨海默病、焦虑症、关节炎、慢性肺部疾病等）
外界因素	日常锻炼情况；平时喜好的睡眠姿势；卧室的睡眠环境如何（湿度、通风、照明）；睡前几小时的活动情况；是否服用安眠药等
其他内容	是否有各种原因致无法入眠（如疾病疼痛、焦虑等） 睡眠过程中是否有起床 护理员在周围时是否会被吵醒 是否服用安眠药及是否多次服用安眠药 早晨醒来的大概次数

3. 匹兹堡睡眠质量指数（pittsburgh sleep quality index，PSQI）量表 一种广泛应用的评价睡眠质量的工具，是 Buysse 等于 20 世纪 80 年代编制完成，具有良好的信度和效度。该量表从七个方面评价睡眠质量：主观睡眠质量、入睡障碍、睡眠时长、睡眠效率、睡眠连续性、是否应用安眠药以及日间功能。各个项目的得分相加即为睡眠质量的得分，总分为 21 分，得分越高，代表睡眠质量越差（表 8-5、表 8-6）。

表 8-5 PQSI 量表评估项目

项目	评分			
	0 分	1 分	2 分	3 分
1. 近 1 个月，晚上上床睡觉通常在几点钟				
2. 近 1 个月，从上床到入睡通常需要的时间	≤15 min	16～30 min	31～59 min	≥60 min
3. 近 1 个月，通常早上几点起床				

续表

项目	评分			
	0分	1分	2分	3分
4.近1个月,每夜通常实际睡眠几个小时(不等于卧床时间)				
5.近1个月,因下列情况影响睡眠而烦恼				
a.入睡困难(30 min内不能入睡)	无	<1次/周	1～2次/周	≥3次/周
b.夜间易醒或早醒	无	<1次/周	1～2次/周	≥3次/周
c.夜间去厕所	无	<1次/周	1～2次/周	≥3次/周
d.呼吸不畅	无	<1次/周	1～2次/周	≥3次/周
e.咳嗽或鼾声高	无	<1次/周	1～2次/周	≥3次/周
f.感觉冷	无	<1次/周	1～2次/周	≥3次/周
g.感觉热	无	<1次/周	1～2次/周	≥3次/周
h.做噩梦	无	<1次/周	1～2次/周	≥3次/周
i.疼痛不适	无	<1次/周	1～2次/周	≥3次/周
j.如有其他影响睡眠的事情,请说明	无	<1次/周	1～2次/周	≥3次/周
6.近1个月,总的来说,您的睡眠质量	很好	较好	较差	很差
7.近1个月,您用药物催眠的情况	无	<1次/周	1～2次/周	≥3次/周
8.近1个月,您常感到困倦吗	无	<1次/周	1～2次/周	≥3次/周
9.近1个月,您做事情的精力	没有	偶尔有	有时有	经常有

表8-6　PQSI量表记分方法

成分	内容	评分			
		0分	1分	2分	3分
A.睡眠质量	条目6计分	很好	较好	较差	很差
B.入睡时间	条目2和5a计分累计	0分	1～2分	3～4分	5～6分
C.睡眠时间	条目4计分	>7 h	6～7 h(不含6 h)	5～6 h(含6 h)	<5 h
D.睡眠效率	以条目1、3、4的应答计算睡眠效率	>85%	75%～85%(不含75%)	65%～75%(含75%)	<65%
E.睡眠障碍	条目5b～5j计分累计	0分	1～9分	10～18分	19～27分
F.催眠药物	条目7计分	无	<1次/周	1～2次/周	≥3次/周
G.日间功能障碍	条目8和9的计分累计	0分	1～2分	3～4分	5～6分

注:睡眠效率计算方法:睡眠效率 $=\frac{\text{条目4(睡眠时间)}}{\text{条目3(起床时间)}-\text{条目1(上床时间)}}\times 100\%$。

4. 阿森斯失眠量表(athena insomnia scale,AIS) 阿森斯失眠量表是临床常用的睡眠障碍的评估量表之一。它要求对被测者过去1个月的睡眠情况进行评估。要对被测者包含入睡时间、夜间苏醒、早醒、总睡眠时间、总睡眠质量、白天情绪、白天身体功能及白天嗜睡8个因子进行评估,各因子以0～3分进行4级评分。如果总分<4分,则无睡眠障碍;如果总分在4～6分,为可疑失眠;如果总分>6分,为失眠。得分越高,表示睡眠质量越差(表8-7)。

表8-7 阿森斯失眠量表

条目	情况	睡眠评定			
1	入睡时间(关灯后到睡着的时间)	没问题	轻微延迟	显著延迟	延迟严重或没有睡觉
2	夜间苏醒	没问题	轻微影响	显著影响	严重影响或没有睡觉
3	比期望的时间早醒	没问题	轻微提早	显著提早	严重提早或没有睡觉
4	总睡眠时间	足够	轻微不足	显著不足	严重不足或没有睡觉
5	总睡眠质量(无论睡多长)	满意	轻微不满	显著不满	严重不满或没有睡觉
6	白天情绪	正常	轻微低落	显著低落	严重低落
7	白天身体功能(体力或精神:如记忆力、认知力和注意力等)	足够	轻微影响	显著影响	严重影响
8	白天思睡	无思睡	轻微思睡	显著思睡	严重思睡

5. Epworth 嗜睡量表(Epworth sleepiness scale) Epworth 嗜睡量表是由位于澳大利亚墨尔本的Epworth 医院睡眠疾病中心于1990年设计(表8-8)。

该量表记录了受试者在8种不同情况下出现打盹的可能性,并按0～3分4级打分。总分相加即可反映患者一般睡眠倾向,正常人群的得分在7.6分左右,得分超过10分为异常。

表8-8 Epworth 嗜睡量表

条目	情况	打瞌睡的可能			
1	坐着阅书刊	0	1	2	3
2	看电视	0	1	2	3
3	在公共场所坐着不动(例如在剧场或开会)	0	1	2	3
4	作为乘客在汽车中坐1 h,中间不休息	0	1	2	3
5	在环境许可时,下午躺下休息	0	1	2	3
6	坐下与人谈话	0	1	2	3
7	午餐不喝酒,餐后安静地坐着	0	1	2	3
8	遇堵车时停车数分钟	0	1	2	3

注:0=从不打瞌睡;1=轻度可能打瞌睡;2=中度可能打瞌睡;3=很可能打瞌睡。

6. 多导睡眠图(polysomnography,PSG) 又称睡眠脑电图主要用于睡眠和梦境研究及抑郁症和睡眠呼吸暂停综合征的诊断。正规PSG监测除脑电图外,应包括心电图、肌电图、眼动图、胸式和腹式呼吸张力图、鼻及口通气量、体位体动、血氧饱和度及阴茎海绵体肌容积等10余个通道的生理信号。这里需要说明的是,仪器设备上有两种方法可供选择。有使用AEEG仪器做PSG监测,更多使用PSG仪及其睡眠软件做睡眠测定。

主要用于诊断睡眠呼吸障碍,包括睡眠呼吸暂停综合征、鼾症、上气道阻力综合征,也用于其他睡眠障碍的辅助诊断,如发作性睡病、不宁腿综合征、失眠分类等,包括脑电(分析睡眠结构)、眼电、下颌肌电、口鼻气流和呼吸、心电、血氧、鼾声、肢动、体位等多个参数。在监测过程中,可设专业技术人员进行整夜监控,并对监测结果完全采用手动分析,准确、翔实,可匹配个性化治疗方案。

Note

三、老年休息与睡眠照护

1. 安排舒适的睡眠环境

(1) 室内温度、湿度:老年人体温调节能力差,夏季室内温度保持在 26～30 ℃,冬季室内温度保持在18～22 ℃,相对湿度以 50%～60%为宜。

(2) 声光及色彩:老年人睡眠易受声光的影响,居室环境应保持安静。老年人视觉适应力下降,光线过暗会造成看不清周围景物而发生跌倒坠床等安全问题。夜间应有适当的照明设施,如夜灯或地灯。墙壁颜色淡雅,可避免老年人情绪兴奋或焦虑。

(3) 通风:通风可调节室内温度并降低室内细菌数量,减少疾病发生概率。居室要经常通风以保证室内空气新鲜。

(4) 居室内设备:室内设备应简单实用,靠墙摆放,家具的转角应尽量选择弧形,以免夜间碰伤起夜的老年人。

(5) 卫生间:卫生间应靠近卧室,卫生间内设置坐便器并设有扶手,地面铺防滑砖。叮嘱老年人上床前排空大小便,避免和减少起夜对睡眠造成的影响。对于不能自理的老年人,睡前将所需物品放置于合适位置,如水杯、痰桶、便器等,被褥松软适中。铺好被窝,拍松枕头,枕头高度为 6～9 cm,或按照老年人的习惯选择高度。冬天可使用热水袋或其他方法温暖被窝。

2. 养成良好的睡眠习惯

(1) 每天按时起床和就寝(包括节假日)。通常为晚 9 点就寝至次日清晨 5 点起床。午睡 30～60 min,不宜多睡。

(2) 按时进食,晚餐少吃,不宜过饱。晚餐后或睡前不食用或饮用对中枢神经系统有兴奋作用的食物、饮料,减少饮水量。

(3) 睡前洗漱,排空大小便。热水泡脚,温度在 40 ℃左右,水中浸泡 10～15 min,按摩足背和足底涌泉穴,双侧各 100 次,直至脚底发热。穿着宽松睡衣。

(4) 入睡前避免阅读有刺激性的书刊、杂志。避免看情节刺激、激烈的电视节目。不要在床上读书、看报、看电视。老年人有不愉快或未完成的事情用笔记录下来,减少就寝后惦念。

(5) 睡前做有身体放松和镇静作用的活动,如按摩、推拿、气功、静坐等。

3. 饮食照护 三餐要有规律,保证营养均衡,合理膳食。控制总热量,满足每日所需,根据老年人具体情况配制合理的膳食。对于肝郁化火型老年人,应注意清淡饮食,多食用蔬菜水果;痰热内扰型老年人,饮食应忌油腻和辛辣食品;阴虚火旺型老年人,可服用银耳、莲肉、红枣等食品;心脾两虚型老年人,常服莲肉、红枣、龙眼肉等食品,注意饮食清淡;心胆气虚型老年人,饮食上可采用粳米加生地黄、酸枣仁煮粥,达到益气安神的效果。在饮食护理的过程中,食物应营养丰富、清淡,多食易消化食物及新鲜水果、蔬菜,忌油腻、味厚、辛辣等刺激性食物,减少诱发失眠的因素。每日晚上入睡前可喝热牛奶促进睡眠。

4. 鼓励适度活动 老年人规律锻炼,指导其非睡眠时间进行轻度的运动,如打拳、舞剑、骑车、打球、散步、游泳、练气功等。

(1) 散步一般 1 日 2 次,安排在早餐后 1 h 及午休后 1 h,1 次 30～60 min,行走路程 300～500 m,由老年人自由决定运动间歇,以感到轻度疲劳为终点。

(2) 医疗体操及器械锻炼,如原地自行车、运动平板等,主要提供给因病情需要不宜远离病房者,或气候变化不宜户外活动者。运动强度与时间也由老年人自由控制,但每次不少于 30 min,1 日 2 次,运动间歇由老年人自主决定,以感到轻度疲劳为度。

(3) 人工辅助躯体被动运动,由护理员进行大、小关节活动等床上被动肢体锻炼。

5. 用药照护 对于去除外源性因素后仍无法入睡的老年人,需在医生指导下选择合适的药物帮助睡眠。用药前,护士应严格查对,做好用药宣教,首先告诉老年人合理用药在于帮助其重建正常的睡眠规律、遵医嘱服药的重要性、服药的最佳时间及方法、常见的不良反应等,避免私自停药或改变药量,从

Note

而提高药物治疗的安全性、依从性及有效性。

6. 心理照护

(1) 老年人常存在抑郁、焦虑、恐惧、紧张等情绪，并伴有躯体不适感，应耐心开导、安慰老年人，理解老年人的痛苦，稳定老年人的情绪，耐心倾听其诉说，尊重和关心老年人。

(2) 多与老年人交谈，以通俗易懂的语言为其讲解疾病的发生、发展、治疗、护理等内容。使其消除不良情绪，树立战胜疾病的信心。

(3) 密切观察老年人的心理变化，有抑郁和焦虑的老年人，采取音乐疗法和冥想法，在傍晚播放轻音乐，让老年人联想音乐中所传达的美好意境，使其身心放松。抑郁焦虑程度严重的老年人，按医嘱给予抗抑郁焦虑药物治疗。

(4) 鼓励老年人多参与社会活动，保持正常社交，增加生活乐趣，避免产生轻生情绪。

(5) 指导家庭成员主动参与改善老年人睡眠的工作，帮助老年人妥善处理各种引起不良心理刺激的事件。指导家人常给老年人按摩，显示关心，使老年人感觉温暖。

7. 照护注意事项

(1) 心理压力常会导致睡眠障碍，照护人员应注意观察，及时与老年人谈心，多陪伴、多倾听，使其心理压力得以疏导，减轻对健康的影响。

(2) 睡眠习惯影响睡眠质量，起床与就寝的时间应有规律，最好每天有固定的时间，照护人员可根据老年人常年养成的习惯，为其安排睡眠环境，纠正不健康的睡眠习惯，使老年人养成良好的生活习惯。对痴呆和睡眠型态紊乱(昼夜颠倒)的老年人，应给予特殊照顾，设法调整睡眠类型，以保证夜间睡眠。

(3) 净化空气时要注意保暖、避免老年人受凉，可以在室内无老年人时开窗通风。如果室内有不能起床的老年人，可以用被单、毛毯或屏风等物遮挡老年人，避免对流风直接吹在老年人身上。

(4) 协助老年人翻身，改变体位和调节被褥至适宜温度，更换或取热水袋时，注意动作轻，不要惊醒老年人，热水袋温度不要太高，掌握在 50 ℃左右，避免烫伤。

(5) 服用安眠药的老年人要注意观察药物反应，发现异常及时报告医生，并注意对老年人日常生活的安全照顾，以防发生意外。

(6) 协助老年人运动时注意环境安全，防止跌倒和损伤。

步骤四 根据小组讨论收集的相关内容，设计用不同的睡眠评估量表对老年人进行睡眠评估的方案。

步骤五 请分组进行相关评估及睡眠指导。

步骤六 独立完成任务检测单。

(董莲诗 王艳华)

老年人睡眠照护任务自我检测单二

单元标题	老年人睡眠照护			任课教师	
班级		学号		姓名	
学习情境	周爷爷，74 岁，住在老年照护机构，既往有肺癌病史，1 个月前诉胸部隐隐作痛，在医生的指导下做了相关的治疗。周爷爷近期睡眠质量差，入睡困难，夜间经常做梦，常被惊醒，醒后无法入睡，直到天亮。白天周爷爷出现了头晕、体乏、易躁、易怒的症状，晚上不愿上床就寝。请为周爷爷进行睡眠障碍的评估与照护			学习时间	
引起睡眠障碍的原因及评估要点					

Note

续表

单元标题	老年人睡眠照护	任课教师	
老年人睡眠日志记录要点			
Epworth 嗜睡量表			
设计老年人休息与睡眠照护方案			
本次课收获			

（董莲诗）

Note

项目九　老年人医疗问题和安全用药

学习目标

能力目标

能指导老年人安全用药；能为老年人进行用药管理。

知识目标

掌握：老年人衰老带来的老年医疗问题。

熟悉：老年人疾病的表现。

素质目标

在为老年人进行用药指导和协助老年人用药过程中，对老年人态度和蔼，动作轻柔，老年人愿意配合。

任务一　衰老带来的老年人疾病特点

情境导入 9-1

李奶奶，75 岁，生活基本能自理，患有冠心病、高血压 20 余年。由于长期服药对药物产生厌恶。因此自行将服用药物在早晨一并服用，同时为了增强抵抗力，又进补人参、鹿茸等。近几天，由于出现泌尿系统感染，自己按广告宣传的药物进行治疗，结果出现尿少、水肿、头痛、恶心等症状，去医院就诊。经医院治疗好转后回家。请分析衰老带来的老年人疾病特点。

【任务实施】

步骤一　两人一组阅读情境内容，讨论在日常生活中是否遇到类似的老年人，看广告同时服用多种药物，而出现不良后果的。将你能想到的不良后果用卡片记录下来。

步骤二　将卡片粘贴到黑板上，并进行归类，找到共同之处和不同之处，并进行补充。

步骤三　根据大家讨论的结果，阅读以下资料，用思维导图做出衰老带来的老年人疾病特点。

【任务内容分析】

老年医疗问题是影响老年健康的最主要原因，也是老年照护者在照护老年对象过程中面临的最大挑战。老年人患病不同于成年人，慢性病与急性发作常交替出现，对于急性病不当治疗或过度治疗，还会导致机体功能下降、心理和精神损伤，增加了急性期和康复期治疗、照护的复杂性和难度。老化会使老年病表现不典型，在慢性病发展阶段或出现急性发作时非特异性的表现增多，甚至有时可能是老年疾病早期或唯一的表现；老年人在患病的同时还会合并衰弱、跌倒等老年综合征和老年问题，对康复需求增多，因此在长期照护慢性病患者时应根据综合评估的结果制订个性化的照护方案。对于老年医疗问

Note

题的照护目标是最大程度保证患有慢性病患者的功能和舒适，防止进一步的失能和心理损伤，尽量帮助老年人回归社会生活，提高生活质量。照护者在老年照护对象接受医生专业治疗方案的同时，要帮助照护对象提高自我管理慢性病的能力。

一、老年慢性病的发展阶段

（一）常见老年疾病的分类和发生率

衰老带来的老年机体的变化与老年疾病并不是同一个概念。老年疾病可能由于长期不良的生活方式、器官老化所引起，也可能与遗传因素有关。常见老年疾病的发生率见表9-1。

表9-1　常见老年疾病的发生率

系　　统	疾　　病	发生率/(%)
循环系统	高血压	42.5～52.0
	冠心病	49.6～65.0
	心律失常	32.0～45.0
呼吸系统	慢性支气管炎	43.1～55.3
	肺气肿	10.13～15.0
	肺源性心脏病	0.6～8.0
	陈旧性肺结核	18.0～31.3
消化系统	溃疡病	11.3～26.0
	慢性胃炎	11.9～33.7
神经系统	脑血管意外	5.6～7.0
	震颤麻痹	1.3
内分泌代谢系统	高脂血症	16.4～43.8
	糖尿病	20.5～21.3
	痛风	0.6～1.5
运动系统	颈椎病	21.0～32.5
其他	白内障	25.3～35.0
	耳聋及听力障碍	15.6～63.6
	恶性肿瘤	1.7～2.5

（二）老年疾病的发展阶段

老年人患病一般要经历慢性期、急性期、亚急性期或急性后期、长期照护期和生命终末期等几个阶段。

1. 慢性期　可能经历半年、几年到几十年，病情会缓慢积累，造成心、脑、肾等器官损害，还会引发老年失能、心理损伤等不易被引起重视的问题，对老年人的损害更大，引起经济负担增加。

2. 急性期　一般持续时间不超过2周，如处理不及时可能导致老年人死亡，但有时过度或不恰当的急性期治疗可能在挽救老年人生命的同时，又会继发衰弱或老年失能。

3. 亚急性期或急性后期　一般持续2～6周。如果在此期间老年人未得到良好的康复治疗和护理，会继发老年失能，降低生活质量，并影响老年人的远期预后。

4. 长期照护期　在此期间，老年人患有多种疾病及同时并发压疮、失能、尿失禁、认知损伤等老年综合征或老年问题的比例显著升高，是目前我国在社区和居家环境中需要照护的主要群体。

5. 生命终末期　持续时间一般不超过半年。老年人在此期间发生疼痛、多脏器功能衰竭比例更高。照护人员面临的主要问题是掌握安宁疗护的知识，帮助老年人尽量保持生活质量和生命的尊严；同时照

Note

护人员自身也会面临体力和心理负担加重的问题，对照护人员给予心理和社会支持，帮助照护人员自身做好调节也尤为重要。

二、衰老带来的老年医疗问题的特点

（一）慢性病、急性病关系错综复杂

老年人的慢性病与急性病关系错综复杂，很难真正绝对分开。急性病会产生后遗症，很多情况下治疗急性病会遗留慢性病和失能。许多慢性病会不时出现急性发作需要住院治疗。

（二）慢性病与身体活动能力下降、心理损伤并存

失能(disability)是由于功能障碍多，导致日常生活或从事其他复杂活动的能力受限。障碍(impairment)是指由各种异常所致的躯体结构或功能的改变。

1995年Verbrugge和Patrick分析了7种慢性病，三种非致命性疾病（关节炎、视觉受损、听力下降）和四种致命性疾病（缺血性心脏病、慢性阻塞性肺疾病、糖尿病、恶性肿瘤），发现非致死性疾病对躯体功能的影响超过致死性疾病的影响，但失能和慢性病的关系问题普遍未得到重视，因失能获得的健康服务和重视远远少于致死性疾病。例如，老年人中常患有脑卒中和关节疼痛，他们可以逐渐影响老年人躯体功能和心理健康，导致总体医疗费用的增加。在慢性病的照护中应重视给予照护对象良好的社会支持和心理支持，这将有助于减少慢性病对老年人带来的全身损害。

（三）随年龄增长，共病逐渐增多

许多老年人由于机体功能下降，脏器和免疫、认知等功能下降，常同时患有2种或2种以上疾病。据Howell报道，65岁医生老年人平均患有7种疾病，最多达25种。多种老年疾病在一个老年人身上同时存在，相互叠加或掩盖病情，诊断和治疗困难。照护过程中应注意从整体出发给予评估，抓主要矛盾。

（四）老年人的发病表现常不典型

老年人的发病表现常不典型指老年人患病时非特异性表现（如认知改变、体重下降、疲劳、跌倒、头晕）较多，典型表现较少，甚至没有典型表现；此外，同一种疾病在青年人和老年人中的表现可不一致。这两种情况都增加了对老年人患病进行早期诊断的难度，在照护中要牢记这些不典型表现，早期发现异常，及时报告给专业医护人员。

1. 老年人常见的不典型发病表现

(1) 认知改变：许多老年人患有某种疾病时，首先表现出来的不是该疾病相应的器官受损的表现，而可能表现为精神、认知方面的改变。认知状态改变有时甚至可能是严重疾病的唯一表现。包括定向力下降、言语减少或言词混乱、嗜睡、亢奋，或嗜睡与亢奋混合型。如果合并意识障碍，在极短时间内发生，并且由于疾病诱发，可诊断为谵妄。导致老年出现认知改变的原因很多，如感染性疾病（呼吸道、尿道、皮肤）、用药不良反应、酒精中毒或戒断反应、代谢性疾病（电解质紊乱，如高钠血症或低钠血症、脱水、低血糖、缺氧）、心血管疾病（如心力衰竭、心肌梗死）、中枢神经系统疾病（如脑膜炎、脑炎、脑卒中、癫痫）。此外，老年人中尿潴留和粪便嵌塞也可导致认知改变。老年精神病、抑郁、双向情感障碍、阿尔茨海默病也可伴随有认知的改变。因此，熟悉老年照护对象既往的表现、病史和近期有无更换药物，多进行体温、脉搏、血压及意识的观察对帮助医护人员做出正确诊断、找到病因非常重要。

(2) 体重下降：非特意的体重下降在社区老年的发生率高达15%，常常是疾病并发症或未被诊断的疾病加重的标志。常见三种病因：①社会支持缺乏因素，包括贫困、失能、孤独、受虐。②精神心理因素，如抑郁、偏执。③医疗因素，如认知症、肺部和心脏疾病、肿瘤、药物、感染性疾病、甲状腺功能亢进、糖尿病等。

寻找体重下降原因的第一步是评估老年人是否摄入饮食不足。如果发现摄入食物不足，需要进一步评价生理（如恶心、便秘、失能、口腔问题、药物不良因素）、社会、心理方面因素（贫困、失能、抑郁等）。可以使用简易营养评估量表(mini mental state examination)。如果没有饮食摄入不足因素，则更加需

要到医院请专业人员排除有关疾病。

(3) 疲劳:疲乏感、体能下降,每天过度的疲劳感并不是衰老的正常过程。引起疲劳的原因分为急性和慢性,慢性原因有血液学/肿瘤学因素(如贫血、癌症或癌症相关治疗)、心脏疾病(如心力衰竭)、肾和肝疾病、内分泌疾病(如糖尿病)、肺疾病(如睡眠呼吸暂停综合征)等。

(4) 头晕:60 岁以上老年人头晕的发生率超过 30%。头晕并非衰老的正常过程,但却可以使临床疾病更困扰老年人,且诊断和治疗都较为复杂。大多数头晕本身的原因都是良性,但是头晕常是一些更为严重的临床疾病(如心血管疾病)的标志。心理疾病可能加重老年人头晕。头晕还可导致老年人跌倒、失能的发生比例增高。

(5) 跌倒:突发的、不自主的、非故意的体位改变,倒在地上或更低的平面上。根据 1993 年国际疾病第 10 版(ICD-10)分类,跌倒是指由老年人或其他不明健康问题引起跌倒的一种突发事件,而且是一种健康问题并发症或疾病,又称为跌倒倾向(tendency to fall)。跌倒在 65 岁以上老年人中每年的发生率超过 1/3,超过 50%的老年人发生过跌倒。2/3 的意外死亡是由于跌倒引起,跌倒也是老年人死亡的第 5 位原因和引起失能的独立危险因素。所有 65 岁以上老年人都应该评估前一年是否发生过跌倒,因为发生过跌倒是再发跌倒的高危因素。引起跌倒的常见原因有平衡能力下降、心血管疾病(如体位性低血压、心律失常、心肌缺血)、神经系统疾病(如脑卒中、认知功能损伤)、骨骼肌疾病(骨质疏松、骨关节炎、肌无力)、感觉功能下降(听力下降、视力下降)、药物因素(使用降压或抗精神抑郁的药物)、鞋子不合适、居家环境布置不妥当(如路面过滑或不平、照明不足、床具高度和厕所把手不合适)等环境因素。

(6) 发热:感染(常见尿路感、肺部感染、皮肤感染)的典型症状,原因也可能是恶性肿瘤、风湿性疾病,还可能由于药物不良反应、血肿、甲状腺危象产生。需要注意的是老年人与青年人相比基础体温偏低,国外有文献推荐老年人口腔温度超过 37 ℃即可视为发热。因此在照护老年人时要注意观察体温。

2. 老年人不同于青年人的疾病表现 老年人与青年人相比,对疼痛的反应性和敏感性降低,一种疾病的表现容易被其他疾病掩盖,有时在一种疾病发作时首先表现出来的不像年轻人那样典型,而可能是精神、神经方面的变化。因此,在一些常见疾病中出现不同于年轻人的非典型表现更为多见(表 9-2)。

表 9-2 老年人患病的不典型表现

疾 病	青年人的典型表现	老年人的不典型表现
反流性食管炎	进餐后反酸、胃灼热感	进餐后反酸、胃灼热感,或仅有咽部不适,吞咽困难,慢性咳嗽,声音嘶哑
消化性溃疡疾病	上腹部疼痛	出血,恶心或呕吐,厌食,进食或饮水后可以缓解的腹痛
阑尾炎	转移性右下腹痛,恶心。白细胞升高	腹部僵硬,全腹疼痛,肠鸣音减少,白细胞升高
胆囊炎	右上腹疼痛,墨菲征阳性,发热,恶心/呕吐,白细胞升高	白细胞升高,全腹疼痛,发热,恶心/呕吐
心肌梗死	胸骨后疼痛,向左肩或下颌部放射	胸痛,呼吸困难,眩晕,精神状态改变,心力衰竭,乏力
肺炎	发热,咳嗽,寒战,胸膜炎性胸痛	呼吸急促,精神改变,经口进食减少,发热、咳嗽、胸痛
痛风	男性居多,单关节疼痛	病程中无痛,多关节发病
类风湿性关节炎	病程中无痛	急性发病,发热,乏力,体重下降
尿路感染	尿痛,发热	精神改变,头晕,恶心

(五) 老年疾病与老年综合征/老年问题密不可分

老年综合征是指老年人由多种疾病或多种原因所致的同一临床表现或问题的症候群。常见的综合征有调节内环境稳定能力下降、衰弱、跌倒、认知症、尿失禁、谵妄、晕厥、抑郁、疼痛、睡眠障碍、多重用药、老年帕金森综合征和衰弱等。常见老年问题有长期卧床、压疮、便秘、深静脉血栓、肺栓塞、吸入性肺炎、营养不良、肢体残疾、舒缓治疗与长期照料等。年龄越大，同一老年人身体所患老年疾病与老年综合征、老年问题互相影响，增加了照护的难度和复杂性，在进行老年医疗照护时应及时评价哪些是老年人面临的核心问题，分清主次、综合处理。

1. 内环境失衡 内环境稳定反应的是正常机体面对外界反应的自身不同调节机制的效应的总和。随年龄增长，老年人对外界刺激的内环境稳定调节能力下降。表现为外界温度降低或升高时，机体分别发生体温降低或体温升高、中暑的风险增高；还表现为体位变为直立位、进食后、血容量不足、体内血钠水平过高或过低、血糖水平波动、面对创伤或烧伤等应激反应时，老年人的自身调节能力显著下降，更容易出现认知及失能，发生衰弱、死亡的风险增高。

2. 衰弱 衰弱指老年人在神经肌肉、代谢及免疫系统方面的生理储备能力衰退，从而使老年人对抗应激的能力下降。表现为机体脆弱性增加，维持机体稳态的能力下降。最近科学家提出衰弱是提示老化加速的综合征，与衰老的其他表型一样体现的衰老的程度。此外，衰弱还与疾病、失能相关，是许多疾病的前期表现，并可以导致失能。在面临手术的患者中，由于衰弱老年人维持机体稳态能力下降，更容易出现手术后并发症，因此在手术前对评估老年人的衰弱状态极为重要。对肿瘤进行治疗前要评估机体对治疗的承受程度、身体的储备、恢复能力，还要考虑治疗带来的体重丢失、恶病质等问题；衰弱的慢性肾病患者较没有衰弱的老年人更早需要透析，衰弱在心血管疾病患者、接受冠状动脉介入治疗和心力衰竭患者中发生率也显著增高，衰弱可增加心脏手术患者术后的并发症和病死率；糖尿病与衰弱也密切相关。因此在对肿瘤、手术后、心血管病等制订治疗策略时根据衰弱评估结果进行治疗决策非常重要，对于衰弱老年人的过度治疗或康复治疗不足，可能导致老年人衰弱加重，增加不良预后。对于照护者来说，树立衰弱评估的意识，熟悉衰弱评估的方法，能够在专业人员的帮助下及时发现老年人是否具有衰弱表现，尤其对于衰弱的肿瘤、手术后、心血管病、糖尿病老年人加强营养、康复、功能锻炼等方面的照护。

3. 跌倒 根据 WHO 报告，跌倒是老年人慢性致残的第三大原因，可伴有骨折、软组织和脑部损伤。同时跌倒会严重影响老年人的身体功能、导致生活自理能力下降和心理损伤，并可大大增加家庭照护的负担。在老年人照护中应熟知跌倒危险的评估，积极采取措施防范老年人跌倒。

4. 认知症 认知症是由于慢性或进行性大脑结构的器质性改变引起的高级大脑功能障碍的一组症候群。患者在意识清醒的状态下会出现持久、全面的智能减退，表现为记忆力、计算力、判断力、注意力、抽象思维能力、语言功能减退，情感和行为出现障碍，独立生活、社交和工作能力明显减退或丧失。发病原因包括阿尔茨海默病、帕金森等变性病和非变性病（如血管性痴呆、脑外伤性痴呆等）。认知症近年来发病率逐渐升高，给家庭、社会带来沉重的负担，是需要进行老年照护的最广大群体。

5. 尿失禁 尿失禁是由于膀胱括约肌损伤或神经功能障碍而丧失排尿自控能力，使尿液不自主流出。尿失禁尽管可以发生在各个年龄组，但以老年人，尤其是老年女性的发生较多。尿失禁虽然不是致命性疾病，但是可严重影响患者的身心健康，在我国普遍认识和评估、干预不足的时候，发病原因有膀胱括约肌功能老化、严重脑动脉硬化导致大脑皮层控制排尿功能下降、膀胱颈括约肌损伤、前列腺增生等。尿失禁并不是衰老的正常表现，许多原因可以控制或避免。如果能在老年照护中积极评估并加上有效的康复训练，尿失禁可以缓解或好转。

6. 谵妄 谵妄是一种急性脑功能下降状态，以出现意识障碍和认知功能改变为特点，在极短时间内发生（通常几小时或几天），一般在日间波动，通常只持续几天，也可延续几周甚至几个月。老年谵妄是指老年急性意识模糊状态。表现为注意力、感受、思维、记忆、精神运动和睡眠周期障碍的短暂性器质性脑综合征。常发生在住院患者中。伴发临床躯体疾病、传染病、中毒性疾病、大脑器质性病变。老年人中原有脑部变性疾病或血管病变、营养不良或肿瘤患者晚期出现谵妄，常是预后不良的标志。

7. 老年抑郁症 老年抑郁症是以持久的情绪低落、沮丧为主要临床表现的心理疾病，多发生于老年期（≥60 岁），包括抑郁症、抑郁障碍、抑郁发作等类型。在老年人中发病比例高、伤残率高、病死率高，可以导致老年人生活质量严重下降，医疗费用支出增加。有脑动脉硬化、脑卒中、甲状腺功能减退、心血

Note

管疾病或疼痛，以及使用一些药物都可诱发老年抑郁症。在老年照护中，应尤其重视早期评估和干预。

8. 老年失眠症 老年失眠症是指因各种原因导致老年人睡眠时间和（或）睡眠质量不足，并影响白天社会功能的一种主观体验。患有神经变性疾病（帕金森综合征、认知症）、不宁腿综合征、心血管疾病和呼吸系统疾病、各种疼痛是引起老年人睡眠障碍的原因之一，在进行医疗问题的照护中要重视对睡眠障碍的早期评估和干预措施。

9. 老年疼痛 根据国际疼痛学会（IASP）的定义，疼痛是一种不愉快的感觉和情绪上的感受，伴随现有的或潜在的组织损伤。急性疼痛是疾病的一种症状；慢性疼痛本身是一种疾病，指疼痛持续一个月或超过受伤愈合的合理时间。慢性疼痛常与老年骨关节病、骨质疏松、软组织痛、冠心病、高血压、恶性肿瘤等疾病并发，会严重影响老年人的生活质量，是致病、致残、致死的主要原因。

10. 老年晕厥 晕厥是大脑一时缺血、缺氧引起的突然、短暂的意识丧失，可自行恢复，不留后遗症。老年人中发生晕厥比例较高。发病原因主要与服用降压药物、体位性低血压、吞咽性晕厥、咳嗽性晕厥、排尿性晕厥、低血糖性晕厥有关。在老年照护中要注意防范。

11. 老年帕金森综合征 帕金森综合征指因黑质-纹状体多巴胺能神经元通路的变性引起的震颤、肌强直及动作缓慢等症状，是一种缓慢进展的神经退行性疾病。疾病的有效控制不仅得益于早期诊断、早期治疗。同时积极、有效、合理的帕金森病评估和科学的帕金森病照护、积极促进康复锻炼可以最大程度缓解疾病进展，避免药物不良反应，全面提高患者生活质量。

12. 多重用药和药物不良反应显著升高 多重用药指患者服用 5 种及以上药物。多重用药还指药物与药物之间的相互作用和产生的不良反应。多重用药在老年照护对象中很普遍。不适当的使用药物容易造成药物不良反应，严重不良用药反应可以引起谵妄、降低老年生活质量，是引起老年人住院甚至死亡的重要因素。因此，老年照护中要熟知照护对象的用药及各种药物的不良反应，能够给予初步评估，发现异常及时报告专业医护人员调整用药。

（六）对康复治疗需求增多，伴随的疾病和老年综合征/老年问题与康复治疗互相影响

康复是指通过物理疗法、运动疗法、生活训练、技能训练、心理咨询等多种手段，使身体残留功能得到最充分发挥，使病伤残者能力得到最大限度恢复。老年人患有慢性病或共病后极易发生功能不全，在慢性进展性疾病的情况下（如骨关节炎、帕金森病）或急性病不能活动后（如急性脑血管病、急性心肌梗死需要卧床），身体功能常迅速恶化，可极大程度影响了老年人的生活质量，甚至增加住院率和远期病死率。而有效的康复可以显著改善身体的功能。因此，对于患有多种慢性病或急性病出院后的老年人，尽早开始有效的康复极为重要。

随年龄增长，老年人康复的需求增多，但伴随的疾病和状况可干扰或延迟康复治疗，甚至需要更改治疗方案。伴随的疾病和状况包括谵妄、深静脉血栓、抑郁或淡漠、泌尿系感染、肺炎、压疮。需要早期注意对老年疾病、综合征的问题的评估和干预。

（七）发病到晚期出现多脏器功能衰竭或多系统功能障碍

老年人发病晚期由于多种疾病共存，可以出现多系统障碍，发生多脏器功能受损的风险显著增高。常见由于严重感染、休克、手术、创伤导致两个或两个以上原本功能正常的器官同时或相继发生功能衰竭；当一个器官受损后，可能通过缺血、低心输出量、毒血症等继发多个器官功能衰竭。老年多系统功能障碍和多器官功能衰竭可以导致老年病死率显著升高。

（八）对疼痛的反应性和敏感性降低

随年龄增长，老年人的机体老化、生理功能衰退，对疼痛的反应性和敏感性下降，出现的一些疾病容易被忽视。例如，急性心肌梗死、急腹症在青年人可能分别表现为急性腹痛，老年人可能没有显著疼痛。老年患糖尿病时可能因双足皮肤痛温觉感知程度下降，对洗脚时过烫水温或鞋子不合适造成的双足损伤不能及时感知，而更容易出现糖尿病足。

步骤四 以展览会法进行展示。

步骤五 独立完成自我检测单。

（李　冬　张　果）

老年人医疗问题和安全用药自我检测单一

单元标题	老年人医疗问题和安全用药			任课教师	
班级		学号		姓名	
学习情境	李奶奶，女，75 岁，生活基本能自理，患有冠心病、高血压 20 余年。由于长期服药对药物产生厌恶。因此，自行将服用药物在早晨一并服用，同时为了增强抵抗力，又进补人参、鹿茸等。近几天，由于出现泌尿系统感染，自己按广告宣传的药物进行治疗，结果出现尿少、水肿、头痛、恶心等症状，去医院就诊。经医院治疗好转后回家。请分析指出衰老带来的老年人疾病特点			学习时间	
分析老年慢性病的发展阶段					
分析衰老带来的老年医疗问题的特点					
老年人常见的不典型发病表现					
老年疾病、老年综合征与老年问题的关系					
本次课的收获					

（董莲诗）

任务二　老年常见问题的照护要点和帮助老年人进行慢性病自我管理

情境导入 9-2

李奶奶，70 岁。患慢性支气管炎，长期盗汗，胃有烧灼感（吃点东西或者喝水都会有），头部轻微抖动，吃饭时手会轻微抖动，双腿站立负重支撑时抖动剧烈，经常头晕，特别是晨起时，通常靠吃感冒药压下去，上楼梯时右腿容易使不上力，稍微运动就会出虚汗，出汗就容易吹风受凉感冒，感冒就会头晕气急，需要吃药休息，休息就会减少体力活动，从而加剧体虚症状。请帮助李奶奶进行慢性病自我管理。

Note

【任务实施】

步骤一 分析讨论老年人多病并存的情况下，应该如何进行照护管理和协助老年人自我管理。

步骤二 阅读以下资料，获得相应的知识点，并记录下来。

【任务分析内容】

一、老年常见问题的照护要点

(一) 在开始进行老年照护前重视老年综合评估

除了进行老年医疗问题和多重用药问题的评估外，还要重视老年活动能力、常见老年综合征和老年问题、心理问题、认知损伤、社会支持等方面的评估，根据老年综合评估的结果评价哪些因素是老年照护的主要需求和次要需求，制订有所侧重的照护计划。需要注意的是在老年人活动能力评估方面，多采取日常生活活动能力量表(activities of daily living ，ADL)按照吃饭、穿衣、洗漱、上厕所、走动、洗澡等6项指标评价丧失生活自理能力的老年人，也有推荐工具性日常生活活动能力量表(instrumental activities of daily living scale ，IADL)和Barthel日常生活活动能力量表。而波士顿老年晚期活动能力评估量表则可通过计算机自适应测试(computer adaptive test，CAT)的角度使用，对上肢、下肢和多个老年日常活动功能进行更为准确、真实、细致的评估，能够科学地评价出老年早期和晚期活动能力损伤程度。但上述评估方法都是主观检测方法。而检测行走6 m速度、SPPB检查(short physical performance battery ，SPPB)是客观、简单的直接评价老年运动功能的指标，在老年照护前和照护过程中可以在专业人员的协助下进行。

(二) 在老年慢性病照护中的注意事项

(1) 了解常见慢性病的发病危险因素、典型表现、不典型表现，掌握急症的表现要点和处理要点，能够在疾病照护中及时发现问题，报告给专业医护人员。

(2) 帮助老年人做好疾病预防的生活方式管理；并协助老年人做好疾病的康复锻炼，尽量保持老年人的躯体活动功能。

(3) 根据老年慢性病患者的心理需求完善对疾病的照护范围。除了不同疾病给老年人带来的心理损伤外，长期患有多种疾病本身还会给老年人带来对失能、疼痛、遗弃、孤独和死亡的恐惧，使老年人自尊心和自信心受损，感到无助和无用。他们会渴望重新回归家庭，重新作为家庭整体中的一员。希望能够没有恐惧地回归到社会生活中。一名优秀的照护者应该了解老年人的心理变化，在照护疾病的同时帮助老年人克服这些心理损伤，帮助其获得回归社会生活的信心和能力。

(4) 实施照护的技巧

①照护前要先了解照护对象的生活习惯、生活方式、可能出现的情绪反应、个性需求、自我护理的动机、家人的关心程度、可以得到哪些医疗和非医疗支持的资源以及老年人的人生经历。

②照护的目标是帮助老年人保持希望，维持对自身的幸福感。当老年人有失能的问题时帮助老年人提高面对失能带来的身体不便和心理问题的能力。

③不要直接给照护对象进行健康教育，尽量在照护对象有一定信息资源的基础上以补充的方式做健康教育。

④实施照护时对照护对象用和蔼的、乐观的态度比直接告诉照护对象做什么、如何做更重要。可以在照护中多跟照护对象分享个人的兴趣和关心的事。

⑤花时间真正关注照护对象，带老年人多与其他病友或家人交流，帮助其回归和保持社会生活。了解慢性病给老年人带来的沮丧、孤独和死亡的恐惧，帮助老年人恢复自尊心和自信心，帮助老年人做力所能及的事，减少他们的无助感和无用感。

二、帮助老年人进行慢性病自我管理

(一) 帮助老年人进行慢性病自我管理的意义

帮助老年人进行慢性病自我管理有益于提高临床的治疗效果，提高患者的生活品质。因为通常仅

Note

凭医生给予的治疗方案不能改变患者的行为，只有患者通过对自己病情的了解，主动配合专业的医护人员，并与其进行有效互动，积极参与对自己的慢性病管理，才能改变其不良的生活方式，从而降低慢性病的危险因素。因此，有效的照护应该是以患者为中心，从把患者当做是被动的接受教育者，帮助其转变为愿意了解自己的病情的积极参与者，这对帮助老年人提高自我管理的能力极为重要。

尽管帮助老年人设定慢性病自我管理目标和内容应该由专业的医护人员来完成，但是慢性病自我管理方案的主要内容是保持健康的生活方式和落实用药方案、观察药物不良反应、记录血压、血糖等常见慢性病的危险因素指标、按医生要求随访，如果一名优秀的照护者了解了慢性病自我管理的目标和实施中的有关问题，将十分有助于真正帮助老年人落实慢性病的自我管理方案，真正让老年人能够从慢性病自我管理中获益。

（二）帮助老年人进行慢性病自我管理前的准备

在帮助老年人进行慢性病自我管理前要充分领会慢性病自我管理的复杂性，认识到与老年人沟通的挑战。预防和管理老年健康问题需要了解老年人的生活方式、疾病发生的危险因素、疾病发生的早期征兆、治疗方法以及如何与老年人进行有效沟通，最终与老年人共同建立慢性病自我管理的目标。这种以患者为中心的慢性病自我管理目标包括根据疾病发生、发展过程，可能的并发症，治疗的目标和所用药物不良反应，来确定如何自我观察病情、选择健康食物、制订运动计划、如何随访。

（三）帮助老年人进行慢性病自我管理的要点

(1) 与照护对象建立共同、持续的伙伴关系，支持老年人面对改变生活方式可能要面临的挑战，并鼓励、帮助老年人实现慢性病自我管理计划。

(2) 了解老年人在用药过程中可能会出现的心理特点和问题，寻找老年人不能坚持慢性病自我管理的真实原因，有的放矢地更改照护计划。

①老年人更喜欢与医护专业人员共同制订自己的慢性病管理方案。已有研究发现与老年人进行积极主动的沟通，能不断获得老年人的反馈和互动，可以帮助老年人更好地控制高血压。

②老年人对用药及药物不良反应风险较青年人顾虑更大，对药物治疗方案疑虑更多。

③老年人患慢性病时如果症状不明显，往往不容易重视病情和治疗方案，不容易坚持服药。

④老年人记忆力下降，是导致忘记服药的重要原因。

⑤老年人很难改变一些形成已久的老观念，对科学的新知识可能需要反复的讲解。

(3) 与老年人有效沟通的技巧

①对老年人提的建议要直接而且具体。

②要积极、正面地告知老年人管理慢性病的策略和方案，让老年人有主动选择感。

③所制订的慢性病自我管理计划应简单易行、管理步骤明确，并要知道实现慢性病自我管理计划的关键点。

④多给老年人列举现实中成功地实现慢性病自我管理并从中获益的真实例子。

⑤多给老年人使用图片讲解要点。

⑥对慢性病管理计划中的要点和关键步骤可以反复重复以加深老年人的认知。

(4) 设立患者为中心慢性病自我管理目标的注意事项

①首先明确以下问题。老年人在进行慢性病自我管理前是否已经了解慢性病的有关知识？目前照护对象已经自行采取了哪些措施？照护对象自己是否已经具有进行慢性病自我管理的工具？如血压计、快速血糖测定仪、体重计、记录本。

②了解针对老年人的治疗目标和大致可以接受的治疗目标的范围，例如血压、血糖、体重的正常范围，在老年人、高龄老年人是否有特殊性？

③了解老年人在落实慢性病自我管理目标时可能会遇到的困难和挑战。改变哪些行为习惯困难最大？哪些行为患者容易接受？哪些正确的行为、习惯是老年人最容易达到的？帮助老年人从易至难逐步实现管理计划，要让老年人在慢性病自我管理的过程中获得成就感。

④所制订的慢性病自我管理目标应该切实可行，衡量标准可以用“SMART”来概括：“S”代表目标

Note

应该是具体的；“M”代表目标是可衡量的；“A”代表目标是可以达到的；“R”代表目标是相关联的；“T”代表实现目标有时间限制。

⑤制订具体的慢性病自我管理实施方案时还要与老年人充分沟通，了解帮助老年人实现目标所需要的人力、物力，老年人可以获得哪些资源能帮助他们实施具体方案，在实施过程中可能会遇到哪些困难，根据这些问题调整的慢性病自我管理方案才真正能够让老年人去落实。

⑥制订明确、清晰、简洁的随访计划。

⑦使用现代信息技术来提高慢性病自我管理方案的效果。例如给老年人写纸条、打电话，或找视频材料，还可以询问老年人在所居住的社区医养结合机构是否可以给老年人提供慢性病防治方面的支持。随着科学技术的进步，利用可移动、穿戴设备等现代电子健康技术自动监测、采集老年慢性病管理所学数据，或能够给予老年人自动提醒也有助于帮助老年人实现慢性病自我管理计划。

⑧在随访中发现问题，及时调整慢性病自我管理计划。

步骤三 根据收集的资料，为李奶奶设计一个自我管理方案，各小组进行展示。

步骤四 编辑一个情景剧，向李奶奶介绍你设计的自我管理方案，取得李奶奶的认同，小组进行练习。

步骤五 每个小组进行角色扮演，展示小组编辑的情景剧。其他小组观察优缺点，指出为李奶奶设计的自我管理方案是否恰当，沟通过程是否体现出对老年人的爱心、耐心、细心。

步骤六 独立完成自我检测单。

（李 冬 张 果）

老年人医疗问题和安全用药自我检测单二

单元标题	老年人医疗问题和安全用药			任课教师	
班级		学号		姓名	
学习情境	李奶奶，70岁。患慢性支气管炎，长期盗汗，胃有烧灼感（吃点东西或者喝水都会有），头部轻微抖动，吃饭时手会轻微抖动，双腿站立负重支撑时抖动剧烈，经常头晕，特别是晨起时，通常靠吃感冒药压下去，上楼梯时右腿容易使不上力，稍微运动就会出虚汗，出汗就容易吹风受凉感冒，感冒就会头晕气急，需要吃药休息，休息就会减少体力活动，从而加剧体虚症状。请帮助李奶奶进行慢性病自我管理			学习时间	
为李奶奶设计一个自我管理方案					
编辑情景剧					
本次课的收获					

（董莲诗）

任务三　老年人用药安全分析

情境导入 9-3

李奶奶，72 岁，患高血压 5 年，平日记性不好，总不记得按时服用降压药，前天开始李奶奶感觉头痛、眩晕、心悸，去医院测血压为 160/100 mmHg，医嘱予以硝苯地平 10 mg，口服，每天 2 次，并嘱其坚持规律用药。请指导李奶奶安全用药。

【任务实施】

步骤一　讨论以前学过的冠心病、高血压疾病的用药治疗要点。并列举出来这两种病的常用药物、用法和不良反应。

步骤二　阅读资料，找出老年人功能改变而导致的用药问题。

【任务内容分析】

一、老年人生理功能特点

1. 神经系统　包括大脑和神经的功能变化。进入老年期后，人的大脑逐渐萎缩，脑重量减轻，脑细胞数相应减少 20%～50%。老年人易患脑动脉硬化，其血流量可减少近 1/5。另外，老年人神经传导功能下降，对刺激的反应时间延长，大多数感觉减退、迟钝甚至消失。这些改变标志着老年人的脑力劳动能力减弱，只能从事节律较慢的活动、负荷较轻的工作。由于神经中枢机能衰退，老年人变得容易疲劳、睡眠欠佳、睡眠时间减少。此外，由于脑功能失调而出现的智力衰退还易引发老年痴呆症。

2. 心血管系统　包括心脏和血管的功能变化。

(1) 心脏方面，随着老化进程，心肌逐渐萎缩，心脏变得肥厚硬化，弹性降低，这些变化使得心脏收缩能力减弱，不仅心跳频率减慢，心脏每次搏动输出的血量也会减少。心输出量随年龄增长而减少，到 80 岁时其功能减退约 35%。心输出量降低，输送到各器官的血流量也就减少了，供血不足则会影响各器官功能的发挥。

(2) 动脉硬化是心血管系统老化的又一重要特征。随着年龄增长，动脉弹性降低，动脉硬化逐渐加重，从而使机体主要器官——心、脑、肾的血管对该器官的供血不足，导致相应功能障碍。如果是冠状动脉硬化，供给心肌的血液不足时，就会引发冠心病，其主要表现是心绞痛、心律失常或心肌梗死等。动脉硬化还会引发高血压。因此，在老年人群中，心血管系统最常见的疾病就是冠心病和高血压病。

3. 呼吸系统　主要包括肺和参加呼吸运动的肌肉与骨骼的功能变化。一方面，老年人的肺泡总数逐年减少，肺的柔软性和弹性减弱，膨胀和回缩能力降低。另一方面，老年人出现骨质疏松、脊柱后凸、肋骨前凸，胸腔形成桶状变形，加上呼吸肌力量的衰弱，限制了肺的呼吸运动，造成肺通气不畅，肺活量下降，一般人到 70 岁时，肺活量可减少 25%。老年人的呼吸功能明显退化，肺的通气和换气功能减弱，造成一定程度的缺氧或二氧化碳潴留现象，因而容易发生肺气肿和呼吸道并发症，如老年慢性支气管炎等。

4. 消化系统　包括口腔和胃肠的功能变化。①牙齿：老年人齿龈萎缩，牙齿组织老化，容易松动脱落，造成咀嚼功能不完善，影响食物消化。②舌：舌肌发生萎缩、体积减小，舌的运动能力减弱，使食物咀嚼时难以搅拌均匀。③口腔：口腔内的唾液分泌减少，使牙齿对食物的咀嚼能力下降，碎食不全。④食管：由于食管退化，食物在食管内的蠕动幅度减低而使吞咽缓慢。⑤胃：消化酶分泌的减少，导致消化能力减弱，引起消化不良，老年人易患胃炎。据统计，60 岁以上老年人约 1/3 有胃酸偏低或无胃酸。⑥小肠和结肠：肠道萎缩使其对食物的消化吸收功能减退、蠕动无力，可导致便秘发生。

5. 内分泌系统　包括脑垂体、甲状腺、肾上腺、性腺和胰岛等内分泌组织的功能变化。一方面老年

Note

人内分泌器官的重量随年龄增加而减少，一般到高龄时，脑垂体的重量可减轻 20%，供血也相应减少。另一方面内分泌腺体发生组织结构的改变，尤其是肾上腺、甲状腺、性腺、胰岛等分泌减少，可引起不同程度的内分泌系统的紊乱。例如，胰岛素分泌的减少使老年人易患上糖尿病，性腺萎缩常导致老年人更年期综合征的出现。

6. 运动系统 包括肌肉、骨骼和关节的功能变化。①肌肉：随着年龄增大，肌肉弹性降低，收缩力减弱，肌肉变得松弛，容易疲劳，因而老年人耐力减退，难以坚持长时间的运动。②骨骼：骨骼中的有机物减少，无机盐增加，致使骨的弹性和韧性降低，因此骨质疏松在老年人中也较多见，且易出现骨折。③关节：由于关节面上的软骨退化，还易出现骨质增生、关节炎等疾病。

7. 感觉系统 主要包括视觉、听觉、味觉、嗅觉、皮肤感觉、其他等感官功能的变化。①视觉：老年人均会出现不同程度的视力障碍。比较常见的是远视（即老花眼），还会出现视野狭窄、对光量度的辨别力下降以及老年性白内障等。②听觉：表现出生理性的听力减退乃至耳聋。③味觉：老年人味觉迟钝，常常感到饮食无味。④嗅觉：老年人鼻内感觉细胞逐渐衰竭，导致嗅觉变得不灵敏，而且对从鼻孔吸入的冷空气的加热能力减弱，因此老年人容易对冷空气过敏或患上伤风感冒。⑤皮肤感觉：包括触觉、温度觉和痛觉。由于皮肤内的细胞退化，老年人的触觉和温度觉减退，容易造成烫伤或冻伤。另外，痛觉也会变得相对迟钝，以致难以及时躲避伤害性刺激的危害。⑥其他：此外，老年人维持身体平衡的器官也出现功能减退，容易因失去平衡或姿势不协调而摔跤，造成意外事故。

总之，所有以上变化都标志着老年人感觉器官系统的老化，各种感觉能力和功能的衰退，他们对外界各种刺激往往表现出感受性较弱、反应迟钝等状况。

二、老年人药代动力学改变对药物的影响

（一）药物的吸收

口服的药物主要经胃肠道黏膜吸收进入血液循环。胃肠道黏膜、胃肠液分泌、胃液的 pH、胃排空速率、胃肠蠕动及胃肠道血流量等的变化都会影响药物的吸收。

（1）老年人胃肠道黏膜萎缩，小肠绒毛变厚变短，老年人胃肠道黏膜的吸收面积减少 30%左右，因此影响药物尤其是吸收较差的药物的吸收，通过主动转运吸收的钙、铁、维生素、乳糖等药物，由于老年人胃肠道的一些酶和糖蛋白等有所减少，其吸收量也明显降低。

（2）老年人胃酸分泌减少，胃液 pH 升高。一方面巴比妥类和地高辛等酸性药物的离子型增加，不易为胃肠道黏膜吸收，血药浓度降低，起效慢；另一方面酸性状态下能溶解的碱性药物，和需要在酸性条件下崩解的固体制剂的溶解速率和吸收率也有所降低。但一些遇酸不稳定的药物的吸收可能增加。

（3）老年人胃张力和运动性降低，多数药物在小肠上段通过被动扩散吸收进入血液。由于胃肠蠕动减弱，胃排空速率减慢，因而药物在胃内的滞留时间延长。在胃酸条件下易降解药物，如左旋多巴及在肠道远段吸收的药物，吸收会减少；老年人小肠与大肠的肌张力与动力也随年龄增加而减弱，可使药物在肠内停留时间延长而吸收增多；老年人因便秘而常用泻药也可影响药物的吸收。

（4）老年人胃肠道血流量减少，老年人由于心输出量减少，胃肠道血流量减少，经主动转运吸收的药物在胃肠血流量减少时因氧供和细胞代谢产能的降低，吸收会明显减少；被动转运吸收的药物在胃肠血流量减少时，因肠腔与黏膜间浓度梯度差变小，药物的溶解和扩散速度减慢，致使药物的吸收减慢，峰浓度降低。

（二）药物的分布

除了药物本身的理化性质外。许多因素如机体组织成分、血浆蛋白和组织对药物的结合力等都会影响药物在体内的分布。

1. 老年人机体组织成分发生了变化 随着年龄的增长，机体中脂肪组织增多，非脂肪组织（如骨骼肌、肝、脑）成分减少，体内的总水量尤其是细胞内液量减少，这种机体组织成分的改变，使脂溶性药物如地西泮、利多卡因等由于在脂肪组织中的储存量增多而表观分布容积增大，在体内的消除半衰期延长，药物作用持续时间延长；而水溶性药物如水杨酸钠、苯妥英钠、吗啡、钙拮抗剂等的表观分布容积与年龄

Note

呈负相关关系，它们在脂肪中的分布较少，而血液中浓度增高，易产生毒性反应。

2. 药物与血浆蛋白的结合率 老年人血浆蛋白减少，药物与血浆蛋白的结合力比青年人降低约20%，因此游离型药物增加，药物效应与毒副反应增强。一些与血浆蛋白结合率高的药物，如华法林与蛋白结合率高达99%，当老年人使用常规成人剂量，血中游离型药物增高，增加了出血的危险性。同时随着年龄增长，药物与红细胞结合也减少，如哌替啶在年轻人有50%与红细胞结合，而老年人只有20%的结合，也造成游离型药物增多，这也是老年人血药浓度较高的原因。另外，由于老年人脏器功能的衰退，多种疾病患于一身较为常见，往往同时使用两种或两种以上的药物。这对于高血浆蛋白结合率的药物来说，相互之间就会产生蛋白结合的竞争性抑制现象，从而使被置换药物的游离血药浓度增高。因此在临床，老年人应用高血浆蛋白结合率的药物（如华法林、甲氨蝶呤、氯丙嗪、苯妥英钠、普萘洛尔、奎尼丁、洋地黄毒苷等）时应警惕因竞争性置换作用而导致严重不良反应的发生。

3. 药物的代谢 药物代谢或生物转化的主要器官是肝。肝微粒体中存在的药物代谢酶通过催化药物的氧化、还原、水解、结合等生物转化过程，使药物变成容易排泄的形式而排出体外。药物代谢酶尤其是肝微粒体酶的活性随着年龄的增长而降低，另外老年人功能性肝细胞数目和肝血流量的减少共同导致老年人经肝代谢消除药物的能力下降。老年人使用巴比妥类、地西泮、苯妥英钠、阿替洛尔等药物时，由于经肝代谢减慢、半衰期延长，血药浓度增高，易出现毒性。而有些药物必须经过肝转化才具有药理作用，如可的松需在肝叶，经β-羟基脱氢酶转化为氢化可的松而起作用，老年人肝酶活性降低，这种转化作用减慢，故老年人使用糖皮质激素时，应注意选用氢化可的松而不选用可的松。

4. 药物的排泄 大多数药物及其代谢产物都是通过肾排泄的。随着年龄的增加肾功能日益衰退，老年人肾血管硬化，肾小球的表面积减少。近曲小管长度和容量均下降，肾血流量和肾小球滤过率也随着年龄增加而逐渐减少。因此，老年人使用主要以原形经肾排泄的药物如氨基糖苷类抗生素、苯巴比妥、头孢菌素、普萘洛尔、双胍类降糖药物时清除减慢。血药浓度增加，易蓄积中毒。老年人使用经肾排泄的药物时，应按肌酐清除率而不是根据血清肌酐来调整药物剂量，这是因为老年人肌肉有不同程度的萎缩，使肌酐产生减少，即使肾小球滤过率降低，血清肌酐也无明显变化。有学者报道，20～50岁的患者（血肌酐为0.97 mg/dL，肌酐清除率为94 mL/min）和50～70岁的患者（血肌酐为0.95 mg/dL，肌酐清除率为75 mL/min）使用卡那霉素后，前者卡那霉素的半衰期为107 min，后者卡那霉素的半衰期为149 min。

三、老年人药效学改变对药物的影响

（一）老年人对药物的敏感性

随着年龄的增长，老年人体内敏感组织的结构或功能发生改变，体内受体部位的敏感性也有变化，导致对药物的敏感性发生改变。敏感性强的药物往往常规药量就可出现超量的不良反应，故老年人需适当减少这些药物的剂量。

1. 中枢神经系统药物 老年人由于脑细胞减少、脑血流量减少和脑代谢降低、高级神经系统功能减退，对中枢抑制性药物的敏感性比年轻人高，特别是对吗啡、哌替啶等麻醉性镇痛剂高度敏感，使用年轻人的常用量可产生过度镇静、呼吸中枢抑制和意识模糊，因此老年人通常使用小剂量即可达到治疗目的。同剂量的吗啡，在老年人镇痛作用比年轻人强；缺氧和贫血老年患者应用镇静剂和麻醉剂易出现呼吸抑制；巴比妥类在老年人引起精神症状的机会多于年轻人；老年人使用氯丙嗪和利血平可引起精神抑郁和自杀倾向；而镇静药物和具有中枢兴奋作用的药物，如茶碱、苯丙胺样物质则易导致精神错乱；具有中枢抗胆碱作用的药物可特异性地影响记忆和定向功能，引起老年人近期记忆力减退、智力受损或痴呆。

2. 心血管系统药物 老年人对洋地黄制剂的敏感性增强，使用常规剂量可能出现毒性反应，老年人对肾上腺素敏感，小剂量肾上腺素对年轻人并不能引起肾血管明显收缩，却可使老年人肾血流量降低50%～60%，肾血管阻力增加2倍；老年人迷走神经对心脏控制作用减弱，应用阿托品增加心率的作用（每分钟增加4～5次）不如年轻人明显（每分钟增加20～25次）；老年人由于β肾上腺素受体数目及其亲和力下降，对β受体激动剂（异丙肾上腺素）和阻滞剂（普萘洛尔）的敏感性降低，因此应用β受体激动剂加快心率的作用不如年轻人明显，应用β受体阻滞剂减慢心率的作用在老年人也减弱。

3. 抗凝剂 老年人对肝素和华法林引起的抗凝血反应要比年轻人强。这种作用的增强除与老年人血液中抗凝血药物浓度增高有关外，还可能由于老年人肝合成凝血因子能力减退，维生素K的摄入或吸收减少，以及老年人血管变性、止血反应减弱，从而造成老年人对肝素和华法林的敏感性增高，易发生出血等不良反应。

4. 耳毒性药物 老年人对耳毒性药物的敏感性比年轻人高。这是由于老年人内耳毛细胞数目减少，听力有所下降。如使用某些易于在内耳液中积聚的药物（如氨基糖苷类抗生素、水杨酸类、襻利尿剂等）易引起听力损害。由于毛细胞被药物损害后难以再生，故可产生永久性耳聋。

（二）老年人对药物的耐受性

由于机体内特殊受体数目和亲和力、神经递质代谢与功能及一些酶活性的改变，老年人对药物的耐受性降低，容易发生药物不良反应。老年人对胰岛素和葡萄糖的耐受力降低，应用胰岛素时可发生低血糖，而应用葡萄糖时易出现高血糖。老年人因肝功能低下，对损害肝的药物耐受性降低，应用利福平、异烟肼等药物易引起肝损害。老年人由于肾调节功能和酸碱代偿能力较差，对排泄慢或易引起电解质紊乱的药物耐受性降低，故应用时剂量宜小、间隔时间宜长，必要时需测定排出量加以检测。一般来说，老年女性患者对药物的耐受性比男性患者差，多药合用的耐受性比单一或少数药物应用的耐受性差，口服给药较其他途径给药的耐受性好。

（三）老年人对药物的依从性

老年人因记忆力减退、多药并用、对药物了解不够及忽视按时服药的重要性等，其对用药的依从性差，即不能很好地按照治疗方案服药。在治疗心衰合并用药中，有学者观察到老年人能按时服用地高辛，大多数老年人也记得服用利尿剂，但只有半数老年人能按时服用氯化钾。因此，对于老年患者，应详细介绍药物的药理作用并交代清楚用药方法，尽可能减少同时服用的药物数量，一般以2～3种为宜。

四、老年人用药特点

1. 用药种类多，药物不良反应常见 用药6～10种不良反应发生率为9%；用药16种以上，则上升至40%。

2. 用药依从性差 知识缺乏；多科就诊、多处方用药；认知能力和理解能力下降；记忆力减退；经济和家庭因素；用药存在误区（症状控制不佳，随意加药、换药；症状缓解，立即停药；漏服后下次加倍补回来；盲目跟从别人服药；药越补越好，药越新越好，药越贵越好；容易相信各类广告、药商的宣传，私自买药）。

3. 对抗生素产生耐药性 老年人预防用药或长期使用抗生素，增加了微生物的耐药性，加上老年人免疫力下降，发生感染的概率增加。

五、老年人选药原则

1. 先明确诊断，后用药 用药前先评估老年人的健康史、既往用药史、目前用药情况。分析老年人机体异常是否为老化引起病理损害所致，根据用药指征选择疗效肯定、毒副反应小的药物。

2. 重视非药物疗法 老年慢性病重视非药物疗法（饮食疗法、体育疗法、针灸、按摩、推拿、理疗），如：高脂血症患者，首先调整饮食结构、改善生活方式。除急症和器质性病变，能不用药就不用药。

3. 选择疗效确切而毒副反应小的药物

（1）先老药，后新药：首选老药，慎用新药。未参与新药试验，可能对其有意外的毒副作用。

（2）先外用药，后内服药：为了减少对老年人机体的损害，能用外用药治疗的疾病（皮肤病、扭伤），最好不要用内服药治疗。

（3）先内服药，后注射药：老年人心、肝、肾等脏器功能减退，能用内服药使疾病缓解，最好不用注射剂。

Note

(4) 先中药,后西药:中药"与食物同源",毒副反应明显小于西药,对老年人相对更安全。

4. 慎用或不用敏感药物 老年人忌滥用抗生素、糖皮质激素、维生素等。应避免使用特别敏感的药物如降压药中的胍乙啶、抗生素中的四环素、链霉素、庆大霉素、苯二氮䓬类、巴比妥类镇静催眠药,非甾体解热镇痛药如吲哚美辛等。慎用麻黄、甘草、大黄。

5. 适当选用进补药 老年人要慎用补药和保健药品,要遵循"因人进补、因病进补、因时进补"的原则。服药时要辩证,否则误补益疾,反而添病。另外,服用补药要适时,冬季进补是虚弱者的最佳时节,可用人参、黄芪、鹿茸一类温补之品。而夏季仅能用不温燥的补品如西洋参、百合等。

六、老年人用药的原则

老年人的药物代谢和用药特点,要求我们在给老年人用药时要遵循正确的用药原则,做到安全、有效。首先要有明确的用药适应证,另外还要保证用药的受益/风险>1。即便有适应证但用药的受益/风险<1时,就不应给予药物治疗。

1. 5 种药物原则 老年人同时用药不能超过 5 种。据国外统计,同时使用 5 种药物以下的物品不良反应发生率为8.6%,6~10 种为 9%,11~15 种为 25%,16~20 种为 54%。要明确治疗目标,抓住主要矛盾,选择主要药物治疗。凡是疗效不确切、耐受性差、未按医嘱服用的药物都可考虑停止使用,以减少用药数目。如果病情危重需要使用多种药物时,在病情稳定后仍应遵守 5 种药物原则。

联合用药品种愈多,药物不良反应发生的可能性愈高。用药品种要少,最好 5 种以下,治疗时分轻重缓急。执行 5 种药物原则时要注意:①了解药物的局限性,许多老年性疾病无相应有效的药物治疗,若用药过多,ADR 的危害反而大于疾病本身。②抓主要矛盾,选主要药物治疗。选用具有兼顾治疗作用的药物:高血压合并心绞痛时,使用β受体阻滞剂及钙拮抗剂;重视非药物治疗。减少和控制服用补药。ADR:药物相互作用引起的不良反应,药物相互作用(drug interation)是指两种或两种以上的药物同时应用时所发生的药效变化。即产生协同(增效)相加(增加)、拮抗(减效)作用。合理的药物相互作用可以增强疗效或降低药物不良反应,反之可导致疗效降低或毒性增加,还可能发生一些异常反应,干扰治疗,加重病情。作用增加称为药效的协同或相加,作用减弱称为药效的拮抗,又称为"配伍禁忌"。

2. 小剂量和递增原则 老年人除维生素、微量元素和消化酶类等药物可以用成人剂量外,其他所有药物都应低于成人剂量。《中国药典》规定为成人剂量的 3/4。还应根据老年患者的年龄和健康状态、体重、肝、肾功能、临床情况、治疗指数、蛋白结合率等情况具体分析,能用较小剂量达到治疗目的的,就没有必要使用大剂量。

(1) 老年人用药量:从小剂量开始逐渐达到适宜于个体的最佳剂量。开始用成人剂量的 1/4~1/3,然后根据临床反应调整剂量,直至出现满意疗效而无 ADR 为止。60~80 岁应为成人剂量的 3/4,80 岁以上为成人剂量的 2/3。

(2) 个体化原则:用药剂量应根据老年人的年龄、健康状况、体重、肝、肾功能、临床情况、治疗反应等进行综合考虑。

(3) 注意事项:并非保持始终如一的小剂量,开始时用小剂量,也可以是维持治疗的小剂量,这主要与药物类型有关。对于需要使用首次负荷量的药物(利多卡因、乙胺碘呋酮、部分抗生素等),为了确保迅速起效,老年人首次可用成人剂量的下限。小剂量原则主要体现在维持量上。而对于其他大多数药物来说,小剂量原则主要体现在开始用药阶段,即开始用药;就从小剂量(成人剂量的 1/4~1/3)开始,缓慢增量。以获得更大疗效和更小不良反应为准则,探索每位老年患者的最佳剂量。

3. 择时原则(选择最佳服药时间) 主要根据疾病的发作、药代动力学和药效学的昼夜节律变化来确定最佳用药时间,以提高疗效和减少毒副作用。由于许多疾病的发作、加重与缓解具有昼夜节律的变化(如变异型心绞痛、脑血栓、哮喘常在夜间出现,急性心肌梗死和脑出血的发病高峰在上午);药代动力学有昼夜节律的变化(如白天肠道功能相对亢进,因此白天用药比夜间吸收快、血药浓度高);药效学也有昼夜节律变化(如胰岛素的降糖作用上午大于下午)。

4. 及时停药原则 根据病情及时调整、更换或停用药物。凡疗效不确切、毒副反应大、不必要的药

Note

物均应及时停用。用药期间,应密切观察,一旦出现新的症状,应考虑为药物的不良反应或是病情进展。前者应停药,后者则应加药。当怀疑药物不良反应时,要停药一段时间。在老年人用药期间应密切观察,一旦发生新的症状,包括躯体、认识或情感方面的症状,都应考虑药物不良反应或病情进展。对于服药的老年人出现新症状,停药受益明显多于加药受益。所以及时停药原则作为现代老年病学中最简单、最有效的干预措施之一,值得高度重视。

5. 简洁原则 用药方案简洁,明了,尽可能减少药物种类和给药次数,避免间歇和交替用药。药物标记(名称、用法、剂量)应醒目清晰,药物剂型要适合老年人服用,包装开启要容易,便于老年人服用。

6. 监测原则 密切观察老年人用药后的病情变化和用药反应,定期监测血药浓度和肝、肾功能,正确评价药物疗效,及时发现药物不良反应。

七、老年人安全用药护理

医护人员应加强药学知识的学习,熟悉药品的商品名和通用名,注意药物配伍禁忌,根据老年人的用药特点合理选用药物,密切观察用药反应,维护老年人的用药安全。

随着年龄的增长,老年人记忆力减退,学习新事物的能力下降,对药物的治疗目的、服务时间、服药方法常不能正确理解,影响用药安全和药物治疗效果。

因此,指导老年人正确用药是护理员的一项重要任务。

(一) 护理评估

1. 用药史评估 详细评估老年人的用药史,建立完整的用药记录,包括既往和现在的用药记录、药物的过敏史、引起副作用的药物,以及老年人对药物的了解情况。特别注意询问是否有曾引起共鸣或不良反应的药物。

2. 各系统老化功能状况评估 仔细评估老年人各脏器的功能情况,如肝、肾功能相关生化指标,以及老年人患病情况。

3. 服药能力评估

(1) 视力:老年人由于视力下降,药品形状相似、颜色相似和药瓶标签与内容不符合以及服用过期药物等常出现误服现象。

(2) 听力与理解能力:通常在65岁以上的老年人中约1/3存在不同程度的听力障碍,造成多服药或少服药,或者将服药时间混淆。

(3) 记忆力:由于老年人近期记忆减退,易导致漏服药或重复服药现象。

(4) 阅读能力:由于老年人文化水平低或视力下降而不能阅读和使用说明书,存在盲目用药问题。

(5) 其他:如获取药物的能力、打开药瓶的能力、吞咽能力、发现不良反应的能力。

4. 心理-社会状况评估 了解老年人的文化程度、饮食习惯、家庭经济状况。对当前治疗方案和护理计划的了解、认识程度和满意度,家庭的支持情况,对药物有无依赖、期望、恐惧等心理。

(二) 护理措施

1. 选择合理的给药途径

(1) 口服给药:最常用、最安全、最方便。因吸收缓慢,不适用于急诊患者。

(2) 皮下或肌内注射:老年人的肌肉对药物吸收能力较差,注射后疼痛较显著且易形成硬结,一般不主张用肌内注射方法给药。必须采用肌内注射时,注射前应认真选择注射部位。针头长短适宜,不宜太粗,严格执行无菌操作。

糖尿病患者应有计划地交替更换注射部位,避免反复同一部位注射造成组织坏死。

(3) 静脉给药:起效快,适用于患急重症的老年人。应根据老年人的病情和心肺功能状况,减慢给药的滴速和减少输入液体的总量。一般控制在1天1500 mL以内,生理盐水每天不超过500 mL。在输注葡萄糖之前,应明确老年人有无糖尿病,若有应加适量胰岛素和钾盐。

2. 其他途径 依据老年人病情和安全性综合考虑舌下含化、雾化吸入、直肠给药等。

Note

（三）指导老年人合理用药

1. 严格遵医嘱用药 坚持按时按量服药，不要擅自增减药量或停药，不随意混用其他药物。改变用药剂量和方案时，须征得医务人员同意。

2. 不滥用滋补药、保健药、抗衰老药和维生素 身体健康的老年人通过合理饮食、乐观的心态、适宜的运动和良好的生活方式即可延年益寿，一般不需要服用滋补品。体弱多病者，应在医务人员的指导下恰当应用保健药，切忌盲目服用或过度服用，以免发生毒性反应。能用非药物方式缓解症状或痛苦时，尽量不用药物。

3. 掌握服药技巧 服用药片多时，可分次吞服，以免发生误咽。吞咽片剂或胶囊有困难时，可选用液体剂型如冲剂、口服液等。药物刺激性大或异味较重时，可将其溶于水，用吸管吸服，用后可饮果汁，以减轻不适。建议或协助老年人服药后漱口，消除异味和不适感。

4. 注意药物与食物之间的相互作用 服药期间，吸烟、饮酒要有节制。尼古丁可增加药物毒性，影响肝解毒功能，乙醇可使多种药物毒性增加，服药时不可以茶代水，因茶中鞣酸可使药物失去活性。

（四）注意观察和处理 ADR

（1）老年人用药过程中不良反应的发生率高。

（2）降压药首选利尿药和 β 受体阻断药，从小剂量开始，坚持长期用药。

（3）β 受体阻断药禁用于慢性阻塞性肺疾病和周围血管疾病。

（4）注意动态监测血压，预防体位性低血压。

（5）使用降压药的老年患者，注意提醒其站立、起床、转身时动作要缓慢。

八、老年人用药安全性分析

（1）多种疾病，多处医治。

（2）一药多名，重复用药（包括复方制剂）。

（3）特殊心态（认识偏颇、迷信）。

（4）看广告吃药。

步骤三 做出关于老年人安全用药的宣传海报。

步骤四 请用你的海报进行用药安全宣传。

步骤五 独自完成自我检测单。

（李 冬 张 果）

老年人医疗问题和安全用药自我检测单三

单元标题	老年人医疗问题和安全用药			任课教师	
班级		学号		姓名	
学习情境	李奶奶，72 岁，患高血压 5 年，平日记性不好，总不记得按时服用降压药，前天开始李奶奶感觉头痛、眩晕、心悸，去医院测血压为 160/100 mmHg，医嘱予以硝苯地平 10 mg，口服，每天 2 次，并嘱其坚持规律用药。请指导李奶奶安全用药			学习时间	
老年人选药的原则					

续表

单元标题	老年人医疗问题和安全用药	任课教师	
老年人用药的原则			
指导老年人合理用药			
本次课的收获			

（董莲诗）

任务四　协助老年人用药

情境导入 9-4

刘爷爷，75 岁，患有高血压、心脏病等慢性病，刘爷爷的妻子也由于腰椎间盘突出症手术，身体比较虚弱，行动不便。两人居住在养老机构，因身体原因，最近非常焦虑，引起了头疼、失眠、食欲下降等一系列问题，自己也不愿意服药，请协助刘爷爷安全用药。

【任务实施】

步骤一　根据前面学过的知识，分析老年人常用药物种类、用药途径、药物的保管原则。

步骤二　阅读资料，回顾以前学过的老年疾病，分为 4 个小组，每个小组选出一种疾病，制订该疾病的用药方案。

【任务内容分析】

一、常用药物种类

常用药物种类有内服药、外用药、注射药等（图 9-1）。

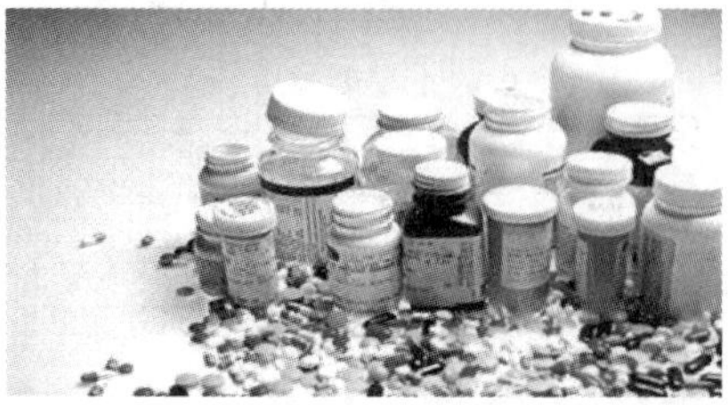

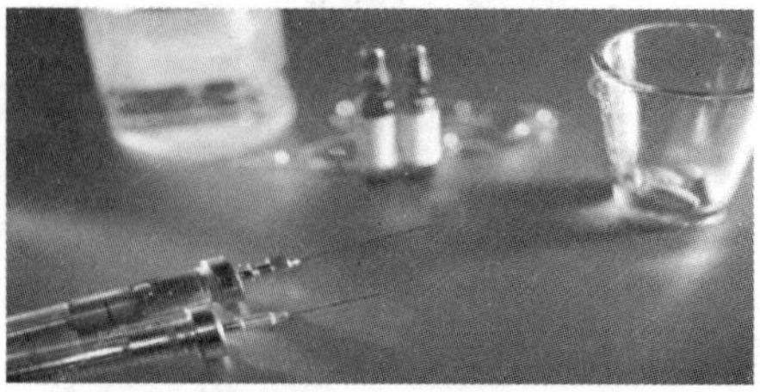

图 9-1　内服药、外用药、注射药

Note

二、给药的途径

根据用药的目的不同，给药的途径也不同，常用的给药途径包括口服、舌下含化、吸入、注射、直肠给药、局部外敷、局部滴药等(图 9-2)。

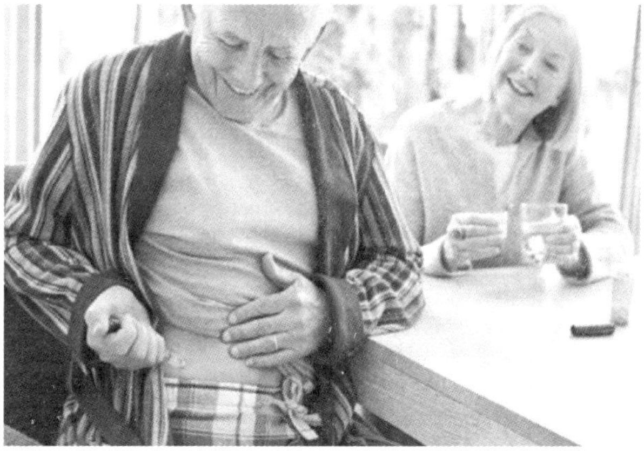

图 9-2　给药途径

三、药物的保管原则

(1) 老年人居室内储存的药物数量不可过多，以免过期失效或变质。

(2) 药瓶或药袋上要清楚地写上药名、每片药的剂量、药的用法、开药的日期、医院等。凡字迹不清或无标签的药都不能使用。

(3) 药物要分类存放，内服药与外用药应分别放置，以免急用时拿错、误服而发生危险。

(4) 药物要避光。放在干燥、阴凉、清洁处和老年人容易拿取的地方。

(5) 容易挥发、潮解或风化的药如碘酊(碘酒)、酒精、复方甘草片、酵母片等要放在瓶子内并盖紧。对栓剂、水剂和遇热容易变质的药物如胰岛素、滴眼液等，应放到冰箱里，对于遇光可变质的药如维生素C、氨茶碱等，应装入有色、密封盖的瓶内。

(6) 药物应固定放在养老护理员和老年人都知道的地方。每天早晨可将老年人一天的药量分别放在几个药杯或小空瓶内，以防忘记服用或误服。

四、协助老年人口服给药注意事项

1. 仔细核对医嘱和检查药物的质量　仔细检查药物的名称、剂量、服药的时间、药物的质量和有效期，标签不清、变色、发霉、粘连、有异味等或超过有效期的药严禁服用。若药瓶标签上注明有效期为2019/12/20，就表明该药可用到 2019 年 12 月 20 日为止。

2. 要按时服药　由于各种药物的吸收和排泄速度不同，要做到延长药效和保持药物在体内维持时间的连续性和有效的血药浓度，必须要按时服药。

(1) 一日三次：如服抗生素类药的时间可在早 7:00～8:00、15:00～16:00、22:00 左右。

(2) 饭前或空腹：在没吃饭或吃饭前 30 min 服用。一般促进食欲的药应在饭前服用。如胃蛋白酶合剂、甲氧氯普胺、吗叮啉等。

(3) 饭后：应在吃饭后 30 min 服用。帮助消化的药或对胃有刺激性的药应饭后服用，如阿司匹林。

(4) 食间服用：指两餐之间，而不是一顿饭的中间，如果忘记服用，也可在下顿饭前服。

如果服药时间错过 1～2 h，也不要太在意，可将下次服药的时间向后推，不必将熟睡中的老年人唤醒服药。

3. 服药的剂量要准确　药物的剂量与疗效和毒性有着密切的关系，所以每次的剂量都要按医生的要求服用，不能因老年人自己感觉好转或没有效果就自行减少剂量或加大剂量，如果老年人认为药物效

Note

果不明显或已经好转，应坦率地告知医生，由医生决定药物或剂量的更换。也不可以因为忘记服药而将几次药量一次服进，这是很危险的。

取药时先要洗净双手，按照医生的要求取出应服用的剂量，放入小杯或小勺内再服用；取水时要使用量杯，并将计量刻度对准视线，以便能看清楚计量；服油剂或滴剂时应先在小杯或小勺内放入少量凉开水，再将药滴入小杯内服用，以便保证所服药量的准确。

4. 服药的姿势要正确 一般服药的姿势采取站立位、坐位或半卧位，因平卧位服药容易发生误咽呛咳，并使药物进入胃内的速度减慢，影响药物的吸收。对卧床的老年人也尽可能地协助其坐起来服药，服药后 10～15 min 再躺下，对无法坐起的老年人，服药后尽可能多喝水，以便将药物冲下。

5. 服药要多喝水 任何药物都要溶解于水中才容易吸收产生药效。服药前需先饮一口水以湿润口腔，服药中还需多喝水（不少于 100 mL），以防药物在胃内形成高浓度而刺激胃黏膜，尤其是不可将药片干吞咽下，这样可使药片黏附在食管壁上或滞留在食管狭窄处，药物在食管存留时间过长，可刺激或腐蚀食管黏膜造成损伤。

（1）服药应用温开水，不要用茶水、咖啡或酒类服药。

（2）服磺胺药、解热药更要注意多喝水，以防因尿量少而致磺胺结晶析出，引起肾小管阻塞，损害肾脏功能。服发汗药后多喝水是为了增强药物的疗效。

6. 服用特殊药物要注意方法

（1）服用铁剂、酸类的药对牙齿有损害，要用吸管服用，服后要漱口以免损害牙齿，服用治疗心脏病的药时（如强心苷类），服药前要测量脉搏，如果脉搏每分钟少于 60 次或节律不整（快慢、间隔时间不等）应立即报告医师。

（2）对老年人难以咽下的片剂、丸剂可将药研细后加水调成糊状服用，不可将大片的药片掰成两半吃，这样容易造成食管损伤，尤其肝硬化的老年人。另外，也不可将粉状的药物直接倒入口腔后用水冲服，以免药粉在食管发生阻塞。糖衣和胶囊包装的药物一般应整粒吞服。

（3）止咳糖浆对呼吸道有安抚作用，服后不需要喝水。

五、老年人吃错药的紧急处理方法

（1）保持镇静，不要慌乱。

（2）先查清楚吃错的是什么药，并采取相应措施。

①误服解热镇痛药、维生素类药、助消化药，只需观察，不必采取措施。

②误服外用药、剧毒药、农药、毒鼠药就必须采取紧急措施。要尽快催吐，用筷子或勺把刺激老年人的咽喉部使其呕吐，以减少毒物的吸收，并立即送医院抢救。

③误服碘酒，应迅速服用一些米汤或浓面汤，同时用催吐法促进毒物的排出。

④误服过量的安眠药。要保持呼吸道的通畅，采用催吐法，并尽早送医院治疗。

六、煎中药的方法

1. 药锅 煎中药应用砂锅、陶瓷锅。不可用铁锅、铝锅。

2. 每次加水量 煎药前先用清水将药物浸泡 30 min 煎煮。

（1）第一煎：加水量应以超过药表面约 3 cm 为宜。

（2）第二煎：水量酌减，滋补性中药应酌情多加水。

3. 煎药的时间

（1）第一煎：药煮沸后煎 20 min 。

（2）第二煎：药煮沸后煎 15 min，药的品质坚硬者可酌情多煎 5～10 min，清热、发表的药煎的时间要短些。

4. 煎药火候的掌握 一般中药未煮沸时用武火（大火），煮沸后用文火（小火），煮的过程中需要经常搅拌。

Note

5. 煎药的次数和量

(1) 一般每付中药需煎两次，每次煎约 150 mL(一茶杯)，将两次煎的药量混合在一起共 300 mL，分成两份，早晚各服一次。

(2) 滋补药可煎三次，混合在一起分成两份，早晚各服一次。

(3) 如果老年人服药困难，药汁可在煎药的过程中适当浓缩，便于服用。

七、使用膏药的方法

(1) 使用前先将患处或穴位处的皮肤用热毛巾或鲜姜片擦净。

(2) 将膏药在暖气、热水壶或火炉上烤一下，使其变热变软，揭开贴在患处。贴后注意观察，如果发现局部疼痛、瘙痒或有红肿、起泡等现象。要取下停用。

步骤三 将 4 个小组的用药方案放在 4 个工作台上，每个小组轮流到 4 个工作台讨论其他小组的用药方案，提出意见和建议，进行方案修订。

步骤四 每个小组选择一个用药方案，编辑一个说服和指导老年人用药的情景剧。

步骤五 每个小组根据编辑的情景剧进行练习。

步骤六 角色扮演，其他小组进行观察和点评。观察在为老年人服务的过程中，能否耐心、态度和蔼地为老年人服务。

(李　冬　张　果)

八、操作任务实施

口服给药操作技能见表 9-3。

表 9-3　口服给药操作技能

操作过程	内容	
准备	物品	温开水、纸巾(或老年人自己的毛巾)
	环境	清洁、干燥，光线充足
	养老护理员	穿清洁的工作服，洗净并擦干双手
	药物	将已经配好的药物拿出(若药物在老年人处需将药瓶拿出)
操作	将备好的温开水、纸巾和护士已经配好的药物(放在药杯内)拿至老年人的床边	
	礼貌称呼老年人，并向老年人解释(服药的时间、药物、服药的方法等)	
	核对医嘱、药物(若药物在老年人处应与老年人共同核对药物名称、查看有效期及药物的质量)	
	协助老年人取坐位或站位(卧床老年人需扶老年人坐起，背后垫软枕)	
	将温开水递到老年人手中，让老年人先喝一口水，再将药杯递给老年人，协助老年人将药放入口中后喝水约 100 mL，待老年人完全将药物咽下，放下水杯协助老年人擦净口周围	
服用片剂	若有大片药，老年人难以咽下，可将其研成粉状并加水搅拌成糊状再服用	
服用水剂	将药水摇匀→一手将量杯上举使其刻度与视线平齐→另一手持药瓶(将标签面放于掌心)→倒药液至所需的刻度处→计量准确后倒入药杯再服用	
服用油剂溶液或按滴数计算的药液	先将少许凉开水倒入小勺中→再将药液按照应服的剂量滴入凉开水中→一起服用	

Note

续表

操作过程	内容
服用中药大蜜丸	可根据老年人的具体情况将药丸搓成小丸，以便老年人服用
服中药冲剂	将药粉用温开水冲调后再服用
操作后	服药后再次查对所服的药物是否正确→确认无误后整理物品→将物品放回原处→药杯(小勺)洗净
	协助老年人取舒适的体位→洗净双手
注意事项	1. 帮助老年人口服药时，应注意按照医嘱查对药物剂量和药物的质量 2. 协助老年人服药时必须待老年人服下药后方可离开 3. 如老年人需同时服用几种水剂药时，在更换药物品种时，要洗净量杯。倒毕药水后，应将瓶口用清洁的湿巾擦净，放回原处 4. 自理困难的老年人应喂服，对鼻饲的老年人须将药研细，用水溶解后从胃管内灌入。灌药前、后均应灌入适量温开水 5. 老年人服药后随时注意观察服药的效果及不良反应 6. 当老年人有疑问时，应虚心听取，及时向医务人员反映老年人的意见

步骤七 独立完成自我检测单。

（李　冬　张　果）

老年人医疗问题和安全用药自我检测单四

单元标题	老年人医疗问题和安全用药			任课教师	
班级		学号		姓名	
学习情境	刘爷爷，75岁，患有高血压、心脏病等慢性病，刘爷爷的妻子也由于腰椎间盘突出症手术，身体比较虚弱，行动不便。两人居住在养老机构，因身体原因，最近非常焦虑，引起了头疼、失眠、食欲下降等一系列问题，自己也不愿意服药，请协助刘爷爷安全用药			学习时间	
药物的保管原则					
协助老年人口服给药注意事项					
本次课的收获					

（董莲诗）

Note

项目十　老年照护机构、伦理法规与风险管理

任务一　老年照护机构的管理

学习目标

能力目标

能够理解老年照护的机构管理。

知识目标

掌握：老年照护人才的种类，老年照护人才专业技能、职业素质及自我调适能力的培养，明确老年照护机构的经营及管理策略。

熟悉：老年照护人才的职责，我国老年照护机构存在的问题。

素质目标

在为老年人讲述老年照护机构的管理的过程中，语气亲切，获得老年人认可。

情境导入 10-1

张爷爷，65 岁。退休后不愿意参与社会活动。一直在家中与儿子一起居住，张爷爷有高血压病史 10 年，3 个月前突发脑出血，导致左侧肢体瘫痪，肌力 3 级，部分日常生活无法自主完成。张爷爷的儿子很着急，但由于工作忙，无法进行照护，想将张爷爷送到老年照护机构，但又担心机构会照顾不好，请帮助张爷爷和他的儿子了解老年照护机构。

【任务实施】

步骤一　请同学们根据自己的经验，用卡片法写出老年照护机构有哪些类型的照护人才。

步骤二　将卡片粘贴在黑板上并进行分类。

步骤三　阅读以下资料，做出老年照护机构人才和管理的思维导图。

【任务内容分析】

一、老年照护人才

我国人口老龄化和高龄化的持续加快，照护人才需求量大大增加，目前，照护人才的数量和质量都不能满足日益增长的老年照护服务需求。由于我国照护人才培养体系还未建立，老年照护方面的管理人才、养老护理员、志愿者、营养师和心理师也处于严重匮乏的状态。因此，构建照护人才队伍网络是人才培养体系建设和发展的核心和关键。

Note

（一）老年照护人才的种类

人才是指具有一定的专业知识和专门技能，进行创造性劳动并对社会做出贡献的人。因此，从广义上讲，凡是从事老年人照护服务工作的所有专业人员都可称为老年照护人才。狭义上讲，老年照护人才就是指在养老服务体系中具有一定专业知识或专门技能的从事养老服务工作的人，具体可分为以下 3 大类：①管理者队伍，包括老年病医院的管理者、养老院和社区卫生服务中心等各类养老服务机构的管理者、提供养老照护人才培训或者养老护理产品的公司和企事业单位的管理者。②养老护理员队伍，包括养老护理员、护士、康复医技人员等。③志愿者队伍，志愿者队伍是专业养老服务队伍的一种必要补充，尤其是在帮助高龄老年人、社区志愿服务等方面可发挥重要作用。

（二）老年照护人才的职责

老年照护人才的主要职责是为老年人提供各种必要的生活服务和医疗服务，满足其物质生活和精神生活的基本需求，帮助老年人保持最大程度的独立性，开展预防保健与健康促进，预防残障的发生，减少痛苦，维护老年人的尊严。其内容主要包括个人生活照料服务、老年护理服务、心理精神支持服务、环境卫生服务、医疗保健服务、休闲娱乐服务等。

1. 管理者的职责　主要负责传达上级部门关于老年照护服务和老年人福利等相关政策、法律法规，督促检查各项规章制度和岗位职责执行落实情况；制订总体发展规划，把握全局，维持机构的总体运营与管理；对养老业务工作督促检查、总结，及时盯防、纠正工作中存在的问题，切实采取有效措施，协调解决各方关系和矛盾问题，严防意外事故的发生，不断提高照护服务质量；完善选人用人机制，选拔优秀的老年照护人才；接待社会各界来访、参观、咨询，积极与有关政府部门、高校、同行机构、社会团体等保持业务联络。

2. 养老护理员职责　养老护理员是我国目前唯一有养老服务资质的职业队伍，负责老年人生活照料、护理和养老服务。养老护理员的分级如下：①初级：主要提供生活照料，即基本护理。②中级：主要提供生活照料技术护理、康复护理、心理护理。③高级：主要提供技术护理、康复护理、心理护理、培训指导。

3. 护士职责　分为注册护士、专科护士和助理护士 3 种，主要负责对老年患者进行护理评估，制订护理方案，完成老年人日常护理工作，协助做好家属的联系工作，同时在老年病科协助护士长开展科研以及同行的继续教育工作，根据专科特性为老年疾病的照护提供专科意见，发挥自身在老年护理领域的专家指导作用。

4. 康复医技人员职责　包括康复医师和康复治疗师。康复医师的职责主要是对被照料老年人进行功能评估，制订康复治疗计划并开具康复处方，指导康复治疗师为照护对象因急慢性疾病、创伤、老年病及残疾所致的功能障碍实施康复治疗计划；康复治疗师根据治疗目标可分为物理治疗师、职业治疗师、语言治疗师和音乐治疗师等。

5. 志愿者的职责　志愿者在为老年人提供照护服务的时间、空间上更加灵活，包含护工和各行各业的跨领域人才，可以为照护对象提供各种服务，满足不同老年群体的多样化需求，解决老年人存在的实际困难，为老年人提供必要的生活保障和精神照料。与一般的家政保姆相比，护工通常具有更专业的照护知识和技能，除了可以提供基础照护服务外，还可以协助医护人员观察被照料老年人的病情变化，为老年人提供更加及时、专业的康复照护服务。

（三）老年照护人员职业素质的培养

随着年龄的增长，老年人全身各器官功能开始衰退，常常伴随多种躯体疾病，且病情变化隐匿，老年人生理、心理变化的特殊性，使得他们比年轻人面临更多的健康问题和健康需求，增加了照护的复杂性和难度，对老年照护人员的职业素质提出了更高的要求。

1. 具备崇高的职业道德和强烈的责任心　医护工作历来是受人尊敬的重要职业，保护人民的生命和健康是其崇高使命。老年人在生理、心理、社会适应功能等方面有其发展的特殊性，对照护人员的依赖性较大，给老年照护工作增加了一定的难度，因此照护人员要自觉地加强医德修养，以强烈的责任心

Note

关爱和理解老年人，以老年人的需求为本，一视同仁地对待老年人，始终坚持坦诚、有爱、细心、耐心的原则，尊重老年人的人格和权利，维护老年人的尊严，时刻为老年人着想，千方百计为老年人排忧解难。

2. 具有系统的医学知识和熟练的操作技能 老年人往往多种躯体疾病共存，并发症多、后遗症多，因此老年照护人员必须系统地学习专业照护知识，熟练掌握操作技能。同时，还要学习心理学、伦理学、社会医学、行为医学等相关知识，感受多学科知识的碰撞，研究多因素对老年健康的影响，树立全面照护的理念，从而为老年人提供全方位、多层次的服务。并且不断更新观念，与时俱进，了解老年照护发展最前沿的知识，采取最有效的照护干预措施，为老年人提供更加优质的服务。

3. 具有敏锐的洞察力和精准的判断力 老年人机体代偿功能较弱，健康状况欠佳，病情变化较快，但老年人本身对疾病的反应能力较差，有些老年人甚至很难用语言来描述自己的病痛，且疾病的症状表现与一般成年人相比存在差异。因此，老年照护人员要具备敏锐的洞察力和精准的判断力，及时发现老年人身体、心理的异常，关注病情变化，准确评估老年人的健康状况，为老年人争取最佳治疗时间，提高照护服务质量，保证老年人的优质养老生活。

4. 具有娴熟的沟通技巧和良好的协作精神 娴熟的沟通技巧是交流的润滑剂。老年人由于感觉、知觉功能的退化，记忆、思维、行为的反应速度变慢，语言表达和理解能力减弱，而长期患慢性疾病或多种疾病的老年人很容易产生抑郁、焦虑等心理问题，面对不同病情、不同文化程度、不同职业的老年人，照护人员需要掌握一些人际沟通技巧，耐心地与他们沟通交流，进行针对性的心理支持和健康教育。同时，也要加强与其他照护人员的协作，正确处理照护过程中的各种关系，为老年人提供和谐的照护环境。

5. 具有良好的心理素质和情绪调节能力 老年照护是一项长时间的工作。与老年人接触频率最高、时间最长的是照护人员，其情绪变化将直接影响被照护老年人的心理健康状况。因此，照护人员要举止文雅、和蔼可亲，培养自身良好的心理素质，保持稳定、愉快的情绪状态，悲喜有节，不将生活的烦恼带入工作中，学会自我调节。

（四）老年照护人员自我调适能力的培养

照护人员不仅要学习照护服务所需的基本知识和技能，还应当学会自我调适，在精神和身体上学会自我保养。照护人员只有保持自身良好的身心健康状态，才能为老年人提供更加优质持久的照护服务。

1. 心理调适能力 老年照护通常持续时间较长，因此照护人员要把握好自己的生活节奏，合理安排好日常生活，培养一些兴趣爱好，结交适合的照护者小团体，或者和家庭内部成员交流照护过程中遇到的问题，分享照护经验，尽可能地寻求外界支持，减轻自己的精神负担。适当的时候，甚至可以暂时请家庭其他成员或者其他专业照护人员短期代行照护，自己则转换环境，调整心情。当自身出现睡眠障碍、食欲缺乏、兴趣减退、情绪低落等问题时，应及时寻求医生或专业心理咨询师的帮助。

2. 维持身体健康的能力

(1) 照护过程中，动作错误不仅令照护者操作困难，还会导致照护者出现腰颈肩酸痛。采用适当的照护姿势，遵循人体力学原理，合理发挥借力优势和杠杆原理，充分利用照护用品，不仅可以减轻体力劳动，避免不合理的过度用力和腰部扭伤，还可以减轻老年人的负担。

(2) 照护人员平时多进行颈部腰部体操练习，如“伸展运动”和“转腰运动”，锻炼腰部肌肉，照护人员之间可以互相进行腰部、颈部按摩，缓解疲劳。

(3) 照护人员可以从长期的照护工作中，逐渐总结照护要领，提高工作效率，有助于缓解精神压力。

二、老年照护机构的经营与管理

建立我国老年人长期照护制度和长期照护体系，专业的照护机构是其重要组成部分。机构养老既能补充家庭养老功能弱化部分，也能辐射到社区养老服务，尤其是对于一些鳏寡老年人、空巢老年人、失能失智老年人和有特殊照护需求的老年人，发挥着其他照护模式无法替代的作用。加强老年照护机构运营管理规范化、标准化、科学化、人性化建设是增强管理人员和服务人员的职业归属感，提高机构管理人员和服务人员的业务技能，提升机构养老者晚年生活品质的关键，并将关系到我国老年社会福利事业的长远、健康发展。

Note

（一）我国老年照护机构存在的问题

由于我国老年健康产业才刚刚起步，老年照护机构仍然存在一些发展瓶颈：①公立机构大多延续传统管理模式，经营动力不足；而许多私立照护机构由于缺乏经验或资金，营销手段落后等原因，导致许多有需求的老年人群对私立机构不了解或者有偏见，从而形成了公立机构一床难求，而私立机构却鲜有人问津的局面。②多数养老照护机构运营成本高，筹资渠道有限，主要以政府补贴为主，社会资本难以引进，长期的缺乏投入和关注使得其基础设施建设和管理机制建设较为落后。③人力资源匮乏，多数机构管理者不是职业管理者，年龄偏大、学历较低，缺少专业的管理思路和先进的管理经验。尤其是一些生存艰难的私立机构为了控制成本，削减人力开支，合格的服务人员严重不足，甚至连老年人的基本生理服务知识和技能都缺乏，更不用说人文关怀等高水平的服务。

（二）老年照护机构的经营及管理策略

老年照护机构是社会化养老服务体系的重要组成部分，老年照护机构的经营与管理关系到机构的生存与发展。先进的管理理念与机构养老标准化的实践部署是机构品质内涵的关键组成，在此基础上进行持续优化与改进，有效整合社会资源，才能为老年人提供更加个性化与人性化的照护服务，促进照护机构的可持续发展。

1. 引进或培养专门管理人才和专业服务人员　老年照护机构要采取多种措施引进或培养各类专业人才，可与当地的高校最好是医学院校，以及相关医疗机构建立校企/医企联合共建机制，开展订单式培养人才，也可以采用双方自愿协商或政府牵线搭桥的方式，将人才引进与培养相结合。鼓励和支持机构管理人员和其他服务，人员利用业余时间积极参加培训，继续深造，机构内部也可经常组织管理技能和专业技能培训。通过一定的薪酬激励体系和绩效考核制度，提高薪资待遇，加大人才引进力度，同时要对基础护工的招聘门槛做一定的限制，包括年龄、学历和再学习能力等，提高团队的整体素质。

2. 合理定位，良性竞争　老年照护机构要明确自身的市场定位，机构性质究竟是营利性机构还是非营利性机构，机构的服务对象是哪一类老年人，服务对象不同，服务的内容和重点就不一样，从而进行功能细化，防止功能错位；机构养老要与居家养老、社区养老等养老模式区别发展，突出机构养老的特色与优势，同时又要协同发展，促进资源信息整合，实现良性竞争。

3. 扩大筹资渠道，解决资金难题　为保证老年照护机构为养老服务有序开展，要适当降低准入门槛，如对新建老年照护机构的征地需求开辟绿色通道，在房租、公共服务、资金补助等方面给予优惠，积极吸引社会资本进入，多渠道融资，使个人、家庭、社区、政府、企业成为资金的来源，充分发挥市场在福利资源配置中的主导作用。

4. 建立健全服务管理标准和质量评价体系　参照医疗机构的医疗服务质量管理体系，逐步完善机构的审批、监管制度，建立健全老年照护机构的服务管理标准和老年人分级护理服务管理、护理质量管理、护理风险管理等一套统一的、体系化的服务质量标准、评价体系和行业管理规范，从而规范机构的服务行为。

5. 重视信息化管理　老年照护机构建立高效、智能化信息管理平台，利用微信公众号、APP、智能手环等“互联网”技术及时掌握机构的全面情况，从机构日常管理、老年人的健康状况、生活帮助、主动关怀到与家属联系、紧急救援、信息咨询、保健服务等各个方面进行实时监测；建立智能化信息共享平台，加强机构与机构之间的交流，合理配置资源，优化管理环境，提高管理水平，降低运营成本，提升工作效率，同时家属也可以在网上评价机构的照护服务，以此敦促机构不断提升管理能力和照护服务水平。

6. 突出特色，多途径营销　老年照护机构的一切管理体系的构建都应该围绕老年人的照护需求。有条件的机构，可以开展多层次的服务，针对不同需求、不同经济条件的人群提供各种个性化的定制服务。条件有限的机构，可以根据自身情况，专门针对某些特定人群进行服务，办出特色，增强竞争力。特色亮点是吸引客户，营销宣传的重要内容，有助于老年照护机构的口碑形成及传播，提高机构入住率。加大对照护机构的宣传力度，做好政府公关，争取将养老服务机构纳入本地区的政府规划中，通过多途径营销手段，让更多群众理解机构运作从而提高知名度与认同感。

步骤四　请每个小组介绍自己的思维导图内容，互换信息。

Note

步骤五 编辑相应的沟通内容，帮助张爷爷和他的儿子了解老年照护机构。

步骤六 完成老年照护机构管理任务检测单。

（董莲诗 李 冬）

老年照护机构的管理自我检测单一

单元标题	老年照护机构的管理			任课教师	
班级		学号		姓名	
学习情境	张爷爷，65 岁。退休后不愿意参与社会活动。一直在家中与儿子一起居住，张爷爷有高血压病史 10 年，3 个月前突发脑出血，导致左侧肢体瘫痪，肌力 3 级，部分日常生活无法自主完成。张爷爷的儿子很着急，但由于工作忙，无法进行照护，想将张爷爷送到老年照护机构，但又担心机构会照顾不好，请帮助张爷爷和他的儿子了解老年照护机构			学习时间	
学习情境分析					
老年照护人才分类					
老年照护机构管理					
本次课主要收获					

（董莲诗）

任务二 老年照护的伦理和法律保障

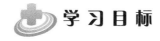

学习目标

能力目标

能够了解老年照护的伦理法规。

知识目标

掌握：老年照护中涉及的伦理内涵。

熟悉：老年人应享有的权益，老年照护的相关法律保障。

素质目标

在为老年人讲述老年照护的伦理法规时态度和蔼，语气亲切。

情境导入 10-2

张奶奶，75 岁，3 年前因患阿尔茨海默病被家人送入养老机构。带教老师将小王介绍给张奶奶并交代好任务离开后，不管小王如何试图交流，张奶奶就是不予理睬，小王只好默默完成照护后离开。第二天上午，小王准备与张奶奶聊天并陪伴她进行室外活动，但张奶奶不认得小王并拒绝其进入房间，不管小王如何解释，张奶奶就是不愿接受小王的照护。张奶奶打电话给她儿子说："家里进贼了！赶快回来抓小偷！"带教老师闻讯赶来，安抚张奶奶的情绪，并与小王进行了交流，强调在老年照护中要重视基本伦理和相应的法律法规。

【任务实施】

步骤一　以头脑风暴的方法说出有关老年人享有的权益和老年照护的伦理法规。

步骤二　阅读资料，做出有关老年人享有的权益和老年照护的伦理法规的思维导图。

【任务内容分析】

我国老龄化进程不断加速过程中，由于基础设施建设、社会保障、老旧观念不能及时更新等问题，老年人的合法权益往往得不到充分保障。近年来，老年人权益与保障问题愈加凸显并呈现多元化现象。相比较而言，一些发达国家由于进入老龄化社会较早，大都已经构建起了从国际公约到国内立法的多层次、全方位老年人权益保障体系。本章节中我们在国际领域下探讨老年照护的伦理法律保障，旨在为切实有效地维护我国老年人的权益与保障，带来新的思考。

一、老年人的权益及保障

老年人的权益是指老年人依法应当享有的各种权益。权益包括权力和利益。老年人作为一个特殊的群体，其合法权益应当受到国家和社会的保障。目前，保障老年人的合法权益越来越受到社会的广泛关注。

《中华人民共和国老年人权益保障法》是我国第一部保护老年人合法权益和发展老龄事业相结合的法律。其以《宪法》为依据，经 1996 年 8 月 29 日第八届全国人大常委会第二十一次会议通过，自 1996 年 10 月 1 日起施行，并经 2018 年 12 月 29 日第十三届全国人民代表大会常务委员会第七次会议修正。修订后的《中华人民共和国老年人权益保障法》主要有四个特点：坚持以家庭养老为主；提倡老年人积极养老；强调家庭养老和社会保障相结合；为老年人提供必要的法律援助。同时，明确了我国老年人所享有的权益具体如下。

1. 受赡养权　老年人应享有物质及精神上的慰藉。

2. 医疗保障权　老年人应获得在疾病预防、治疗和康复等阶段应有的保障。

3. 参与权　支持老年人根据自身状况提供额外的社会贡献，积极参与到社会生活中。

4. 自我发展权　支持老年人为自身健康持续发展而学习科学文化知识和技术的权利。

5. 文化权　积极开展适合老年人的文艺或体育活动。

由此看出，针对目前我国经济社会发展、人口和家庭结构变化特点，结合老年人权益保障出现的新情况、新问题，我国老年人权益保障法律制度得到了进一步完善，增强了法律的适用性；同时着力强调老有所养既要求有立法保障，加强司法保障与普法宣传，同时需要家庭与社会的共同努力。

二、老年照护工作相关伦理与法律法规

（一）老年照护伦理

老年人的身体健康状况会随着年龄的增长而下降，生活自理能力减弱，对他人的依赖程度提高。老年照护服务通常是指为完全或部分丧失独立生活能力的老年人提供的长期照护服务，既包括普通的日

Note

常生活方面的照顾，也包括专业性的康复保健过程中的护理服务。

随着人口老龄化程度的加剧，老年照护中涉及的伦理问题将会越来越突出。老年人照护伦理内涵主要涉及内容有社会保障管理机构需维护资源配置中的公平与效率。为了维护老年照护市场秩序，社会保障管理机构需要通过维护公平与效率，发挥制度对老年照护服务的作用，来实现共同利益。制度安排所关注的伦理问题主要包括社会、经济、政治、法律等与老年照护服务有关的活动，主要关注老年照护活动的道德性问题。公平原则是最重要的方面，公平公正的目标是老年人照护服务制度安排的伦理前提。通过选择资源配置方案，实施科学照护服务模式，缩小老年在照护方面的负担及差距，从而减少分配不公；坚持以人为本照护。以人的生存发展为根本，尊重每一个人的生存发展权，节制、宽容、公正和平等伦理范畴是实现以人为本的基本道德要求。人本照护是老年照护的最基本身心需求，属于生命伦理学中关于老年人的人格、尊严、生命价值及其终极意义等命题。依照不同老年照护服务供给的主体不同，其责任伦理担当主要内容分述如下（表 10-1）。

表 10-1　不同老年照护服务供给主体的责任伦理担当

老年照护供给主体	责任伦理担当
家庭养老照护	传承中华民族尊老爱幼的传统美德，尊重老年人，赡养老年人，对行动不便的老年人积极提供生活照顾，同时满足其精神文化需求，维护其良好的身心健康状态，是每个家庭应尽的责任和义务
社区照护服务	主要包括居家、社区老年照护机构、社区养老产业三个方面内容。社区应提供老年人生活、医疗、救助等方面的服务，完善公共设施，丰富其老年生活，形成一个“政府搭台，社区、家庭唱戏”的服务供给策略
政府	政府在老年照护中的核心责任是根据老年人的需要行使行政权力，积极发展老年照护方面的人才培养与储备，完善相关机构建设，公平、公正、合理地配置资源，加强监督管理。同时，加强机构建设、运作规则的制订以及评估老年人需求等方面有较长远的伦理作为
企业	企业应根据老年人机体功能减退等特点审慎地开发产品，根据需求设计人性化的产品，保障质量，按照老年人需求真正履行维护老年人健康安全，减少环境侵害等责任
照护者个人	直接承担老年人衣、食、住、行等人员的服务质量和水平直接关系到老年人的生命尊严和生存质量。照护人员要具备基本的服务技能，遵守已达成的劳动关系约定和奉献社会的伦理原则。给予老年人及时有效的照护，并给予物质和精神上的支持和帮助

（二）老年照护的法律保障

随着老龄化进程的不断推进，老年照护服务需求的增加需要法律和政策的有效应对和保护。近些年，我国出台了一系列老年照护法律和政策，促进和规范了老年照护服务的发展，同时，现行相关法律和政策也存在一些问题和不足，需要着力解决。

1. 法律　中国老年照护的相关法律和政策以《中华人民共和国宪法》（以下简称《宪法》）为基础，以《中华人民共和国老年人权益保障法》（以下简称《老年法》）为主体，分为法律、行政法规、地方性法规、国务院部门规章和地方政府规章五个层次。其中，《宪法》《中华人民共和国婚姻法》《中华人民共和国继承法》都强调了子女赡养父母的义务。此外，《中华人民共和国妇女权益保障法》和《中华人民共和国残疾人保障法》等法律都有涉及老年照护问题的法律规定，它们与《老年法》一起，为老年人提供了一套较为完整的老年照护法律体系。在这些法律中，《老年法》的颁布使发展老龄事业和保护老年人合法权益有了法律的保障，开启了中国老龄工作的新时代，标志着中国老龄事业步入法制化轨道，具有里程碑意义。

2. 行政法规　1996 年《老年法》颁布实施以来，为了对中国老年照护事业进行进一步的部署、指导、规范和引领，国务院先后制定多件涉及老年照护的行政法规。2000 年，中共中央、国务院《关于加强老龄工作的决定》，对发展老年服务业提出了详细具体的要求，提出“逐步建立比较完善的以老年福利、生活照料、医疗保健、体育健身、文化教育和法律服务为主要内容的老年服务体系”的目标。2001 年，发布

Note

《中国老龄事业发展"十五"计划纲要(2001—2005 年)》,指出要"加快发展老年服务事业",并规定了老年照护服务的具体任务和保障措施。2007 年,国务院发布《关于加快发展服务业的若干意见》,要求"围绕城镇化和人口老龄化的要求,大力发展市政公用事业、房地产和物业服务、社区服务、家政服务和社会化养老等服务业。"2011 年 9 月,国务院发布《中国老龄事业发展"十二五"规划》,把老龄服务作为"十二五"期间老龄工作的主要任务之一,指出要重点发展居家养老服务,大力发展社区照料服务,统筹发展机构养老服务,优先发展护理康复服务。2012 年国务院发布的《"十二五"期间深化医药卫生体制改革规划暨实施方案》提出要鼓励、引导商业保险机构开发长期照护保险,以满足多样化的健康需求,并在推进医疗资源结构优化和布局调整中鼓励发展长期照护服务。整体上,《老年法》颁布实施以来,国务院通过出台多个行政法规,引导全国各个省、自治区、直辖市出台相应的实施条例或办法对老年照护业进行部署,使该项服务得到了较好的发展。

3. 地方性法规 老年照护地方性法规是省、自治区、直辖市的人民代表大会及其常务委员会,根据宪法、法律和行政法规,结合本地区的实际情况制定的,只能在地方区域内产生法律效力,如《上海市老年人权益保障条例》《宁夏回族自治区家庭服务业条例》。这些地方性法规为引导、保障、规范和促进本地老年照护的发展起到了不可替代的作用。近期,我国人力资源社会保障部办公厅印发了《关于开展长期护理保险制度试点的指导意见》,指出自 2016 年开始,在上海、广州、青岛、承德、长春等 15 个试点城市首批启动长期护理保险制度,计划利用 1～2 年时间,探索为长期失能老年人提供基本生活照料和医疗护理,建立提供资金服务保障的社会保险制度。

4. 国务院部门规章 全国老龄工作委员会作为国务院主管全国老龄工作的议事协调机构包括多个成员单位,各成员单位各司其职,在本部门的职能权限内对老年照护服务的相关方面做出部署和安排,这就形成了老年照护国务院部门规章。如 2005 年 11 月民政部发布的《关于支持社会力量兴办社会福利机构的意见》和 2008 年 1 月全国老龄办等 10 部门发布的《关于全面推进居家养老服务工作的意见》。

《中国护理事业发展规划纲要(2011—2015 年)》明确提出:"通过开展试点,探索建立针对老年慢性病、临终关怀患者的长期医疗护理服务模式,大力发展老年护理临终关怀等服务,扩大护理服务领域,加快护理产业发展,提高医疗护理服务的连续性、协调性、整体性,面向社会提供高质量的护理服务。"我国是有着 5000 年历史的文明古国,尊老、敬老、赡养老年人是我国传统文化中的一项重要内容。借鉴国外先进经验,完善我国老年照护的伦理法律保障有利于稳定家庭结构,安定社会秩序,弘扬传统美德。

步骤三 请每个小组以展览会法进行展示。

步骤四 完成老年照护机构管理任务检测单。

(董莲诗 肖靖琼)

老年照护机构的管理自我检测单二

单元标题	老年照护机构的管理			任课教师	
班级		学号		姓名	
学习情境	张奶奶,75 岁,3 年前因患阿尔茨海默病被家人送入养老机构。带教老师将小王介绍给张奶奶并交代好任务离开后,不管小王如何试图交流,张奶奶就是不予理睬,小王只好默默完成照护后离开。第二天上午,小王准备与张奶奶聊天并陪伴她进行室外活动,但张奶奶不认得小王并拒绝其进入房间,不管小王如何解释,张奶奶就是不愿接受小王的照护。张奶奶打电话给她儿子说:"家里进贼了！赶快回来抓小偷!"带教老师闻讯赶来,安抚张奶奶的情绪,并与小王进行了交流,强调在老年人照护中要重视基本伦理和相应的法律法规			学习时间	

续表

单元标题	老年照护机构的管理	任课教师	
学习情境分析			
老年人的权益及保障			
老年照护的法律保障			
本次课主要收获			

（董莲诗）

任务三　老年护理风险管理

学习目标

能力目标

能够分析老年护理的安全风险，实施老年护理风险管理。

知识目标

掌握：护理风险的识别和评估；常见护理风险的评估和预防。

熟悉：护理风险管理体系和不良事件的分级管理和评定标准。

了解：护理风险相关概念；护理风险产生的特点及管理措施。

素质目标

在讲述照护风险管理过程中，与老年人沟通时态度和蔼，语气亲切。

情境导入 10-3

张爷爷入住老年照护机构后，由于左侧肢体瘫痪，肌力 3 级，部分日常生活无法自主完成。你作为一名机构的照护人员，每天要为张爷爷进行照护，请分析为张爷爷进行老年护理的安全风险，实施老年护理风险管理。

【任务实施】

步骤一　阅读情境内容，讨论分析本次课学习任务，进行任务分解。

步骤二　学生根据个人任务查阅资料，进行资料收集。可以采用卡片法、划线法收集信息。找出老年护理的安全风险，做出老年护理风险管理。

【任务内容分析】

一、护理风险管理的概述

（一）相关概念

1. 风险 风险是指在某一特定环境下，在某一特定时间段内，某种损失发生的可能性。风险是由风险因素、风险事故和风险损失等要素组成。换句话说，是在某一个特定时间段里，人们所期望达到的目标与实际出现的结果之间产生的距离称为风险，包括风险表现为不确定性和风险表现为损失的不确定性。风险表现为不确定性，说明风险产生的结果可能带来损失、获利或是无损失也无获利，属于广义风险，金融风险属于此类。而风险表现为损失的不确定性，说明风险只能表现出损失，没有从风险中获利的可能性，属于狭义风险，护理风险属于此类。

2. 护理风险 护理风险是医疗领域中因护理行为引起的遭受损失的一种可能性。护理风险是一种职业风险，即从事医疗护理服务职业，具有一定的发生频率并由该职业者承受的风险，包括经济风险、技术风险、法律风险、人身安全风险等。与医疗风险、护理风险密切相关的是不良事件和护理差错。

3. 护理差错 护理差错是指未能完成既定的治疗方案（执行差错），或采用了错误的治疗方案（方案差错）。护理差错在护理工作中并不少见，不是所有的护理差错都可以导致对患者的损害，只有少数护理差错会造成患者的人身损害，影响疾病的治疗。如果护理差错造成患者人身损害了，符合《医疗事故处理条例》及《医疗事故分级标准》的规定，才会构成医疗事故。

4. 护理风险管理 护理风险的管理依赖于护理质量管理，因此护理风险管理实质上就是护理质量管理的职能之一。护理风险管理体系是指构成护理风险管理的全部要素的有机整体，各要素在这个统一体中相互联系、相互作用，共同发挥对护理风险的管理作用。它包括护理风险管理的组织体系、流程管理体系和规章制度体系三个方面。

（1）护理风险管理的组织体系：在开展护理质量管理的医疗机构内，护理风险管理组织就是护理质量管理组织，包括护理质量管理委员会、护理部护理质控组、各科护理质控小组，护理风险管理包括护士长、护理质量控制责任护士、护理风险评估护士等，这些组织和人员构成了护理风险管理的组织体系。

（2）流程管理体系：包括护理风险分析、护理风险评估、护理风险控制和护理风险监测等四个阶段。护理风险管理的流程就是这四个阶段周而复始不断运行的过程，每一次循环都是在前一个循环使护理质量提高的前提下完成，最终使护理质量提高，护理风险得到有效防范。

（3）规章制度体系：目前我国的护理职业风险法律并不多，主要为《中华人民共和国护士条例》《中华人民共和国医疗机构管理条例》《中华人民共和国医疗事故处理条例》，护理风险管理规章制度比较多，如护理交班制度、查对制度、抢救制度、科室药品设备保管使用制度、护理会诊制度、病房安全制度及其他制度。

（二）护理风险产生的原因

产生护理风险的原因是多方面的，概括起来，包括六个方面。

1. 来自患者本身的风险 护理风险很大程度来自患者本身，包括患者的身体健康因素（抵抗病痛、创伤的能力）、人体的解剖因素（组织器官结构的变异）以及疾病综合因素（是否有其他疾病及并发症）等，都影响到医疗行为的成功与效果。患者本身风险的另一个表现就是同样的疾病在不同患者身上表现千差万别，容易与其他疾病混淆的症状，从而影响诊治。此外，患者的经济能力和患者及其家属的决策等，也是影响护理风险的重要患方因素。

2. 疾病的自然转归 疾病的发生、发展和转归都有一定规律，不以患者和护理员的意志为转移。比如，在疾病发生早期，症状不明显，容易造成误诊。又比如，在治疗中有的细菌对抗生素产生耐药性，有的病理组织对药物产生了耐药性，从而使药物变得无效。此外，有的疾病如恶性肿瘤晚期，肿瘤细胞已广泛转移，手术难以切除病灶，即使再完善的医疗护理措施都不可逆转疾病的不良结局。

3. 现有科学技术的局限性 科学技术的发展是永无止境的。但在某特定阶段特定区域中科学技术

Note

的发展又是有限的，不可能包罗万象，也不可能解决所有问题。现代医学虽然有了很大的发展，但是由于人体的特异性和复杂性，人们对许多疾病的发生发展原理尚未认识，因而现代医学的诊疗技术存在一定的局限性。例如，狂犬病、艾滋病、晚期恶性肿瘤等，虽然人们对其病因学研究已经比较透彻，但是仍然没有治疗上的良方。

4. 护理员的认知局限性 医学是一门经验学科，护理员的临床经验是建立在对大量病例的直接观察和诊治的动态体会之上，其临床经验直接影响诊疗水平。而影响护理员临床经验认知能力的因素很多，包括护理员本身的主观因素、身体因素、情绪因素，也包括环境因素和患者的情绪和疾病因素。

护理员的认知局限性的另一方面是医学科学对某种病症就没有任何认知，或者护理员本身对疾病没有见过，可能是新的疾病，也可能疾病的发生具有特殊的条件或者只发生在特定的区域。在临床上有一个现象，对于少见病，能够认识的护理员只有少数，对于罕见病，能够认识的护理员则属凤毛麟角。检测手段的限制也是制约护理员认知能力的重要因素。

5. 医疗器械、药品、血液等带来的风险 护理员的诊疗技术和水平再高，也需要凭借一些现代医疗仪器设备、医疗器械、医疗药品和其他医疗辅助物品，才能够充分诊治疾病。但是，这些人们开发研制的医疗辅助设施和物品本身对人体就有危害，或者有缺陷，因而在使用它们的时候，也存在很大的风险。

(1) 医疗辅助检查设施，虽然对于大多数疾病可以提供有效的检查结果，但是仍然有假阳性、假阴性的结果出现，辅助检查仍然有漏诊、误诊的可能。

(2) 医疗器械是一种工业产品，使用工业材料和加工工艺并且批量生产，对产品的检验、检查不可能是逐一进行，而是批量检测，因而可能存在质量缺陷的漏查。

(3) 药物与毒物没有质的区别，只有量的区别，再好的药物用的时机不当，剂量过大，就可能成为毒物。药品的毒物作用在医疗上也是难以避免的一个客观存在的风险。

(4) 临床使用的血液及血液制品，由于采集于其他“健康”人体，在对献血员进行体检时，客观上存在一定的漏检率，像通过血液传播的肝炎、艾滋病等，还存在检测的“窗口期”，因而看似“健康”的血液，却存在传播疾病的可能和风险。

6. 管理因素 所谓管理因素是指医院在医院整体协调管理、人力资源管理、设备环境管理、安全保障制度的建设等方面的因素，直接或者间接给患者或护理员造成的损害。在目前，我国各级各类医院的临床普遍存在护理员缺乏、医护人员比例倒置，必然会造成护理员的护理负荷加重、护理不到位的情况，随时都存在护理安全隐患。

(三) 护理风险的特点

1. 与护理行为的伴随性 医疗护理的护理行为犹如一把双刃剑，给饱受病痛困扰的患者带来新的健康恢复的希望和获得新生的同时，也对正常的人体具有一定的侵害性。

药物都具有毒性作用，在杀灭病菌和有害细胞的同时，可能会对患者正常的组织细胞造成伤害，损害相应的器官的功能，从而损害健康身体。医疗行为的这种正负两面性难以分离并伴随始终，使得医疗行为在实践过程中一直都存在各种风险和不测。

2. 难以预测性 难以预测性是指护理风险的发生带有极大的偶然性、突然性和个体差异性。

难以预测不等于不能预测。有的风险是可以预测的，有的风险即使难以预测，但是通过努力，仍然可以预测或者预测到发生的可能概率。只有少部分护理风险，在目前医疗水平和条件下难以预测。因此，将护理风险分为可预测的护理风险和目前不能预测的护理风险。对于可预测的护理风险，在护理行为实施之前，如果护士没有预测到，则其没有尽到其执业上应尽的注意义务，属于护理过失，应当承担由此引发损害后果的责任。如果在实施护理行为之前已经预测到有发生该风险的可能，但是在真正发生该风险的时候，却没有采取相应的应急处理措施，从而不能阻止风险的发生所造成的损害后果，护理员没有尽到回避危害结果的义务，因而也应当承担责任。对于不可预测的医疗风险，如果护理行为在实施之前，已经将该风险有发生的可能性告知患方并征得患方的理解与同意，然后才实施该护理行为，此时医疗机构对该护理风险不承担责任。

不可预测性还表明，有时一个风险是否出现，在同类患者身上有一定的发生率，但是在特定患者身上是否发生，难以预测。因此，护理员在对患者实施护理行为之前，虽然有的风险是否发生在该患者身上并没有任何把握，仍然只能将所有过去曾经观察到的各种护理风险全部告知患方。这种宏观上对护理过程潜在危险的认识与把握，也是护理注意义务的内容。

3. 难以防范性 在探讨护理风险的预测性的同时，不可避免地会面临另外一个问题，就是护理风险的防范。而有些护理风险可以防范，有些护理风险经过努力之后，仍然不能防范和避免，仍然会导致对患者的伤害。因此，对护理员的要求，只能努力尽到法律赋予其应当履行的“危害结果回避义务”，在预测到风险发生的可能之后，护理员在实施护理行为之前应当将可能发生的护理风险尽可能地做好准备，制订相应的防范和应对风险发生时的预案，采取相应的防范措施，以免风险真正发生时，手足无措，不能妥善处理，导致医疗不良事件在患者身上发生，也能最大限度减少不良事件对患者造成的损害。

4. 后果的严重性 患者在接受治疗时，由于药物本身的毒性和有创操作治疗、实施手术等，势必对身体造成一定的损害。此时，护理风险一旦发生，对已被病魔缠身多日的患者，带来的将是难以承受的侵害，其结果往往是病情加重，或者造成新的损害，甚至给患者的生命造成威胁。

二、护理风险管理周期

护理员在实施医疗行为之前应充分估计医疗行为可能面临的各种风险，护理员预测医疗行为风险是通过责任护士的评估、具体执行护士的观察、上级护理员查房指导等环节来实现的。并且，在实施护理行为之前，应当对特定患者实施特定风险和利弊有一个全面和科学的判断，这种判断的准确性是护理操作成功的基本保证。护理员正确判断护理操作所存在的种种风险，是以护理员的医疗技术、经验水平、责任心及护理员对患者疾病状况和身体状况的准确把握为前提的。

三、护理风险管理

（一）风险识别

对临床护理工作中可能存在的风险有充分认识，对引起风险发生的可能原因通过汇报、质量控制组分析会、风险会诊等活动，明确风险发生因素，如人员、物品、器械、环境、制度和程序等，进一步明确风险发生在哪一个环节，从而制订出时防范风险的具体措施。

（二）风险评估

对护理工作中存在的具体风险的严重性和发生频率进行评估，划分风险的级别，从而提高护理员对于风险的重视程度。对于高风险护理项目妥善组织护理员进行专项研究，制订有效解决方案，并进行持续跟踪，掌握纠正情况。

（三）风险控制

护理员在执行高风险护理操作时，对于护理风险评估制度出来的避免风险发生的措施要给予重视和落实、提高风险发生的防范意识，且出现相应的风险，能够及时识别并采取针对性的补救措施，避免危害发生，降低风险造成的损害。

（四）效果评价

风险管理组织者对于风险防范措施的执行情况进行检查，对于高风险项目定期进行结果分析，评价风险防范措施的有效性，并适时给予纠正。

四、风险评估管理体系

一般的风险管理体系是组织对有关风险进行指导管理的系统。具体对风险识别、分析、评估、预警，并制订对应的风险管控策略，且发生紧急情况时，要采取适当应对措施，尽量迅速恢复原状作为主要目的。

首先，作为组织者或机构要明确风险管理方针，要让全体职员彻底熟悉风险评估的方法和风险辨识的知识。其次，事故及事件发生前的对策，也就是制订切实可行的预防事故计划。事前对策应包含护理

Note

风险计划、防止食物中毒及防止感染等的一般风险管理计划和灾害对策计划。

护理风险包括共同一般风险和个别风险。例如，帕金森病患者容易跌倒，老年人及患者个人的身心状态存在的个别风险，这个护理风险计划与护理计划一样，针对每位长者及入住老年人的状况，制订与每个人相符合的个别风险。

共同一般风险指走廊里偶尔地板上会有水，原因是大理石地板砖沾上水后很滑，存在容易跌倒的风险，这是老年人患者及所有人所面临的共同风险。

预防灾害对策计划是如果发生自然灾害时的防备，相关基础设备、物品、系统等要有防备计划及风险应对时的事前预防计划。无论需要什么资源都要有完备的规范要求。拥有适当的细节要求是非常重要的，因为在危险事件发生时，会产生一定程度的慌乱，到那时再决定细节就不可能了。

五、老年护理中几种常见护理风险评估和预防管理

（一）营养不良

营养不良是指因能量、蛋白质及其他营养素缺乏或过度，导致机体功能乃至临床结局发生不良影响。国内研究显示，具有营养不良风险的老年患者达 4.70%，已发生营养不良者为 14.67%，营养不良发生率及其带来的问题应引起我们的重视。老年人营养不良的原因主要有如下几个方面。

1. 生理功能的下降 老年人的牙齿、牙龈、齿根、口腔黏膜、味蕾等可出现退行性改变，老年人食管平滑肌肌层变薄，胃肠道黏膜萎缩，各种消化酶分泌减少。这些生理性改变，使得老年人食欲下降，对食物的消化吸收功能减退。

2. 疾病和药物的因素 老年人多合并慢性病，如糖尿病、慢性肾病、肿瘤等，饮食受限，加之缺乏专业营养指导，容易出现营养不良。此外，老年人多长期服药，药物对食欲的抑制也导致老年人营养不良的发生。

3. 饮食行为认识的误区 有些老年人习惯性少吃或吃素，也有一些习惯性过度饮食，这些长期不科学的饮食习惯，势必导致营养不良。

目前，针对老年人营养不良的筛查和评估，《老年患者肠外肠内营养支持中国专家共识》推荐使用的营养筛查工具主要为营养风险筛查和微营养评定法简表。

老年人在接受营养干预前，应了解全身状态，如有无低血容量、酸中毒、低钠、低钾等情况，掌握各器官功能情况。根据年龄、营养风险，不同疾病或同一疾病的不同病程是否伴随其他心、肺、肾疾病，在营养师的指导下，选择合适的营养干预途径、适量的能量和营养物质，制订个体化营养干预方案。在营养干预过程中应随时监测，评价营养干预效果和重要脏器的功能状态，及时调整营养干预方案。

老年人可选择的营养干预方式主要为家庭自制膳食；根据患者需求调整配方，适宜选择的食物有柔软的面包及其制品、馒头、麦片、花卷、面条、馄饨，细软的蔬菜、水果、豆制品、鸡蛋、牛奶等，适量的鱼、虾、瘦肉、禽类等，保证充足的食物摄入，适当增加进餐次数。在医师或营养师的指导下，选择正确的营养素补充剂或液体。营养干预的途径主要为经口、管饲、静脉等。常见管饲包括：①鼻胃管或鼻十二指肠、空肠管；②经皮内镜胃造口术(PEC)；③经内镜手术胃、空肠造口术。

（二）老年人骨折

1. 骨折发生原因 老年人骨骼肌肉系统的衰退会造成肌肉萎缩、骨质减少，骨脆性增大，导致骨折。骨密度越低，出现骨质疏松性骨折的可能性越大。此外，老年人群由于骨质量更差，钙和维生素 D 缺乏更为严重和易于跌倒等因素，导致更高的骨折风险。

2. 流行病学 骨折是骨质疏松症最严重的后果之一。常见的骨折部位包括脊椎、髋部、桡骨远端和肱骨近端。对女性而言，这种风险比乳腺癌、卵巢癌和子宫癌等的风险还要高；对于男性，骨折风险比前列腺癌的风险更高。

3. 跌倒 跌倒也是发生骨折的重要危险因素。跌倒与以下因素有关：①环境因素：如光线暗、路上障碍物、地毯松动、卫生间缺乏扶手、路面湿滑等。②健康因素：如年龄、女性、心律失常、视力差、应急性尿失禁、以往跌倒史、直立性低血压、行动障碍、药物(如睡眠药、抗惊厥药以及影响精神药物等)、久坐、

Note

缺乏运动、抑郁症、精神和认知能力疾病、焦虑和易冲动、维生素 D 不足、营养不良等。③神经肌肉因素：如平衡功能差、肌肉无力、驼背、感觉迟钝等；恐惧跌倒。

4. 预防措施 初级预防是对无骨质疏松但具有骨质疏松危险因素者，防止或延缓其发展为骨质疏松症，并避免发生第一次骨折；二级预防指已有骨质疏松症或已发生脆性骨折，其预防和治疗的最终目的是避免发生骨折或再次骨折。

预防措施如下。

（1）调整生活方式：富含钙、低盐和适量蛋白质的均衡膳食；适当户外活动和日照，有助于骨健康的体育锻炼和康复治疗；避免嗜烟、酗酒，慎用影响骨代谢的药物；采取防止跌倒的各项措施，注意是否有增加跌倒危险的疾病和药；加强自身和环境的保护措施（包括各种关节保护器）等。

（2）在医师的指导下，补充钙剂、维生素 D，并定期监测血钙和尿钙。

（3）康复运动：根据个体的生理状态和运动功能选择适合自己的负重和抗阻运动，如快步、蹬踏运动等。建议负重运动 4～5 次/周，抗阻运动 2～3 次/周，强度以每次运动后肌肉酸胀和疲乏感，休息后次日这种感觉消失为宜。

（4）中医药治疗：中医学认为肌肉、骨骼与脾、肝、肾关系密切，骨质疏松症的病位主要在肾、脾、经络，主要与肾虚、脾虚和血瘀有关，强调骨筋肉并重，动静结合，治疗原则宜补肾、健脾、活血。

（三）老年人误吸

误吸是指进食（或非进食）时，在吞咽过程中有数量不一的液体或固体食物（甚至还可以包括分泌物或血液等）进入声门以下，而不是像正常时候，全部食物随着吞咽动作顺利进入食管。根据老年人发生误吸时是否存在咳嗽和呛咳症状可分为显性误吸和隐性误吸。

老年人的口腔咽、喉、食管等器官随增龄而出现功能的下降，更易出现吞咽困难和误吸。老年人群神经系统疾病的患病率较高，如脑卒中、脑损伤、认知功能障碍、帕金森病等，使吞咽困难及误吸发生率增加。老年人因患多种疾病，服用药物种类较多，其中有些药物可对吞咽功能带来不利的影响，如抗抑郁药物、抗组胺药物、抗精神病药物和降压药物，这些药物可使口腔干燥或唾液分泌物减少而影响吞咽功能。此外，精神心理问题也可导致吞咽困难和误吸。

1. 评估方法

（1）洼田饮水试验：临床较常用。被测试者端坐，喝下 30 mL 温开水，观察所需时间和呛咳情况。适用于神志清楚、检查合作的老年人，灵敏度为 42%～92%，特异度为 59%～91%。隐性误吸者不适用此试验。

（2）标准吞咽功能评估、电视透视下吞咽功能检查、光纤内镜吞咽困难评估等方法也可用于评估老年人吞咽功能及是否存在误吸。

2. 干预措施

（1）对所有的老年人进行饮食、吞咽功能的评估，每周或 10 天一次。吞咽障碍的老年人启用吞咽困难护理单，在床单位挂上防误吸标识，吞咽困难较严重的老年人需留置胃管。

（2）根据病情制订合适的饮食种类。软食、半流、流质、糊状或菜泥等，既能保证患者营养摄入又能减少误吸发生。

（3）体位调整：可以安全吞咽的体位一般为躯干坐姿、颈部直立或采取低头姿势。对于轻度偏瘫老年人，可把头部转向偏瘫一侧。如果因疾病引起的吞咽口腔阶段与咽部阶段不连续，则简单的下颌收拢 45°可降低食物通过的速度。

（4）调整饮食速度及数量：采取以下方法可使吞咽困难的老年人进行安全有效的吞咽，减少误吸。放慢用餐速度、不要在赶时间或疲倦时用餐、使用小茶勺，一口摄入少量食物或饮料、吞咽时精力集中，不看电视、不读报；用较有利的一侧咀嚼；液体和固体食物交替摄入；利用酱汁、肉汁和调味品帮助食物黏合，防止食物颗粒留在口中或落入气管。

（5）改良饮食：不饮用水、茶、咖啡等容易造成老年人误吸的稀薄饮料以及限制饮料摄入、增稠饮料等可以有效减少误吸，被临床广泛使用。

Note

(6) 指导正确的喂食技巧：对痰多无力咳嗽的老年人应勤翻身拍背，帮助排痰，进食前应吸净痰液。对放置管饲的老年人，喂食时采用半坐卧位或坐位，床头摇高 30°～40°，速度要慢，待口腔内食物完全吞下，再喂第二口。刚睡醒时应适当刺激，使其在良好的觉醒状态下进食，少量多餐，避免过饱。喂食后以温开水漱口。喂食完毕后至少 30 min 才能平卧，避免翻身、吸痰等较大刺激性操作。喂食后 30 min 内要加强巡视，观察老年人呼吸面色，是否有呕吐发生。

(7) 观察药物不良反应，特别是对有流涎、吞咽迟钝的老年人要仔细观察，视情况采用合适喂食方式，或病情好转后才喂食。

(8) 对老年人及身边照料者做好宣教工作，为他们讲解正确的进食、喂食技巧，误吸的先兆及表现，使他们具备一定的识别能力，准确反映病情，一旦发生误吸，能及时进行抢救。

步骤三 以小组为单位，每个小组进行护理风险讲解，其他小组补充。

步骤四 做出老年护理中常见护理风险评估和预防管理练习。

（董莲诗 张 果）

老年照护机构的管理自我检测单三

单元标题	老年照护机构的管理			任课教师	
班级		学号		姓名	
学习情境	张爷爷入住老年照护机构后，由于左侧肢体瘫痪，肌力 3 级，部分日常生活无法自主完成。你作为一名机构的照护人员，每天要为张爷爷进行照护，请分析为张爷爷进行老年护理的安全风险，实施老年护理风险管理			学习时间	
常见护理风险	评估方法			干预措施	
营养不良					
老年人骨折					
老年人误吸					
本次课体会					

（董莲诗）

Note

参考文献

CANKAOWENXIAN

[1] 范利，王陇德，冷晓．中国老年医疗照护基础篇[M]．北京：人民卫生出版社，2017.

[2] 皮红英，张立力．中国老年医疗照护技能篇（日常生活和活动）[M]．北京：人民卫生出版社，2017.

[3] 郭闽．老年照护（初级分册）[M]．北京：中国劳动社会保障出版社，2016.

[4] 李立明．老年保健流行病学（2 版）[M]．北京：北京大学医学出版社，2015.

[5] 黄毅，佟晓光．中国人口老龄化现状分析[J]．中国老年学杂志，2012，32(21)：4853-4855.

[6] 高校毕业生就业协会教育与产业合作分会．养老护理员（初级）[M]．北京：中国劳动社会保障出版社，2020.

[7] 张玉莲．老年护理[M]．西安：西安交通大学出版社，2015.

[8] 陈雪萍．养老护理基础[M]．杭州：浙江大学出版社，2015.

[9] 宋岳涛，杨兵．老年长期照护[M]．北京：中国协和医科大学出版社，2015.

[10] 胡秀英，陈茜．老年人保健与居家照护手册[M]．北京：科学出版社，2014.

[11] 王建荣，皮红英，张稚君．基本护理技术操作规程与图解[M]．3 版．北京：科学出版社，2016.

[12] 孙红，侯惠如，杨莘．老年护理技能实训[M]．北京：科学出版社，2014.

[13] 中国营养学会．中国居民膳食营养素参考摄入量（2013 版）[M]．北京：科学出版社．2014.

[14] 中国营养学会．中国居民膳食指南（2016）[M]．北京：人民卫生出版社，2016.

[15] 孙建萍，张先庚．老年护理学[M]．4 版．北京：人民卫生出版社，2018.

[16] 何国平，赵秋利．社区护理理论与实践[M]．2 版．北京：人民卫生出版社，2018.

[17] 周芸．临床营养学[M]．4 版．北京：人民卫生出版社，2017.

[18] 吴国豪．临床营养治疗理论与实践[M]．上海：上海科学技术出版社，2015.

[19] 陈铮．老年病多学科整合管理[M]．北京：中国协和医科大学出版社，2013.

[20] 蔡燕，王绚璇，龚勋，等．民营医院老年住院患者护理风险评估及实施对策[J]．中国老年学杂志，2016，36(17)：4315-4316.

[21] 闫红丽，于伯洋，张玲．护理风险管理流程及对策[J]．解放军医院管理杂志，2016，23(2)：188-190.

中英文对照

ZHONG-YING WEN DUI ZHAO

中文	英文
项目一　认识老年照护职业	
老年照护	aged care
健康	healthy
老化	aging
健康老化	healthy aging
养老金	pension
照料	care for
照护	take care of
整体照护	holistic care
持续照护	continuous care
安宁疗护	hospice Care
居家式照护	home care
社区式照护	community care
机构式照护	institution care
急性期照护	acute care
中期照护	intermediate care
长期照护	long term care
项目二　老年健康综合评估	
老年综合征	geriatric syndrome
健康管理	health management
抑郁症	depression
项目四　老年人舒适与照护	
清洁	clean
压疮	pressure sore
压力性损伤	pressure injury
失禁	incontinence
项目六　老年人饮食照护	
慢性肾脏病	chronic kidney disease,CKD
膳食营养	dietary nutrition
项目七　老年人排泄照护	
排泄	excretion
项目八　老年人睡眠照护	
睡眠	sleep
睡眠障碍	sleep disorders
失眠症	insomnia

嗜睡症	narcolepsy
多导睡眠图	polysomnography,PSG
匹兹堡睡眠质量指数	Pittsburgh sleep quality index,PSQI
阿森斯失眠量表	Athens insomnia scale,AIS
Epworth 嗜睡量表	Epworth sleepiness scale
项目九　老年人医疗问题和安全用药	
失能	disability
障碍	impairment
简易营养评估量表	mini mental state examination
跌倒倾向	tendency to fall
日常活动能力量表	activities of daily living ,ADL
工具性日常生活活动能力量表	instrumental activities of daily living scale ,IADL
计算机自适应测试	computer adaptive test,CAT
SPPB 检查	short physical performance battery,SPPB